本书由放射医学国家重点学科资助出版
本书由放射医学与辐射防护国家重点实验室资助出版

# 医用放射性同位素示踪技术

主编 周新文 崔凤梅
编者 陈兰花 岳 凌
孙 亮 邵晓梁
高 锦 胡明江

中国原子能出版社

**图书在版编目（CIP）数据**

医用放射性同位素示踪技术 / 周新文，崔凤梅主编.
北京：中国原子能出版社，2022.11
ISBN 978-7-5221-2523-7

Ⅰ. ①医… Ⅱ. ①周…②崔… Ⅲ. ①医用物理学–放射性同位素–同位素示踪技术 Ⅳ. ①R312②TL92

中国版本图书馆 CIP 数据核字（2022）第 235587 号

**医用放射性同位素示踪技术**

---

**出版发行** 中国原子能出版社（北京市海淀区阜成路 43 号 100048）
**责任编辑** 张书玉
**装帧设计** 邢 锐
**责任校对** 冯莲凤
**责任印制** 赵 明
**印 刷** 北京厚诚则铭印刷科技有限公司
**经 销** 全国新华书店
**开 本** 787 mm×1092 mm 1/16
**印 张** 19
**字 数** 351 千字
**版 次** 2022 年 11 月第 1 版 2022 年 11 月第 1 次印刷
**书 号** ISBN 978-7-5221-2523-7 **定 价** **56.00** 元

---

**网址：http://www.aep.com.cn** **E-mail：atomep123@126.com**
**发行电话：010-88828678**

# 前言

放射性同位素示踪技术是利用放射性同位素作为示踪剂，研究各种物理、化学、生物、环境和材料等领域中科学问题的技术。放射性同位素示踪技术是一项随着科学技术的进步而快速发展的方法，在工业、农业、生物医学等众多领域中都有重要的应用价值。在生命科学中，既可以用于基础的理论研究，也可应用于临床论断。用 $^{32}P$ 放射性同位素示踪揭示了 DNA 的结构以及 RNA 的一级结构，如 $^{2}H$ 和 $^{18}O$ 双标记的葡萄糖可用于研究人体能量的摄入和消耗过程；用 $^{131}I$ 可研究甲状腺功能；用 $^{58}Fe$ 可研究缺铁性贫血等。目前应用的很广泛的核医学诊断，其基本原理是以放射性同位素示踪为基础，最后获得特定脏器的放射性核素分布数据或图像来达到诊断的目的。此技术具有方法简便、安全、灵敏度高和特异性强等优点，可获得脏器形态和功能两方面的信息，并可动态观察和定量分析。

苏州大学苏州医学院放射医学与防护学院创建于 1964 年，是隶属于原核工业部的苏州医学院放射医学系。经过 60 年的建设，苏州大学的放射医学取得了巨大的进步，放射医学学科已建设成为国家重点学科，2018 年获批建设放射医学与辐射防护国家重点实验室，是我国培养放射医学专业人才和开展放射医学学科研究的重要基地。

基于放射性同位素示踪技术的广泛应用，依托放射医学学科的研究特色，我们一直开设有医用同位素示踪技术的选修课，供生命科学和医学类的各专业学生选修学习。为与时俱进，完善放射性同位素示踪技术的相关知识，主编和编者们，充分利用已公开发表的资料，整理我院前辈们的同位素示踪研究经验，结合我院几十年放射性核素应用的历史，编写了该教材。本书共十四章，涵盖了基本原理、标记方法、测量技术、细胞示踪、放免技术、分子杂交、纳米示踪、卫生防护等各个方面。该书可供生命科学和医学类及相关专业本科生教学课程使用，也可以作为放射性同位素示踪从业人员、研究人员、管理人员参考用书。

本书的出版得到各方领导、同行、朋友们的大力支持和帮助，再次表示衷心的感谢。

由于我们水平有限，编写和出版时间仓促，书中如有错误和不当之处，敬请读者不吝指正。

# 目录

# 1 概论

## 1.1 放射性同位素示踪技术的简史

同位素示踪法是利用放射性核素或稀有稳定核素作为示踪剂对研究对象进行标记的微量分析方法。

“示踪”（tracer）的概念是 G. de Hevesy（赫维西）在 1923 年提出的，当时他在丹麦波尔实验室工作期间，将豆科植物浸泡在含有天然放射性核素 $^{210}Pb$（RaD）和 $^{212}Pb$（ThB）的铅盐溶液中，研究植物吸收铅的机制（分布和转移），结果发现，铅全部被吸附在根部，根据这些标记对象的运动和分布，从而了解物质的运动规律、化学反应、生物过程等。正是因为 Hevesy 开创性的研究，被誉为“示踪之父”或“基础核医学之父”。

1926 年，美国医生 Blumgart 等应用氡研究人体动、静脉血管之间的循环时间，在人体开启了示踪技术的应用，因此被誉为“临床核医学之父”。1934 年，Enrico Fermi 发明核反应堆，开始生产碘的放射性同位素。1934 年，Curie 夫妇发现人工放射现象，获得具有生物意义的 $^{32}P$、$^{45}Ca$ 等，推动了放射性核素在生物医学中的应用。1935 年，将 $^{32}P$ 注入大白鼠中，证明骨骼中的矿物质成分会再补充。1936 年，Lawrence 兄弟将人工放射性同位素 $^{32}P$ 注射进人体尝试进行白血病的治疗。1937 年，Herz 用兔进行 $^{128}I$ 半衰期的甲状腺实验，后来被 $^{131}I$ 替代。1942 年，Joseph Hamilton 开始将 $^{131}I$ 用于测定甲状腺功能和治疗甲状腺功能亢进症。1946 年，美国批准放射性核素进入临床应用，开创了放射性核素示踪和治疗的新篇章，推动了基础核医学和临床核医学的发展。

1940，Calvin 确定了碳固定循环，并发现了相应的酶。Ruben 等科学家用 $^{18}O$ 示踪发现光合作用 $O_2$ 来自于水的光解。1952 年，Hershey 和 Chase 使用 $^{35}S$ 和 $^{32}P$ 双标记噬菌体感染实验，证明了 DNA 是遗传信息的载体。50 年代还利

用了 $^{14}C$ 确定了光合作用最初产物是 PGA，并提出了卡尔文循环。60 年代使用 $^{14}C$、$^{13}C$、$^{18}O$ 等发现了植物光呼吸作用。1977 年，Sanger 等采用放射性标记技术和 ARG 技术，成功地进行了 DNA 序列测定。由此可见，示踪技术推动了生命学科的发展，生命学科的发展又拓宽了示踪技术的应用。

随着放射性核素生产设备的发展，进入生命科学高速发展的现代以后，示踪技术得到了更好的应用。一方面，成熟的示踪技术应用到生命科学的各个领域，出现各种可以直接应用的商品化试剂盒，比如 SignaTECT® 蛋白激酶检测系统，使得同位素示踪技术简便易行；另一方面，随着信号采集技术和数字影像的飞速发展，放射性核素示踪在临床上得到了广泛应用，促进了临床核医学的发展和成熟。

1951 年，Cassen 研制出第一台扫描机，可以通过逐点打印获得器官的放射性分布图像。1957 年，Hal O. Anger 研制出第一台 γ 照相机，使得核医学的显像由单纯的静态步入动态阶段；两年后，又研制出双探头的扫描机进行断层扫描，为日后发射式计算机断层扫描机的研制奠定了基础。1957 年，Tucker 等人制造简便易用的钼-锝发生器，使得这种优良的短半衰期核素至今都仍然在核医学广泛应用。1972 年，David Kuhl 选用 $^{18}F$-脱氧葡萄糖做示踪，应用三维显示法测定了脑局部葡萄糖的利用率，开创了正电子发射计算机断层显像（positron emission tomography，PET）的应用，直到现在仍是核医学科的重要检查手段。

## 1.2 放射性示踪剂

放射性同位素跟同种元素的非放射性同位素的化学性质完全一样。如果在某种元素里搀进一些放射性同位素，那么，无论这种元素走到哪里，它的放射性同位素也经历同样的过程。由于放射性同位素会不停地放出放射线，用适当的探测仪器探测这些放射线，就会知道这种元素通过什么路径，运动到哪里了。人们把作这种用途的放射性同位素叫做放射性示踪剂。放射性示踪剂是化合物分子中，同一位置上的稳定同位素的原子被同一元素的放射性同位素的原子所取代，但在分子的性质、结构上没有变化。

### 1.2.1 示踪剂的分类

示踪实验可分为体内示踪实验和体外示踪实验，据此可把示踪剂分为体内示踪剂和体外示踪剂。体内示踪时，多选择γ射线的核素，易于在体外测量，如 $^{14}C$、$^{3}H$、$^{125}I$、$^{35}S$、$^{32}P$ 等核素。利用这些放射性核素可以追踪研究某些物质在机体内的生理、生化和病理过程。如用放射性核素标记药物，用示踪动力学方法研究药物和生理活性物质在体内的动态过程，包括它们的代谢率、更新速度、清除率及不同代谢率时的交换情况等。还可用特异性显像剂标记后，研究物质在体内脏器的分布和代谢的变化，以判读脏器的功能状态。

体外示踪多选用发射β射线的核素，便于各种示踪分析和探测，一般用 $^{14}C$、$^{3}H$、$^{125}I$、$^{32}P$ 等核素标记。如常用 $^{3}H$-胸腺嘧啶核苷（$^{3}H$-thymidine，$^{3}H$-TdR）参入 DNA 作为细胞转化或增殖的指标。用 $^{125}I$ 和 $^{32}P$ 标记的各种核苷及核苷酸研究 DNA 和 RNA 结构和功能、遗传和变异。还可用 $^{125}I$ 标记的蛋白质和多肽定量测定微量生物活性物质。应用比较广的体外示踪应用是放射免疫分析和放射受体分析及受体的放射配体结合分析技术。

### 1.2.2 放射性示踪剂的特点

作为放射性示踪剂应具备以下特点：

（1）检测特征性射线作为示踪依据；

（2）核素应当有合适的半衰期，比较好的辐射性能，不产生有害的辐射效应；

（3）生物毒性小；

（4）示踪剂保持研究对象原有的生物和化学性质，不破坏正常的生理状态；

（5）示踪剂应比较稳定，结合牢固；

（6）示踪剂应具有足够的放射性比活度。

### 1.2.3 对放射性示踪剂的要求

（1）核素标记的位置：核素在化合物分子上标记的位置要根据研究的目的和分子在体内代谢过程中的特点，选择适当的标记位置，以便示踪原子能牢固地结合在标记分子上。

（2）放射化学纯度：检测被研究物质时是通过测定样品中的放射性而间接获得的，因此要求示踪剂的放射化学纯度高，不要含有其他放射性物质，免得影响数据的准确性。

（3）放射性比活度：示踪剂的放射性比活度要适当，示踪剂被稀释后，待测样品的计数率仍然能达到测量要求。

（4）示踪剂的用量：示踪剂的用量可以有化学量和放射性活度衡量，但示踪剂通常比活度很高，化学量有时可以不考虑。通常用放射性浓度表示，单位是 Bq/L。

## 1.3 医用放射性同位素示踪技术的基本原理

放射性同位素跟同种元素的非放射性同位素的化学性质完全一样。如果在某种元素里搀进其同种的放射性同位素，那么，无论这种元素代谢和运动到哪里，它的放射性同位素也经历同样的过程。由于放射性同位素具有衰变的特点，用适当的探测仪器探测这些放射性核素发出的放射线，就会知道这种元素通过什么路径，如何代谢的了。因此，利用放射性同位素示踪技术可以进行正常生理条件下的研究、不同水平定位的研究、体内物质不同存在形式的研究、高灵敏度的定量研究和高分辨力的区别研究等。

放射性同位素示踪技术应用于物质代谢研究是生命科学常用的一种方法。体内存在着很多种物质，弄清它们之间的转变关系十分重要，如果在研究中应用适当的同位素标记物作示踪剂分析这些物质中同位素含量的变化，就可以知道它们之间相互转变的关系，还能分辨出谁是前身物，谁是产物，若是分析同位素示踪剂存在于物质分子的哪些原子上，还可以进一步推断各种物质之间的转变机制。物质在机体内相互转化的规律是生命活动中重要的本质内容。物质转化研究中，可以采用离体酶学方法，但是离体酶学方法的研究结果，不一定能代表整体情况。同位素示踪技术的应用，在离体、整体、无细胞体系的情况下都可应用，操作简化，测定灵敏度提高，不仅能定性，还可作定量分析。

放射性同位素示踪技术还可用于了解正常情况下或疾病状态下，生物体内某种物质运动的量变规律，特别是阐明生物体内物质的不断更新规律。向体内引入适当的同位素标记物，在不同时间测定物质中同位素含量的变化，就能了解该物质在体内的变动情况，定量计算出体内物质的代谢率，计算出物质的更新速度和更新时间等等。

同位素稀释法定量探测的示踪研究可用于全身血容量、血浆容量和全身水分的测定。用一定已知量的能限制在血循环中的放射性核素示踪剂注入循环血，待其在血液中混合均匀后，测定其稀释后的浓度，按照稀释法原理，可计算出示踪剂的被稀释倍数，推算出循环血量。

放射性同位素示踪技术，还是分子生物学研究中的重要手段之一。在蛋白质生物合成的研究，从 DNA 复制、RNA 转录到蛋白质翻译均得到了很大的应用。最近邻序列分析法应用同位素示踪技术结合酶切理论和统计学理论，首次提出了 DNA 复制与 RNA 转录的分子生物学基础，从而建立了分子杂交技术。

放射性同位素示踪还可用于机体功能测定，如 $^{131}$I-邻碘马尿酸钠作示踪剂测定肾脏功能。邻位标记了碘［$^{131}$I］的马尿酸静脉注射后，立即随血流进入肾脏并迅速被肾脏清除，其中 80%由肾小管分泌，无重吸收，20%由肾小球滤过，通过肾单位的邻碘马尿酸钠经集合管随尿液冲刷至肾盏及肾盂，经输尿管排入膀胱，静脉注射后 30 min，尿中碘马尿酸钠的量可达注入量的 70%。

机体器官的显影示踪是临床核医学的重要手段，可以利用进入体内的示踪剂，产生γ射线等示踪信号，通过体外监测装置记录示踪剂在体内的位置、不同器官浓度及随时间的变化。如经通道灌注放射性药物，如 $^{99}$Tc$^{m}$-RBC、$^{99}$Tc$^{m}$-HAS 等，在静脉注射后，可以进行心血池显像；也可用放射性碘做示踪剂，采用γ相机扫描，检测甲状腺功能；应用 $^{18}$F-FDG 等标记物引入体内后，应用 PET 而获得体内化学影像，可以显示脏器或组织的代谢活性及受体的功能与分布，称之为“活体生化显像”。

## 思考题

1. 什么是同位素示踪法？
2. 放射性示踪剂要满足哪些要求？
3. 放射性示踪技术的基本原理是什么？

## 参考文献

［1］H William Strauss，Barry Zaret，Pierluigi Pieri，et al. George De Hevesy，Recipient of the 1943 Nobel Prize for Chemistry［J］. J Nucl Cardiol，2017，24（6），1848-1949.

［2］H Levi. George Hevesy and His Concept of Radioactive Indicators—In Retrospect. George Von Hevesy Memorial Lecture［J］. Eur J Nucl Med，1976，1（1），3-10.

［3］William C Klingensmith，Joseph R Osborne. George De Hevesy in America［J］. J Nucl Med，2020，61（2），304-305.

# 2 放射性同位素的基础知识

辐射是以波动形式或运动粒子形式向周围空间或物质传播的能量，如声辐射、热辐射、电磁辐射、核辐射（包括射线与粒子辐射）等，由辐射体发射的辐射同时由另外的物体所接收。

电磁辐射和粒子辐射的运动形式不同。电磁辐射是空间或物体中传播的电磁波，它以光速传播，能量与其频率或波长有关；粒子辐射则是高速运动的电子、质子、中子、α粒子与其他粒子。辐射粒子可以来自放射性核素的衰变，也可能来自加速器加速的带电粒子，γ射线来自放射性核素的衰变，X 射线一般通过高速电子轰击靶体而产生。

本书关心的放射性同位素通过衰变发出辐射粒子，是示踪的基本工具，因此，有必要了解放射性同位素的基本物理特征。本章从原子物理、原子核结构、电离辐射与物质的相互作用来介绍相应的基础知识。

## 2.1 放射性同位素的概念

### 2.1.1 原子与原子核

卢瑟福（E Rutherford）1911 年用α粒子束轰击金属薄膜，发现存在大角度α粒子散射。通过对实验结果的理论分析，确定原子中存在一个带正电的核心，此即原子核（nucleus）。原子核的尺寸在 $10^{-12}$ cm 的数量级，仅是原子大小的万分之一，质量却占整个原子质量的 99.9%以上。卢瑟福α散射实验奠定了现代原子模型的基础。由于原子整体上呈中性，因此原子核的电量必定与核外的电子总电量相等，符号相反。

原子核由中子（neutron）和质子（proton）组成，质子和中子统称为核子（nucleon）。不同的原子核所含的核子数目不同，核子数也称为原子核的质量数

$A$（mass number），等于原子序数 $Z$（atomic number，即原子核的质子数）与原子核中子数 $N$ 之和。中子不带电，质子电荷量与电子电荷量绝对值相等，都为一个电荷单位 $e$，不同的是质子带正电荷，而电子带负电荷。一个原子核的总电荷为 $Ze$。原子结构示意图如图 2-1 所示。

实际应用中还经常遇到以下一些与原子核概念关联的常用术语。

（1）核素（nuclide）

任何特定中子数与质子数，及特定的能态（一般为基态）的原子核。放射性核素指那些不稳定的，能够自发地发射粒子（射线）或自发裂变的核素。核素示意图如图 2-2 所示。

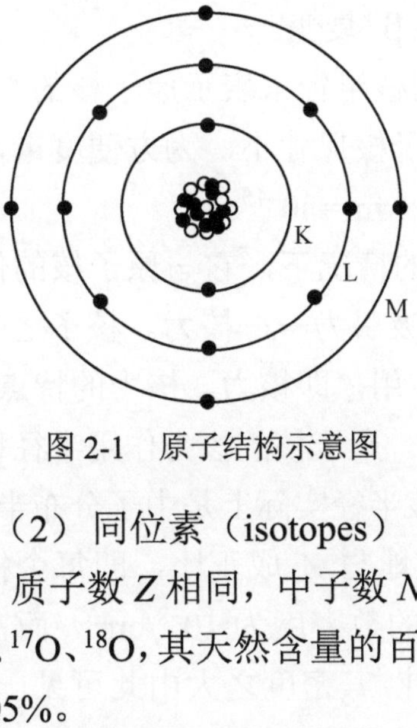


图 2-1 原子结构示意图

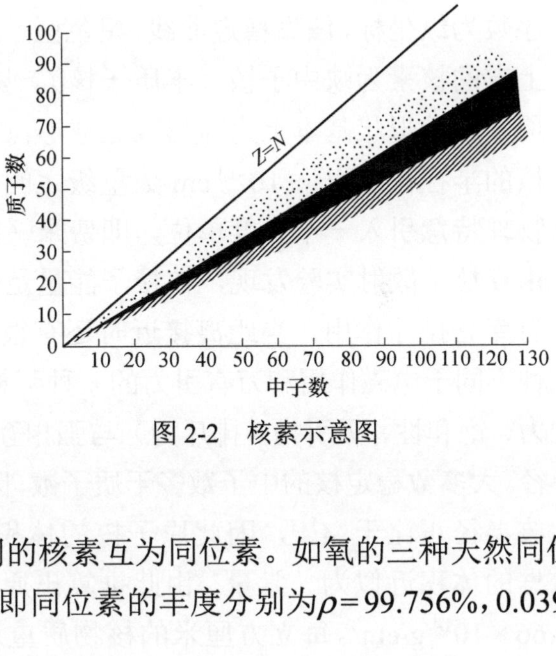


图 2-2 核素示意图

（2）同位素（isotopes）

质子数 $Z$ 相同，中子数 $N$ 不同的核素互为同位素。如氧的三种天然同位素 $^{16}O$、$^{17}O$、$^{18}O$，其天然含量的百分比即同位素的丰度分别为 $\rho$=99.756%，0.039%，0.205%。

（3）元素（element）

原子序数即质子数 $Z$ 特定的一类核素，如 Fe 元素与 Cu 元素等，而氧的同位素 $^{16}O$、$^{17}O$、$^{18}O$ 都是 O 元素。

（4）同质异能素（isomer）

中子数与质子数都相同，但能态不同的核素，如 $^{99}Tc$ 与 $^{99}Tc^{m}$。所谓能态是指自旋与能级。原子核受激发可以处在基态之上的不同的激发态，而激发态则称为同质异能态，其寿命处在皮秒与年之间。长寿命的同质异能态习惯称为亚稳态（metastable states），并以 m 标记，如 $^{99}Tc^{m}$ 与 $^{87}Sr^{m}$。$^{87}Sr^{m}$ 的半衰期为

2.81 h，它为 $^{87}Sr$ 的同质异能素。同质异能素广泛应用于医学影像诊断。

人类已经发现近 3 000 多种核素，天然的有 300 多个，其余 2 600 多个核素都是人工合成的放射性核素。天然核素中稳定核素占 270 多个，放射性核素 30 多个。近十年中国科学院近代物理研究所等研究所共合成出 10 余个新核素。至 2003 年底人类共发现天然的与人工合成的元素为 118 种，欧美俄等国核物理研究机构一直不懈努力企图合成新的元素，国内尚未合成过新元素。新元素一定是新核素，新核素则不一定是新元素。一般说来，发现或合成新元素的难度与科学意义都远高于新核素。

元素周期表中轻的稳定同位素几乎全落在 $Z \approx N$ 线附近，稳定重核的 $N/Z \approx 1.5$，稳定重核的中子数大于质子数。如果以中子数或质量数为横坐标，原子序数为纵坐标，偏离稳定曲线（黑色区）下方的核素为丰中子核，易发生β衰变；上方的核素为缺中子核（丰质子核），易发生 $\beta^+$ 衰变。

原子核的形状基本上为球形或近球形，通常用核半径来表示原子核的大小。原子核的半径在 $10^{-12}$～$10^{-13}$ cm 数量级之间。原子核尺寸小，为方便度量，原子核物理特意引入一个长度单位，即费米（fm），1 fm = $10^{-15}$ m。

由α粒子散射实验发现，在粒子能量足够高的情况下，它与原子核的作用不仅有库仑排斥作用，当距离接近时还有很强的吸引力——核力。核子之间存在一种不同于电磁作用和万有引力的一种强相互作用，即核力。核力的特点是：短程力、饱和性、吸引力（排斥力）与强相互作用。原子核的核力作用半径称为核半径。大多数稳定核的中子数多于质子数，因此核半径实际上是中子分布半径。

核半径正比于 $A^{1/3}$，因此原子核的体积近似地与 $A$ 成正比，即每个核子所占据的体积近似为一常量，由此推算出原子核的数密度为 $10^{38}/cm^3$，而密度为 $1.66 \times 10^{14}$ g/cm³。每立方厘米的核物质重达亿吨，其密度之大由此可见一斑。

原子核的质量也无法直接测量，通常都是通过测定原子质量来推知原子核的质量。原子的质量很微小，通常不以克（g）或千克（kg）做单位，而是采用原子质量单位（amu，atomic mass unit），记作 u。一个原子质量单位定义为一个 $^{12}C$ 原子质量的 1/12。原子质量（atomic mass unit）单位与国际制单位 g 的关系为

$$1\,u = \frac{12}{N_A}\frac{1}{12} = \frac{1}{6.022\,142 \times 10^{23}}\,g = 1.660\,538\,7 \times 10^{-24}\,g \qquad (2\text{-}1)$$

式中，$N_A$——阿伏伽德罗常数。

核物理中通常用电子伏特（eV）作为能量单位。1 eV 是一个电子在真空中通过 1 V 电位差所获得的动能。1 eV = $1.602\,176\,46 \times 10^{-19}$ J。千电子伏特（keV）、

兆电子伏特（MeV）和吉电子伏特（GeV）等也是常用的能量单位。这样 1 u=931.494 013 MeV/c²。另外，简便起见也常用能量单位表示质量，如 1 u=931.494 013 MeV。这样，中子与质子的质量分别为 939.565 330 MeV，938.271 998 MeV，中子的质量略大于质子的质量。电子的质量 0.510 998 902 MeV，约为中子或质子质量的 1/1 800。

原子核的平均结合能反映出原子核结合的紧密程度。比结合能定义为原子核每个核子的平均结合能，即

$$\varepsilon({}_{Z}^{A}\mathrm{X}) = B({}_{Z}^{A}\mathrm{X})/A \tag{2-2}$$

比结合能 $\varepsilon$ 的单位是 MeV/Nu，Nu 代表核子。比结合能也可以理解为原子核拆散成自由核子时外界需要对每个核子所做的最小的平均功。比结合能小说明核子之间结合较疏松，原子核稳定性差；大则核子之间结合较紧密，原子核稳定性高。比结合能随质量数的变化见图 2-3。

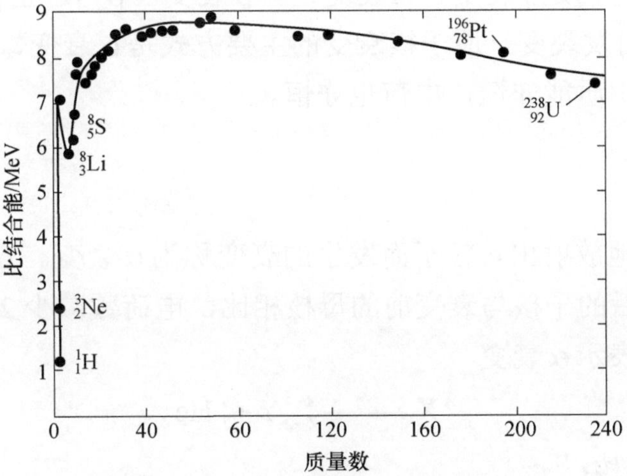


图 2-3　比结合能随质量数的变化

从比结合能曲线发现，随着质量数变化，结合能曲线两头低中间高，中等质量的核素的平均结合能比轻核与重核都大。比结合能曲线在开始时有起伏，质量数 $A$ 在 30 以后比结合能曲线光滑，$A$ 在 50～150 范围的中等质量核的比结合能较大（约 8 MeV），原子核结合比较紧密。很轻的核与很重的核（$A>200$）结合得比较疏松。

### 2.1.2　原子核衰变

原子核自发地发射各种粒子（射线）的行为称为原子核的放射性

(radioactivity)。能自发地发射各种粒子的核素称为放射性核素(radionuclide),也称不稳定核素。放射性与原子核衰变密切相关。而原子核因自发地发射各种粒子而发生的转变则称为原子核衰变(decay)。通常称衰变前后的核为母核(parent)和子核(daughter)。

1896年,贝可勒尔(H Becquerel)在研究铀矿的荧光现象时,首次发现了天然放射性。直到1934年居里夫妇(I Curie、F Joliot)利用钋源的α射线轰击硼铝镁才发现了人工放射性。到目前为止,人工已经合成了2 700多个放射性核素。

放射性核素通过发射不同的粒子或射线以最终转变成为稳定核素。放射性核素能自发地发射各种射线,如α粒子、正负β粒子或γ射线。此外,一些放射性核素发射质子、中子与其他粒子。

衰变方式大体上可分为6种,放射性核素以其中的一种方式或不同的组合方式发生衰变。它们是γ衰变、α衰变、负β衰变($\beta^-$)、正β衰变($\beta^+$)、电子俘获(EC)、自发裂变。原子核衰变的主要方式是α衰变、β衰变、γ跃迁。原子核衰变过程中质能守恒,电荷也守恒。

### 2.1.2.1 α衰变

原子核自发地放射出α粒子而发生的衰变称为α衰变。α放射性与α衰变相联系。α衰变后的子核与衰变前的母核相比,电荷数减少2,质量数减少4。可以用下列式子表示α衰变

$$ {}_{Z}^{A}X \longrightarrow {}_{Z-2}^{A-4}Y + {}_{2}^{4}He $$

式中,${}_{Z}^{A}X$——母核;

Y——子核。

例如$^{210}$Po的α衰变可表示为

$$ {}_{84}^{210}Po \longrightarrow {}_{82}^{206}Pb + {}_{2}^{4}He $$

一般重核($A$>140)才发生α衰变,如铀、氡、钚等核;铍核($^{8}$Be)是能够发生α衰变的最轻的核。α粒子能量为1~10 MeV,半衰期范围很宽$T_{1/2}=10^{-7}$ s~$10^{15}$ a。α粒子在物质中的射程很短,在人体组织中约为0.03 mm。普通纸张、几厘米的空气层及手套都能够阻止自然衰变产生的α粒子。

α粒子能量是分立的,具体大小取决于母核与子核所处的能级状态,由α粒子能量测得的衰变能之差能够反映母核或子核能级间的能量之差。$^{210}$Po的α衰

变与α粒子能量见图 2-4。

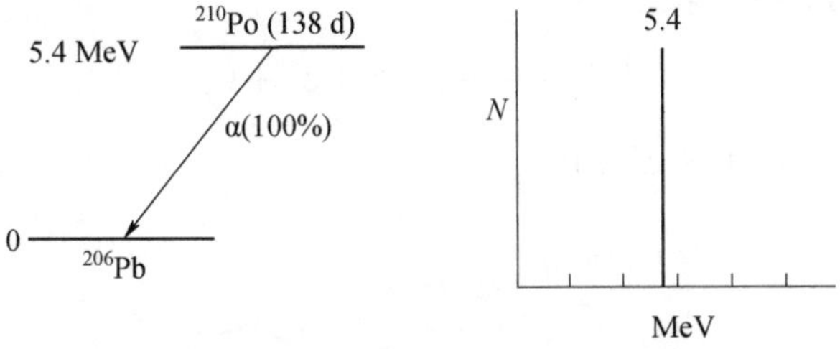


图 2-4 $^{210}$Po 的衰变与α粒子能量

注：N 为计数，下同

### 2.1.2.2 β衰变

原子核自发地放射出正负电子或俘获一个轨道电子而发生的转变，统称为β衰变。可进一步细分，放射电子与正电子的分别称为$\beta^-$衰变与$\beta^+$衰变，俘获轨道电子的称为电子俘获（EC）。β粒子实质上是电子和正电子，β放射性与β衰变相联系。在β衰变中，子核与母核的质量数相同，只是电荷数相差1。$\beta^-$衰变相当于原子核的一个中子变成了质子，而$\beta^+$衰变和轨道电子俘获相当于原子核的一个质子变成了中子。β衰变中母核和子核是相邻的同量异位素。

与α衰变明显不同之处在于，β衰变中电子或正电子的能量是连续的而非分立的，具有最大能量。β衰变在放出一个β粒子同时，还放出一个中微子。中微子能量是连续的，因此β粒子的能量是连续性并且具有最大值。

（1）$\beta^-$衰变

$\beta^-$衰变（见图 2-5）可以表示为

$$^{A}_{Z}\mathrm{X} \longrightarrow {}^{A}_{Z+1}\mathrm{Y} + \mathrm{e}^- + \bar{\nu}_\mathrm{e}$$

例如，$^3\mathrm{H} \longrightarrow {}^3\mathrm{He} + \mathrm{e}^- + \bar{\nu}_\mathrm{e}$。

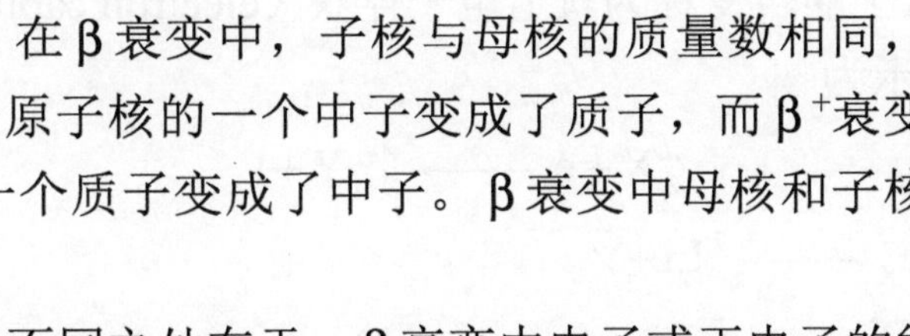


图 2-5 $^{32}$P 的负β衰变

（2） $\beta^+$衰变

$\beta^+$衰变（见图 2-6）表示为

$$ {}_{Z}^{A}X \longrightarrow {}_{Z+1}^{A}Y + e^{+} + \nu_{e} $$

例如，${}^{13}N \longrightarrow {}^{13}C + e^{+} + \nu_{e}$。

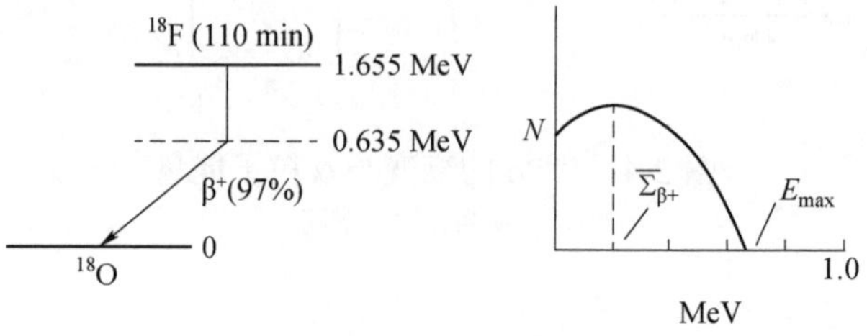


图 2-6　$^{18}F$ 正β衰变

（3） 轨道电子俘获

原子核俘获核外轨道上的一个电子，使核中的一个质子转变成一个中子，同时放出一个中微子的转变称为轨道电子俘获（electron capture，EC）。电子俘获（见图 2-7）表示为

$$ {}_{Z}^{A}X + e_{i} \longrightarrow {}_{Z-1}^{A}Y + \nu_{e} $$

例如，${}^{7}Be + e_{K}^{-} \longrightarrow {}^{7}Li + \nu$。

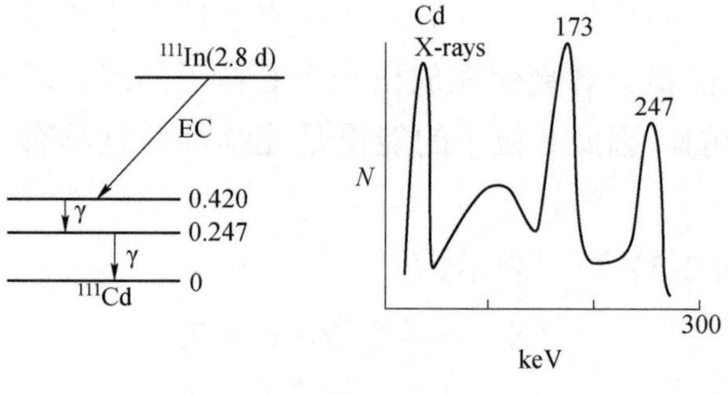


图 2-7　$^{111}In$ 的电子俘获与能谱

## 2.1.2.3　γ衰变

原子核可以处在不同的激发态（exitation），低能态可以激发到高能态，高能态通过释放γ射线又可以退激发到低能态（如基态）。原子核能级之间的跃迁称为γ跃迁，原子核从激发态到基态的跃迁也称为γ衰变，其间伴随γ射线出射。γ放射性与γ衰变相联系，也常常与α衰变、β衰变有联系。α衰变、β衰变的子核往往处于激发态，一般还要发生γ衰变。因此γ射线的放射一般是伴

随α衰变或β衰变产生的。例如，放射源 $^{60}Co$ 既具有β放射性，也具有γ放射性。放射性核素 $^{60}Co$ 首先经β衰变至 $^{60}Ni$ 的激发态，再经 $^{60}Ni$ 的激发态跃迁到基态并且同时放射出γ射线。γ衰变与α衰变、β衰变不同，不会导致核素的变化，而只是改变原子核的内部状态。因此γ跃迁的子核和母核，其电荷数和质量数均相同，只是内部状态不同而已。发生γ衰变的条件是原子核处于激发态。

γ跃迁的物理过程为核能级之间的跃迁，γ衰变（见图 2-8）能量表示为

$$E_0 = E_i - E_f = E_\gamma + h\nu \approx h\nu \tag{2-3}$$

式中，$E_\gamma$——核反冲能。

γ射线又称γ光子，其静止质量为 0，自旋 $s=1$，能量 $E_\gamma=h\nu$，动量 $P=\dfrac{h\nu}{c}=\dfrac{h}{\lambda}$。

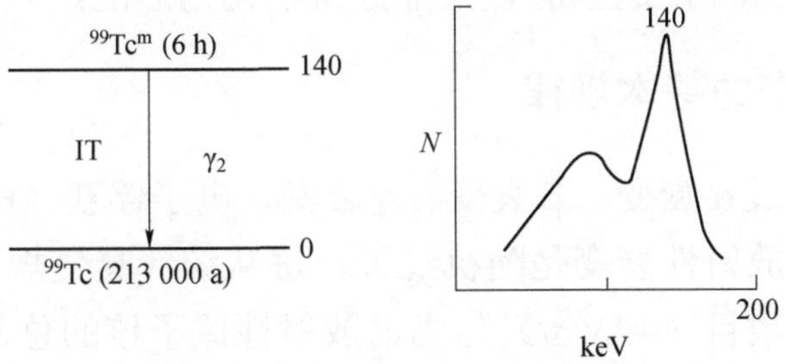


图 2-8 $^{99}Tc^m$ 发生γ跃迁，其γ射线能量为 140 keV

处于激发态的原子核可以通过γ跃迁退激发，也可以通过发射内转换电子退激发。较高能态向较低能态跃迁时可以将激发能直接交给核外的电子，使其离开原子，这种现象称为内转换（IC）。内转换发生以后，在原子的内层（K 或 L 层）会留下空位，外层的电子将向内层空位跃迁，因此还会有特征 X 射线或俄歇（Auger）电子发射，这与电子俘获后的情形一样，见图 2-9。

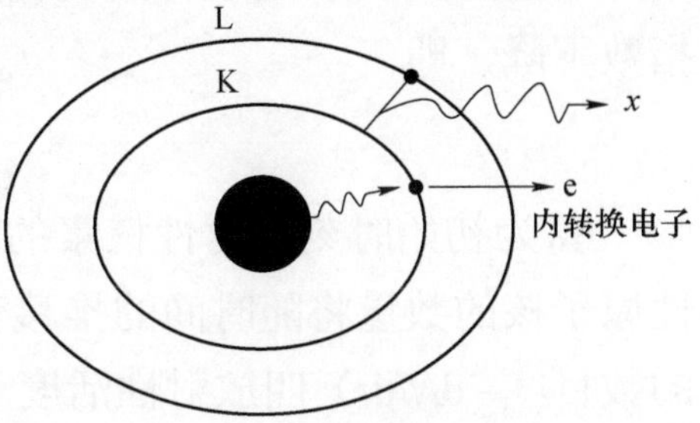


图 2-9 内转换示意图

### 2.1.2.4 自发裂变

原子核裂变（fission）指重核分裂成为两个或者多个原子核的现象，可分为自发裂变与诱发裂变两种。自发裂变是指原子核在没有外来粒子轰击情况下自行发生的裂变，一般可表示为，

$$^{A}_{Z}X \longrightarrow {}^{A_1}_{Z_1}Y_1 + {}^{A_2}_{Z_2}Y_2$$

式中，$A=A_1+A_2$，$Z=Z_1+Z_2$。

重核的自发裂变概率很低，但随着质量数增加而增加。$^{235}U$ 的半衰期为 $2\times10^{17}$a，而 $^{254}Cf$ 的半衰期却为 55 d。除了自发裂变衰变方式，重核还通过发射 α 粒子或 γ 射线衰变。在外来粒子的轰击下，原子核也可能发生裂变，这种裂变称为诱发裂变。入射粒子可以是带电粒子或中子。中子诱发裂变是链式核反应的主要过程。$^{235}U$ 中子诱发裂变是铀弹与核电站的主要链式反应，其反应为

$$n+{}^{235}\mathrm{U}\longrightarrow{}^{236}\mathrm{U}^{*}\longrightarrow\mathrm{X}+\mathrm{Y}+n$$

中子在慢化后又引起新的裂变反应。每次 $^{235}U$ 诱发裂变的产物都不尽相同，平均每次发射 2.47 个中子，中子带走的能量平均为 1.5 MeV，一次裂变过程释放的能量约为 200 MeV，这些能量大部分将转化为热能。

### 2.1.3 放射性衰变的基本规律

放射性核素通过 α 衰变、β 衰变、γ 衰变、电子俘获（EC）及自发裂变等途经发生衰变，其放射性衰变是随机过程，遵从统计衰变规律。单位时间放射性核素发生衰变的数目（$-\mathrm{d}N/\mathrm{d}t$）与当前放射性原子核的总数 $N$ 成正比，即

$$\mathrm{d}N/\mathrm{d}t=-\lambda N \tag{2-4}$$

式中，$\lambda$ 为放射性核素的衰变常数，表示单位时间内一个原子核发生衰变的概率，其量纲为 $t^{-1}$。随着时间变化放射源（或放射性样品）中放射性原子核数目指数下降，即

$$N(t)=N_0\mathrm{e}^{-\lambda t} \tag{2-5}$$

$N_0$ 为初始时刻放射性核素的原子核数目。任何放射性物质，其原有的放射性原子核的数量将随时间的推移变得越来越少。单位时间放射性核素发生衰变的数目（$-\mathrm{d}N/\mathrm{d}t$）叫放射性活度 $A$，简称活度。放射源的强弱可用放射性活度 $A$ 来度量。根据定义

$$A=-\mathrm{d}N/\mathrm{d}t=\lambda N \tag{2-6}$$

很容易得到活度随时间的衰减规律

$$A(t)=A_0\mathrm{e}^{-\lambda t} \tag{2-7}$$

$A_0=\lambda N_0$ 是初始时刻的放射性活度（activity）。放射性活度也随时间指数下降。

除了用衰变常数 $\lambda$ 以外，通常还用半衰期 $T_{1/2}$ 和平均寿命 $\tau$ 描述衰变的快

慢。半衰期（half life）定义为放射性核数目或者放射性活度衰减至原来的一半所需的时间，它与衰变常数之间的关系为

$$T_{1/2}=\frac{\ln 2}{\lambda}\approx\frac{0.693}{\lambda} \tag{2-8}$$

每一种放射性核素的半衰期 $T_{1/2}$ 都是唯一的，因此可以作为放射性核素的表征。此外，还可用平均寿命 $\tau$ 来表示衰变的快慢，它与衰变常数及半衰期之间的关系则为

$$\tau=\frac{1}{N_0}\int_0^{\infty}\lambda N(t)\mathrm{d}t=\frac{1}{\lambda}\approx 1.44T_{1/2} \tag{2-9}$$

$^{99}Tc^{m}$ 指数衰变见图 2-10。

若一种核素存在几种衰变方式，核素的衰变常数则为各个分支衰变常数 $\lambda_i$ 之和

$$\lambda=\sum\lambda_i \tag{2-10}$$

各衰变方式的分支比为

$$R_i=\lambda_i/\lambda \tag{2-11}$$

对应于第 $i$ 支衰变，其分支放射性活度为

$$A_i=\lambda_i N=\frac{\lambda_i}{\lambda}A=\frac{\lambda_i}{\lambda}A_0\mathrm{e}^{-\lambda t} \tag{2-12}$$

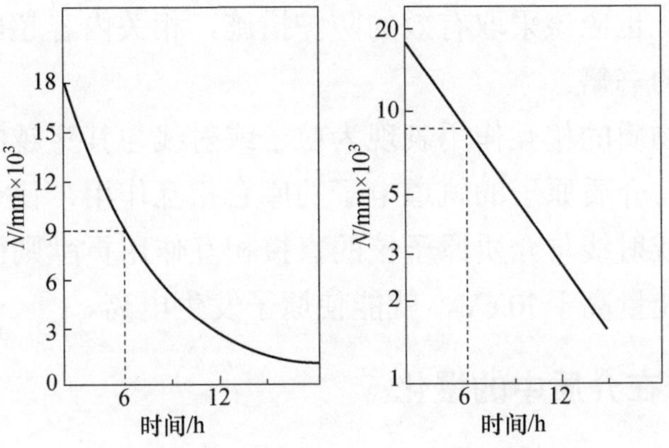


图 2-10 $^{99}Tc^{m}$ 指数衰变（半衰期为 6 h）

（a）普通坐标；（b）半对数坐标

分支放射性活度与总放射性活度成正比。需要注意，分支放射性活度随时间是按 $\mathrm{e}^{-\lambda t}$ 指数衰减而不是 $\mathrm{e}^{-\lambda_i t}$ 指数衰减，这是因为任何放射性活度随时间的衰减都是由于放射性原子核数目 $N$ 的减少，而 $N$ 的减少是所有分支衰变的总体

结果。

原子核的衰变往往是多代的，母核衰变为子核，子核继续衰变，这样一代又一代地连续进行，直至最后衰变为稳定核，这种衰变叫做多代衰变，或叫连续衰变（succeessive decay）。例如 $^{232}Th$ 经过 α 衰变至 $^{228}Ra$，然后接连两次 $\beta^-$ 衰变至 $^{228}Th$，再经过若干次 α 与 $\beta^-$ 衰变，最后到稳定核 $^{208}Pb$ 为止。

连续多代放射性衰变系列通称放射系。地壳中存在的一些重的放射性核素形成了三个天然放射系。它们的母体半衰期都很长，和地球年龄 $10^9$ a 相近甚至更长，只有半衰期在这个量级的放射性核素才能保存下来，且处于长期平衡的状态。三个天然放射性系的成员大多具有 α 放射性，少数具有 β 放射性，一般都伴随有 γ 辐射，但没有一个具有 $\beta^+$ 衰变或轨道电子俘获。每个放射系从母核开始，均经过至少十次的连续衰变，最终达到稳定的铅同位素。自然界存在的三个天然放射性系是钍系、铀系和锕系。

## 2.2 射线与物质相互作用

核辐射种类繁多，性质迥异，这里只讨论带电粒子及 γ 射线与物质的相互作用（interaction）。带电粒子、中子及 γ 射线都是电离辐射，它们能使与之相互作用的介质的原子发生电离。非电离辐射如无线电、微波辐射及紫外线辐射对人体也是有害的，也应该采取有效的防护措施，相关内容超出本书范围，感兴趣者请查阅相关的书籍。

电离辐射与物质的相互作用表现为粒子或射线与其穿越的介质的原子的相互作用，主要是与介质原子的轨道电子的库仑相互作用，使介质激发或电离。相对而言，粒子或射线与介质原子核的直接相互作用贡献则微乎其微。一般只要粒子或射线的能量高于 10 eV，就能使原子发生电离。

### 2.2.1 带电粒子在介质中的慢化

带电粒子在介质中的慢化过程，完全是由带电粒子与介质原子的轨道电子及与介质原子核核发生各种相互作用的结果。主要过程为带电粒子与原子的轨道电子和原子核的非弹性碰撞。如果碰撞系统动量与动能都守恒，这样的碰撞为弹性碰撞；如果只是动量守恒而动能不守恒，这样的碰撞则为非弹性碰撞。

（1）带电粒子与轨道电子的非弹性碰撞

在库仑相互作用下，带电粒子与介质原子的轨道电子发生非弹性碰撞，引起介质原子或分子激发与电离，使自身损失能量，这种能量方式称为电离损失。入射带电粒子与介质原子核外电子的通过库仑相互作用，使电子获得能量，导致原子激发或者电离。轨道电子克服束缚成为自由电子，原子成为正离子的现象称为电离。原子激发则是电子由低能级跃迁到高能级而使原子处于激发状态的过程。受激发的原子将退激发光。电离主要发生在最外层电子。出射的自由电子可能具有足够的动能，可继续与介质的其他原子发生相互作用，进一步产生激发或电离。电离损失是带电粒子穿过物质时损失能量的主要方式。

（2）带电粒子与介质原子核的非弹性碰撞

入射带电粒子与介质原子核之间的库仑相互作用使二者发生非弹性散射（inelastic scattering），并使带电粒子的速度和方向发生变化，同时产生电磁辐射（光子）——韧致辐射（bremsstrahlung）。韧致辐射造成带电粒子自身能量损失，这种能损方式称为辐射损失。粒子质量越小韧致辐射概率越大。质子与更重的带电粒子由于韧致辐射而引起的能量损失可以忽略不计，而对于电子，由于质量只是质子质量的1/1 836，韧致辐射便是重要的能量损失方式。

（3）带电粒子与介质原子核的弹性碰撞

带电粒子与介质原子核也可以因库仑相互作用而发生弹性散射（elastic scattering）。弹性散射过程中，入射粒子和原子核的总动能不变，即入射粒子既不辐射光子，也不激发原子核。但入射粒子受到偏转，改变其运动方向。在弹性碰撞过程中，为满足入射粒子和原子核之间的能量和动量守恒，入射粒子将一部分动能转移给碰撞的原子核，核得到反冲。碰撞后，绝大部分能量仍由入射粒子带走，但运动方向受到偏转。带电粒子与介质原子核发生弹性碰撞所引起的入射粒子的能量损失称为核碰撞能量损失，原子核对入射粒子的阻止作用称为核阻止。只有当重带电粒子能量很低时，核阻止对能量损失的贡献才是重要的。但对电子却是引起反散射的主要过程。

（4）带电粒子与介质原子轨道电子的弹性碰撞

受核外电子的库仑力作用，入射带电粒子可能与原子轨道电子发射弹性碰撞，入射粒子改变运动方向。为满足能量和动量守恒，入射粒子要损失一部分动能，但这种能量转移很小，比原子的最低激发能还小，电子的能量状态没有改变。实际上这种弹性碰撞是入射粒子与整个介质原子的相互作用。只是极低能量（小于100 eV）的入射电子方需考虑这种相互作用方式。其他情况下完全可以忽略不计。

粒子与物质相互作用，在介质中损失自身能量。为度量粒子与物质相互作用而在介质中损失能量的大小，或者度量介质对带电粒子的阻止本领，定义能量损失率：

$$S=-\frac{dE}{dx} \tag{2-13}$$

单位路径上的能量损失称为能量损失率，又称阻止本领、比能损失、线能量转移（linear energy transfer，LET），其单位一般为 keV/μm、MeV/μm 等。电子与γ射线的 LET 小，称为低 LET 射线；相比之下，质子、中子、α粒子及重离子的 LET 大，是高 LET 射线。

综上所述，带电粒子与物质相互作用，在介质中能量损失主要由电离损失与辐射损失引起。对于带电粒子，能量损失率为

$$S=S_{ion}+S_{rad}=\left(-\frac{dE}{dx}\right)_{ion}+\left(-\frac{dE}{dx}\right)_{rad} \tag{2-14}$$

### 2.2.2 重带电粒子与物质的相互作用

（1）能量损失

重带电粒子指带正电荷的重离子（$Z\geqslant 2$），与物质的相互作用主要为入射重带电粒子与核外电子的库仑相互作用，二者发生非弹性碰撞使介质原子激发或电离。由于重带电粒子的质量大，与电子非弹性碰撞后运动方向几乎保持不变，因此，其运动径迹近乎为直线。此外，重带电粒子在物质中有确定的射程。辐射损失对于重带电粒子的能量损失贡献很小，可以忽略不计。重带电粒子能量损失基本上全部来自电离损失的贡献。

一个速度为 $v$ 电荷为 $Ze$ 的带电粒子穿越由原子序数 $Z$ 的原子组成的纯阻止介质时，能量损失率为［以 MeV/cm 或 MeV/（mg/cm²）为单位］

$$-\frac{dE}{dx}=\frac{4\pi z^2 e^4 nZ}{m_e v^2}\left[\ln\left(\frac{2m_e v^2}{I(1-\beta^2)}\right)-\beta^2\right] \tag{2-15}$$

式中，$m_e$——电子静止质量；

$\beta=v/c$，$c$ 为光速；

$N$——介质中单位体积的原子数目；

$I$——介质原子的平均电离电势，代表该原子中各壳层电子的激发和电离能的平均值。以 eV 为单位可近似表示为 $I\approx 9.1\,Z(1+1.9\,Z^{-2/3})$。此即著名的贝特－布洛赫（Bethe-Block）公式，它适合于质子、α粒子及其他重带电粒子与

物质的相互作用。

质子及重带电粒子的能量损失率沿其径迹的变化曲线称为能损曲线。质子与重离子能损曲线特点是在射程末端能量损失率出现一个锐峰，称之为布喇格（Bragg）峰。电子没有这一特点。正因为存在 Bragg 峰，使得质子束与重离子束在癌症放射治疗中的效果比较理想。

（2）射程

带电粒子在物质中会不断损失能量，当其能量全部耗尽时就会停阻在介质中。质子、α粒子及重离子在介质中的路径近似一条直线。带电粒子在入射方向所行经的最大距离称作入射粒子在该物质中的射程。对于质子与重离子，其“射程”与实际径迹相近。

在 4～15 MeV 能区，实验得到α粒子在空气中的射程与能量的关系为

$$R = (0.005E + 0.285)E^{3/2} \tag{2-16}$$

式中，射程单位为 cm，能量单位为 MeV。

由上式可知 5.3 MeV 的α粒子在标准状态空气中的射程约为 3.8 cm。

粒子与物质的相互作用过程是随机过程，能量损失也是由随机过程所决定的。当单能粒子穿过一定厚度的物质后，能量出现离散，这种现象称为能量歧离。质子、α粒子及重离子的射程涨落很小，而电子的射程涨落很大，电子的射程不再是一个严格的定义。

（3）电子与物质相互作用

电子静止质量要比质子、α粒子及重离子小三个数量级以上。尽管都是带电粒子，与重离子和物质相互作用行为相比，电子与物质相互作用行为还是有自己的特点。主要不同之处在于，重离子在介质中的径迹基本是直线，也有确定的射程；电子在介质中的路径非常曲折，单能电子的射程歧离很大，可达 10%～15%。此外，电子 LET 小，而重离子 LET 大。

与重离子一样，电离损失也是电子在介质中损失其能量的主要方式，除此而外，辐射损失是电子能量损失的另一个重要机制。

电子和正电子与物质相互作用极其相似，但是电子与正电子在介质中的最终命运不同。当正电子的能量在介质中损失殆尽时，将与周围的一个电子结合并发生湮灭，将电子正电子的静止能量转换成能量均为 0.511 MeV、方向相反的两个光子。而绝大多数电子都被阻止在介质中并成为介质的电子成员。

①电离能量损失

电子在介质中的电离能量损失与重离子在介质中的电离能量损失相似，但是存在两个明显不同之处。其一，入射的重离子相对于轨道电子，质量可认为无限大，不必考虑碰撞粒子的折合质量；而入射电子与原子轨道电子的质量相同，必须考虑碰撞粒子的折合质量。其二，碰撞粒子同为电子不可区分，因此需要考虑量子全同性。据此对 Bethe-Block 公式作相应修正，可得到电子在介质中的电离损失公式。对于快电子，考虑相对论效应时的电离损失为

$$\left(-\frac{\mathrm{d}E}{\mathrm{d}x}\right)_{\mathrm{ion}}=\frac{2\pi\mathrm{e}^4ZN}{m_0v^2}\left\{\ln\left[\frac{m_0v^2E}{2I^2(1-\beta^2)}\right]-\ln 2(2\sqrt{1-\beta^2}-1+\beta^2)+(1-\beta^2)+\frac{1}{8}(1-\sqrt{1-\beta^2}^{\,2})\right\} \quad (2\text{-}17)$$

低速（$\beta\approx0$）时则有

$$\left(-\frac{\mathrm{d}E}{\mathrm{d}x}\right)_{\mathrm{ion}}=\frac{2\pi\mathrm{e}^4ZN}{m_0v^2}\left[\ln\frac{2m_0v^2}{I}-1.232\,9\right] \quad (2\text{-}18)$$

电子的电离能损与重离子的电离能损公式相似。在相同能量时，电子速度要比质子或重离子快很多，因而电离能损率要小许多，即同样能量时电子穿透本领要比重离子强得多。

②辐射能量损失

与重离子不一样，辐射能量损失对入射电子在介质中的能量损失的贡献不可忽略。带电粒子穿过物质时受到介质原子核或核外轨道电子的库仑作用，速度大小和运动方向都发生变化，这时就伴随电磁辐射产生，即产生轫致辐射。带电粒子与物质相互作用，在介质中因轫致辐射在单位路程上损失的能量为

$$\left(-\frac{\mathrm{d}E}{\mathrm{d}x}\right)_{\mathrm{rad}}\propto\frac{z^2E}{m^2}NZ^2 \quad (2\text{-}19)$$

$m$ 为带电粒子质量。由于质子与重离子质量比电子大三个量级以上，因此重离子穿越介质时辐射能量损失可以忽略不计，而电子产生的辐射能量损失则必须予以考虑。电子穿越介质时的能量辐射损失率近似为

$$\left(-\frac{\mathrm{d}E}{\mathrm{d}x}\right)_{\mathrm{rad}}=\frac{ENZ(Z+1)\mathrm{e}^4}{137m_0^2c^4}\left(4\ln\frac{2E}{m_0c^2}-\frac{4}{3}\right) \quad (2\text{-}20)$$

电子能量的辐射损失率大体上随电子能量增高而线性增加，与阻止介质的原子序数平方成正比。当电子能量高以及吸收材料原子序数大时，辐射损失更

显著。因此吸收与屏蔽β射线或电子束时不宜选用高 $Z$ 材料。但若为获得强的 X 射线，选用高 $Z$ 材料如钨作为靶材料比较合适。辐射能量损失与电离能量损失之比为

$$\frac{-(\mathrm{d}E/\mathrm{d}x)_{\mathrm{rad}}}{-(\mathrm{d}E/\mathrm{d}x)_{\mathrm{ion}}} \approx \frac{EZ}{700} \tag{2-21}$$

式中，能量 $E$ 的单位用 MeV。9 MeV 电子在铅介质中的两种能量损失率大致相同，差不多都为 1.45 keV/μm，若电子能量大于 9 MeV，在铅中的辐射能量损失则迅速变成主要的能量损失方式。

③电子的散射与射程

电子受介质原子核库仑场作用易发生弹性散射，由于电子质量小，散射角度可以很大。经过多次散射，最后可能偏离原来的运动方向。电子与介质原子核或轨道电子的弹性散射及非弹性散射，造成电子在介质中的径迹十分曲折，同时也使单能电子沿入射方向上的射程歧离很大，以至于电子没有确定的射程。一般所讲的电子射程指的是单能电子或β粒子的最大射程。

### 2.2.3 X 射线、γ射线与物质相互作用

X 射线与γ射线本质上都是高能电磁辐射，都是光子，只是产生方式不同而已，一旦产生，只要能量相同则物理性质完全相同。光子的能量为 $E=h\nu=hc/\lambda$，$h$ 为普朗克（Planck）常量，$c$ 为光速，$\nu$和 $\lambda$分别为电磁辐射的频率和波长。γ射线由原子核能级之间的跃迁产生，后者由韧致辐射产生。γ光子与物质的相互作用跟带电粒子与物质相互作用方式不同，带电粒子通过连续的与多次的电离损失或辐射损失而损失能量，可用阻止本领 $-\mathrm{d}E/\mathrm{d}x$ 和射程等物理量来描述。而γ光子与物质的相互作用是通过单次性的随机事件与介质的原子核或原子核外电子作用，一旦γ光子与物质发生作用，γ光子或被吸收而消失与损失全部能量，或受到散射而损失很大一部分能量，同时产生次级电子。γ光子与物质相互作用的主要方式有三种，即光电效应（photoelectric effect）、康普顿效应（Compton effect）和电子对效应（pair production）。

（1）光电效应

光电效应（见图 2-11）是γ光子与原子整体相互作用，从原子中打出一个电子，即光电子。γ光子将全部能量转移给原子，一小部分（可忽略）用于提供原子的反冲能，其余作为电子脱离原子束缚所需的电离能和光电子的动能。光电效应主要发生在原子束缚最紧的 K 层。光电效应发生后，由于原子内层电

子出现空位，原子将发射特征 X 射线或俄歇电子。根据能量守恒，光电子能量为

$$E_e = h\nu - \varepsilon_i \quad (2\text{-}22)$$

式中，$\varepsilon_i$——电子在第 $i$ 壳层的结合能。

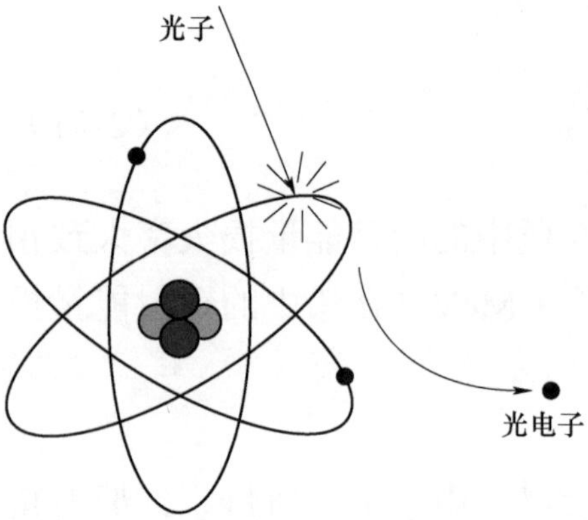


图 2-11 光电效应示意图

入射 γ 光子与原子发生光电效应的截面 $\sigma_{ph} \propto Z^5$，因此，γ 探测器的探测介质宜采用高原子序数材料，同样在屏蔽防护 γ 射线时也应采用高 Z 材料。

（2）康普顿效应

康普顿效应（见图 2-12）为入射光子与核外轨道电子的非弹性碰撞。在非弹性碰撞过程中，入射光子的一部分能量转移给电子，使其脱离原子束缚成为自由电子，而光子同时受到散射，其运动方向和能量都发生变化，称为散射光子。康普顿效应一般发生在束缚得最疏松的外层电子。若次级电子能量比较高，它仍将继续与介质相互作用直至能量耗尽。散射光子也将继续与介质相互作用。

相对于光电效应曲线而言，康普顿散射截面与入射光子的能量关系曲线要平缓。

（3）电子对效应

如果入射 γ 光子能量足够高，当它从原子核旁经过时，在原子核库仑场的作用下，γ 光子可能转化为一个正电子和一个电子，这种过程称为电子对效应。只有 γ 光子能量大于 1.022 MeV 时，即大于两个静止电子质量时，才可能发生电子对效应。所产生的正负电子继续在介质中慢化，电子成为介质中的电子，而正电子速度接近零时将与附近的电子发生湮没（annihilation），放出两个方向相反能量各为 0.511 MeV 光子。

为同时满足动量守恒，必须有第三者即原子核的参与。总动能在电子和正电子间的分配是随机的。根据动量守恒的要求，电子对出射方向应该趋于入射 γ 光子的方向，入射 γ 光子能量愈大，正负电子出射方向愈向前。

电子对效应示意图如图 2-13 所示。

光电效应、康普顿（Compton）散射与电子对效应是 γ 光子与物质相互作用的三种最主要的机制。除此而外，还有其他的一些作用机制，如瑞利（Rayleigh）散射、光核反应等，但一般情况下它们的截面相对要小得多，通常可以不予考虑。在 γ 光子与物质相互作用的三种主要机制中，康普顿散射与光电效应总是同

时存在的，当 $E_\gamma > 1.022$ MeV 时电子对效应也会参与其中，而且γ光子能量越高电子对效应越强。对于不同的物质或者不同的能量，γ射线与物质相互作用的

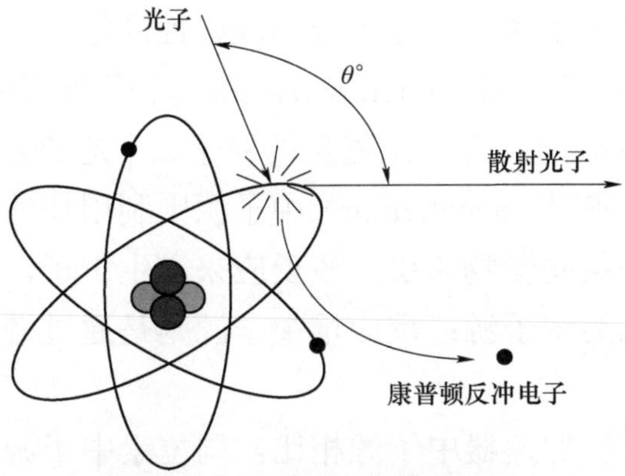


图 2-12　康普顿散射示意图

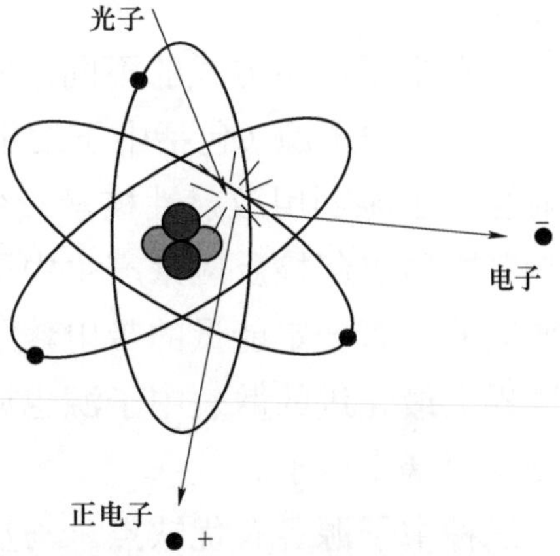


图 2-13　电子对效应示意图

三种主要方式的所占比重不尽相同。低能情况下，光电效应为主，当能量大于 1.02 MeV 之后，电子对效应逐渐占据主要地位，而康普顿散射截面随着能量的增加而逐渐降低。一束准直的γ射线在穿过吸收介质时，在原准直方向上γ射线的强度 $I$ 随穿过的厚度 $d$ 的变化基本服从指数衰减规律。

### 2.2.4　中子与物质相互作用

中子在科学研究、工农业生产以及医疗卫生等领域有广泛的应用，如核能利用、放射性核素生产、核物理研究、中子活化分析、中子测井探矿、中子辐照育种和中子治癌、材料分析、中子成像等。

中子和质子同称为核子，都是组成原子核的基本要素。中子呈电中性，其静止质量为 939.573 1 MeV/$c^2$，大于质子和电子两者静止质量之和。中子具有自旋和磁矩，自旋量子数等于 1/2。自由状态的中子不稳定，它要衰变为质子，同时放出一个电子和一个反中微子，实验测得中子的半衰期约为 10.60 min。

（1）中子源

中子的应用首先需要有一个能够产生中子的装置，即所谓中子源。随着中子应用的日益广泛，中子源的种类越来越多，性能也不断提高。中子源的性能指标主要是通量强度或中子产额、中子束的能谱、中子束的空间分辨率以及射入物体的中子束轮廓的均匀性、中子束的面积、γ射线的本底等。不同的应用

对中子源性能的要求不尽相同。中子源中子能量可能是单能的或接近单能的，也可能是多能的，也可能是好几组不同的能量，或者在比较大的能量范围内连续分布。

根据中子产生方式的不同，常用的中子源大体上可分为放射性同位素中子源、加速器中子源（包括中子发生器）和反应堆（nuclear reactor）中子源三种。放射性中子源利用放射性核素衰变时发射的具有一定能量的粒子或γ光子轰击某些靶物质引起核反应来产生中子；加速器（accelerator）中子源则利用加速器所加速的具有一定能量的带电粒子轰击某些靶物质引起核反应来产生中子，目前世界上最先进的散裂中子源也属于此类中子源；反应堆中子源则是通过链式裂变反应产生中子。

三种中子源各有优缺点。与反应堆和加速器中子源相比，同位素中子源具有体积小、可移动、制造简单、价格低廉、使用方便等优点，但中子强度弱，一般不大于 $10^{10}$ $s^{-1}$，一般还伴随有γ辐射，多数是非单色中子源。

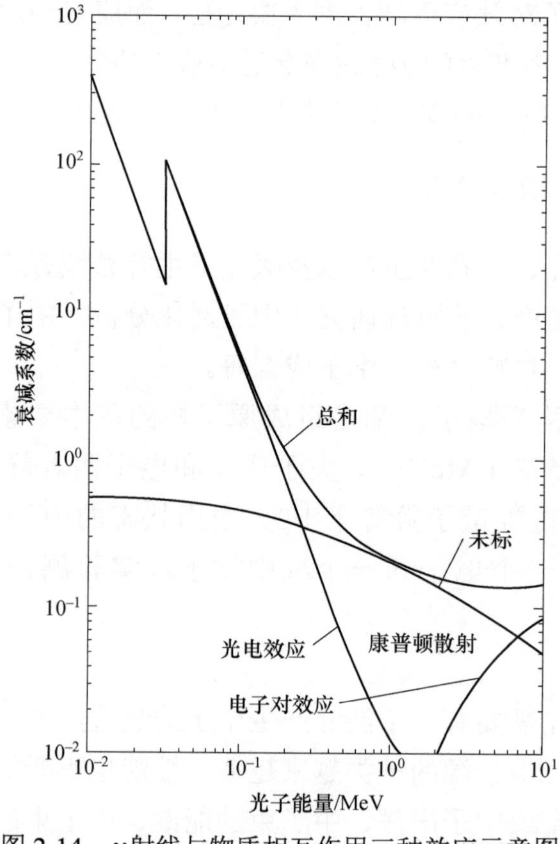


图 2-14　γ射线与物质相互作用三种效应示意图

同位素中子源又可分为三类（α, n)、（γ, n）和自发裂变中子源。（α, n）中子源利α衰变核素发射的α粒子轰击某些轻元素材料靶核，通过（α, n）反应而获得中子。用于制备中子源的α放射性核素有钋-210、镭-226、钚-238、钚-239、镅-241、锔-242、锔-244 等。最常用的靶材料是铍，铍-9 的（α, n）反应的中子产额最高。（α, n）中子源的中子能谱是连续的。（α, n）中子源常是将α发射体与靶材料充分混合，压紧并密封在金属源壳中制成的，此类中子源是应用最广的同位素中子源。

（γ, n）中子源也称光中子源，是利用放射性核素发射的高能γ射线轰击某些轻材料靶核，通过（γ, n）反应而产生中子，多数靶核的（γ, n）反应阈值在 5 MeV 左右，只有铍和氘的反应阈值较低，分别为 1.67 MeV 和 2.23 MeV。常用的γ射线核素有钠-24、钇-88、锑-124、镧-140 和镭-226 的子体物。（γ, n）种子源的制备比较简单，通常把γ放射源放置铍套中或浸在重水中即能发射中子。锑和铍粉混合压块，做好包壳，送入反应堆辐照，产生的锑-124 以其强γ射线与铍产生（γ, n）反应放出中子，即成中子源。

自发裂变中子源利用某些重核的自发裂变过程产生中子。目前常用的自发裂变中子源是锎-252。锎-252 衰变发射α粒子，而自发裂变发射中子。α衰变的半衰期为 2.73 a，自发裂变半衰期为 85.5 a，总有效半衰期为 2.64 a。每克锎-252 每秒钟发射中子数为 $2.32 \times 10^{12}$ 个。锎-252 自发裂变中子产额高，可制成体积小、强度大的中子源。

由粒子加速器所产生的高能带电粒子去轰击某些靶核来引起核反应，从而产生强流单能中子。通常采用的带电粒子主要有质子（p)、氘核（D)。加速器中子源具有较多优点，中子强度高且可以调节，一般可达 $10^{10}$～$10^{12}$ $s^{-1}$；中子能量单一，而且可以在广阔的能量范围内获得各种单色中子，即在不同的发射角上，中子能量不同，而在一定的发射角上，中子能量是单色的；可以产生脉冲中子束；在加速器停止运行时，中子源即消失，易于防护。

反应堆中的裂变材料如铀-235 或钚-239 等在裂变时都会放出大量中子，因此反应堆可作为强中子源。反应堆中子源的一个重要特点是中子通量高。一般反应堆活性区内中子通量可达 $10^{13}$～$10^{14}$ $s^{-1} \cdot cm^{-2}$，高通量堆甚至达到 $10^{15}$～$10^{20}$ $s^{-1} \cdot cm^{-2}$。反应堆中子源的中子能谱比较复杂。U 裂变所放出的中子能量可从 0.001 eV 到 14 MeV 连续分布，中子平均能量大约为 2 MeV 左右。在反应堆内裂变中子还要与慢化剂原子核发生散射，能量分布会有很大改变。反应堆实际提供的中子，其能谱不再是纯裂变谱，而是能量很宽的慢化谱，其中包含有热中子、中能中子和快中子等。

（2）中子与物质相互作用

中子与物质相互作用的类型主要取决于中子的能量。一般根据中子能量的大小，把中子分为以下几组。

高能中子：能量＞10 MeV；

快中子：能量在 500 keV～10 MeV 之间；

中能中子：能量在 1 keV～500 keV 之间；

慢中子：能量在 0～1 keV 之间。

能量在 0.005～0.5 eV 区间的慢中子又称为热中子，当周围介质温度为 20 ℃时，与介质达到热平衡的热中子平均能量为 0.025 eV。

中子本身不带电，与原子核或电子之间没有静电作用，中子与物质的相互作用主要是与原子核内的核力相互作用，与外壳层的电子不发生作用。中子与物质的相互作用产生的次级带电粒子与介质继续作用，使介质原子分子电离。中子的探测与防护就依据此原理。相对于带电粒子与γ射线，中子的探测与防护较困难。

中子与物质的原子核相互作用过程基本上可以分为两类：散射和吸收（俘获）。散射又分为弹性散射和非弹性散射。慢中子与原子核作用的主要形式是吸收。中能中子和快中子与物质作用的主要形式是弹性散射。能量大于 10 MeV 的高能中子则以非弹性散射为主。

弹性散射是中子通过物质时损失能量的重要方式。原子核从中子动能中得到一部分能量而形成反冲核，中子则失去部分动能且偏离原方向。反冲核越轻、反冲角越大、反冲核得到的能量越多。反冲核动能和入射中子能量成正比。反冲核作为带电粒子继续与介质相互作用。非弹性散射是次要的能损方式。入射中子与原子核作用形成复合核，复合核放出中子后如处在激发态，则会立即放出γ射线而回到基态。入射中子的能量必须大于原予核的最低激发能，非弹性散射才可能发生。

慢中子或热中子与物质作用时，很容易被原子核俘获而产生核反应。中子俘获（neutron capture）生成的产物可能是稳定性核素，也可能是放射性核素，同时还释放出γ光子和其他粒子。

中子与物质的相互作用过程中，除了弹性散射之外，其余作用均会产生次级辐射。在实际工作中，大多数情况遇到的是快中子，快中子与轻物质发生弹性散射时，损失的能量要比与重物质作用时多。快中子与氢核碰撞时，交给反冲质子的能量可以达到中子能量的一半。因此，含氢多的物质如水和石蜡等是屏蔽中子的有效材料。水和石蜡价格低廉，容易获得，防护中子效果又好，是最常用的中子屏蔽材料。

## 思考题

1. 什么是放射性核素？
2. 什么是衰变？
3. X射线与物质相互作用方式有哪些？

## 参考文献

［1］卢希庭.原子核物理［M］. 北京：原子能出版社，2000.

［2］E B Podgorsak. Radiation Physics for Medical Physicists［M］. Springer，2006.

［3］孙亮，李士骏.电离辐射剂量学基础［M］. 3 版. 北京：原子能出版社，2014.

# 3 医学常用的放射性同位素

## 3.1 正电子核素

正电子又称$\beta^+$粒子，是放射性核素在衰变过程中发射出来的带正电荷的电子，其质量与带负电荷的电子相同。发射正电子的放射性核素几乎都是人工生产的放射性核素，自然界中的天然放射性核素一般不会发射正电子。正电子在物质中经过极短距离的运行后，与临近的负电子结合而消失，从而转化成一对方向相反、能量各为 0.511 MeV 的$\gamma$光子，通常将这一过程称为湮没辐射，这也是当今进行 PET 成像的基础。目前医用正电子核素主要是由回旋加速器生产。即通过加速的质子轰击相应的稳定性原子而获得，如应用稳定的核素 $^{18}O$ 可以制备目前常用的正电子放射性核素 $^{18}F$。

### 3.1.1 $^{18}F$

$^{18}F$ 是最常用的 PET 显像核素。其能量纯净（97%的衰变过程是正电子衰变，3%为电子俘获）且能量较低（$\beta^+max=0.64$ MeV），分辨率较高，水中穿透深度为 2.4 mm。$^{18}F$ 的半衰期约为 110 min，这使 $^{18}F$ 便于标记和运输。此外 C-F 键的键能为 112 kcal/mol，而 C-H 键的键能为 98 kcal/mol，因此 C-F 键更稳定，抗氧化能力更强。

#### 3.1.1.1 $^{18}F$ 的生产

临床上 $^{18}F$ 的主要形式是氟化物水溶液及氟气。由于 $^{18}F$ 易于获得，且放化纯度高（可达 $4\times10^4$ GBq/μmol），故其广泛应用于临床。临床常用的 $^{18}F$，通常由回旋加速器产生一定能量的质子轰击 $^{18}O$ 水获得。

### 3.1.1.2 $^{18}F$ 标记的放射性药物

$^{18}F$ 是 PET 成像运用最为广泛的正电子核素，其中，$^{18}F$-FDG 几乎成为了 PET 的代名词，其结构见图 3-1。

（1）$^{18}F$ 标记的糖代谢显像剂

$^{18}F$-FDG（2-Fluorine-18-Fluoro-2-deoxy-D-glucose，2-氟-18-氟-2-脱氧-D-葡萄糖）是与葡萄糖结构类似的糖代谢显像剂。其中 $^{18}F$-原子取代天然葡萄糖结构中与 2 号碳原子相连的羟基后形成 $^{18}F$-FDG。$^{18}F$-FDG 经静脉注射后，经细胞膜上的葡萄糖转运蛋白进入细胞。细胞内的 $^{18}F$-FDG 在已糖激酶（hexokinase）作用下磷酸化，生成 6-PO-4$^{18}F$-FDG。由于 6-PO-4 $^{18}F$-FDG 分子中另一个羟基被脱掉一个氧，不能被磷酸果糖激酶所识别而停止进一步分解代谢，其滞留在细胞内达数小时。在葡萄糖代谢平衡状态下，6-PO-4$^{18}F$-FDG 滞留量大体上与组织细胞葡萄糖消耗量一致，因而能反映体内葡萄糖的利用和摄取水平。

绝大多数恶性肿瘤细胞具有葡萄糖高代谢特点，胞内可积聚大量 $^{18}F$-FDG，因而经 PET/CT 显像可显示肿瘤的部位、形态、大小、数量及肿瘤内的放射性分布。肿瘤细胞的原发灶和转移灶具有相似的代谢特性，一次注射 $^{18}F$-FDG 能方便地进行全身显像，这对于了解肿瘤及其转移灶的全身累及范围具有独特价值。

对于其他的影像学诊断，例如 CT，是根据淋巴结是否肿大来判断有无淋巴结转移，存在一定比例的假阳性和假阴性，而 $^{18}F$-FDG PET 可以从病灶对 FDG 的摄取情况作出有无淋巴结转移的判断，两种影像互补可以提高诊断肿瘤病人淋巴结转移的准确率。此外，肿瘤经手术和放疗后，解剖形态发生很大变化，往往难以根据 CT 和 MRI 区分复发、瘢痕或坏死组织，只能在治疗结束后 6-8 个月才能显示，而 $^{18}F$-FDG PET 在数天之后即可判断，比 CT 和 MRI 更早反应治疗后的变化。$^{18}F$-FDG PET 分辨力范围为 4-5 mm，在融合图像上可以根据 FDG 的摄取情况判断 CT 或 MRI 出现的变化是否为复发。

但是，$^{18}F$-FDG PET 也存在较大缺陷：一是对许多疾病前期症灶的预测不足，不能将肿瘤与炎症病灶区分开；二是由于大脑皮层对 FDG 的摄取甚高，并且 FDG 经泌尿系统进行排泄，使 FDG PET 显像在颅内及盆腔肿瘤的诊断方面受到限制，但可通过与 $^{11}C$-胆碱显像剂的联用提高诊断的准确率。

除肿瘤的诊断分级分期外，$^{18}$F-FDG 还大量用于：①神经系统疾病的诊断，如癫痫、脑肿瘤、痴呆和帕金森病等；②探测心肌缺血，测定心肌存活；③脑功能研究。

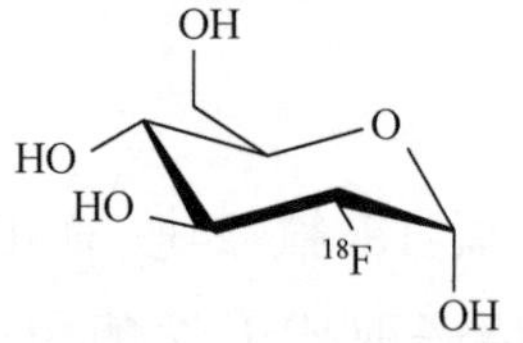


图 3-1　$^{18}$F-FDG 的结构式

（2）$^{18}$F 标记的核酸代谢显像剂

核酸的合成与代谢可反映细胞分裂增殖状况，3-脱氧-3-F-氟胸腺嘧啶（FLT）是性能最好的核酸代谢显像剂（$^{18}$F-FDG 的结构式见图 3-2），能被细胞摄取并由胸腺嘧啶酶-1（TK1）磷酸化而滞留在细胞内，参与 DNA 合成。其浓聚程度反映了 TK1 的活性，而 TK1 的活性反映了细胞增殖水平。实验结果表明注射 $^{18}$F-FLT 后，95%以原形清除，并可在快速增生的器官中大量浓聚，已成功地用于人体脑肿瘤、肺癌、食管癌、淋巴转移癌 PET 显像。可为肿瘤治疗成功与否提供早期的评价指标，其有助于对肿瘤进行良恶性鉴别，疗效评估和预后判断，是具有应用前景的显像剂。同时，实验结果证明，非小细胞肺癌、淋巴瘤、直肠癌及正常骨髓细胞 $^{18}$F-FLT 的摄取程度与 ki-67 增殖指数较 $^{18}$F-FDG 的摄取程度与 ki-67 增殖指数有更好的相关性，因此可能通过 $^{18}$F-FLT 半定量分析测定局部活体细胞增殖率。

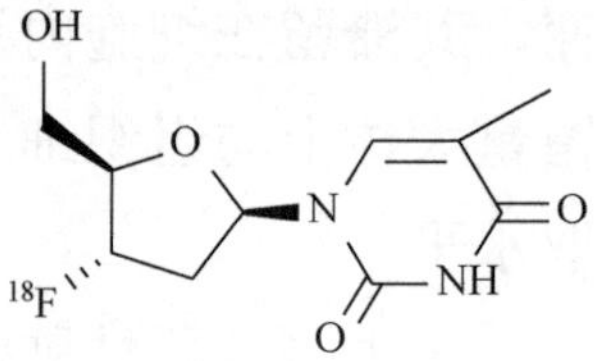


图 3-2　$^{18}$F-FLT 的结构式

其他核酸代谢显像剂，如 5-$^{18}$F 氟尿苷和 5-$^{18}$F-氟脱氧尿苷参与 DNA 和 RNA 的合成，两者可用于脑胶质瘤、肝癌、结肠癌的诊断，由于体内降解迅速，清除半衰期只有 8 min 和 10 min，现已很少用。

（3）$^{18}$F 标记的多巴胺代谢显像

多巴胺能系统主要调控锥体外系的运动功能、精神活动、脑垂体激素的分秘等生理过程。多巴胺不能通过血脑屏障，必须由在体内生物合成的前体 L-多巴通过神经元细胞内脱羧酶的作用在脑内生成并储存。6-$^{18}$F-fluoro-L-DOPA（$^{18}$F-FDOPA）的体内行为类似 L-多巴，注入体内后参与多巴胺的合成和代谢。临床主要用于研究和诊断突触前多巴胺功能失调的疾病如帕金森病、精神分裂症和遗传性舞蹈病等。也有报道用于甲状腺癌的诊断。

（4）$^{18}$F 标记的氨基酸代谢显像剂

氨基酸参与蛋白质的合成、转运和调控，体内蛋白质合成的异常与多种肿瘤及神经精神疾病有关，目前常用来研究脑胶质瘤、恶性淋巴瘤、脑转移瘤、肺癌和乳腺癌。已用于人体 PET 显像的 $^{18}$F 标记的氨基酸主要有酪氨酸

（tyrosine）、$^{18}$F-L-苯丙氨酸（Phenylalanine）和 $^{18}$F-α-甲基酪氨酸（FMT），前两者由于放化产率极低，临床应用报道较少。FMT 的体内外性能较好，肿瘤组织与正常组织的放射性比值高，图像清晰。FET 体内稳定性好、能与肿瘤组织、快速结合，靶组织，本底比值高，放化产率约 40%、主要用于脑肿瘤显像。由于 $^{18}$F-FET 不与蛋白质结合、在骨髓、肾和胰腺中摄取相当低，故可作为肺癌和乳腺癌显像剂。$^{18}$F-1-氨基-3-氟环丁烷-1-羧酸（ACBC）是一类非天然氨基酸代谢显像剂，可用于脑肿瘤的诊断。Z-4-$^{18}$F-L-脯氨酸在肿瘤组织中摄取高、肝、胰腺摄取少，目前已用于临床。

（5）$^{18}$F 标记的脂肪酸代谢显像剂

脂肪酸是心肌的主要能量来源，心肌脂肪酸代谢与心肌状态密切相关。局部心肌缺血时、心肌脂肪酸的摄取和清除也随之改变，因此 $^{18}$F 标记脂肪酸可用于心肌细胞存活的估测。近年来比较成功的有氟-18-6-硫-十七烷酸（$^{18}$F-6-thia-14-fluoro-heptadecanoicacid，18F-FTHA）和氟-18-4-硫-棕榈酸（$^{18}$F-fluoro-4-thia-palmitate，$^{18}$F-FTP），分别在长链脂肪酸的 6 位和 4 位加入杂硫原子，降低了脂肪酸的氧化速度，明显延长其在心肌中的滞留时间。$^{18}$F-FTHA 通过线粒体摄取，心肌放射性浓聚速度可以反映长链脂肪酸的氧化速率，目前已用于临床非创伤性测定心肌底物利用状态、指导临床药物治疗。结合 $^{18}$F-FDG 可用于心肌活力的测定，也有报道用于骨骼肌脂肪酸代谢测定。

（6）$^{18}$F 标记的乏氧组织显像剂

缺氧是恶性肿瘤的一个重要特性，无论是原发性还是转移性的肿瘤，其发生都依赖于血管生成，但这些新生血管与正常的脉管不同，如血管不规则和异常弯曲、存在动静脉短路和盲端、缺少平滑肌和神经、血管壁不完整等。这些特点导致血流缓慢，使得运输至肿瘤细胞的氧气和营养物质不充分。由此引发了肿瘤性乏氧现象。

乏氧组织显像剂是一类阳性显像剂，能选择性地滞留在乏氧组织中，应用乏氧组织显像能直接提供器官中组织存活但有功能障碍的证据，在心、脑血管疾病和肿瘤的诊断中有重要价值。$^{18}$F 标记的乏氧组织显像剂主要是硝基咪唑类，其中 $^{18}$F-氟硝基咪唑（$^{18}$F-FMISO）已广泛应用于临床研究。$^{18}$F-FMISO 的摄取机制：用发射正电子的核素 $^{18}$F 标记 FMISO 形成示踪剂，经静脉进入人体后，通过毛细血管壁被动转运进入组织，在黄嘌呤氧化酶的作用下，其硝基基团被还原形成一种自由基阴离子，当氧分压正常时，该离子很快被再氧合，并被运送至细胞外；但在氧分压低于正常时，该种离子不能被再氧合，反而进一步还原，并结合细胞内大分子物质，从而积聚于乏氧细胞内，可进行乏氧显像。目前，$^{18}$F-FMISO 已经运用于临床，为临床提供肿瘤的氧态信息，为明确诊断，制定最佳治疗方案及预后评估提供依据。

（7）其他

近年来，随着分子探针的发展和多模式融合成像技术的成熟，$^{18}$F 标记的其他新型显像剂已获得了巨大的成功，具体见表 3-1。

**表 3-1　近年来新型 $^{18}$F 标记探针的发展概况**

| 探针 | 应用 |
|---|---|
| $^{18}$F-AV45 | beta-淀粉样蛋白显像 |
| $^{18}$F-倍他苯 [1)] | beta-淀粉样蛋白显像 |
| $^{18}$F-美他酚 [1)] | beta-淀粉样蛋白显像 |
| $^{18}$F-Fluciclovine [1)] | 复发性前列腺癌 |
| $^{18}$F-Alfatide | 血管生成显像 |
| $^{18}$F-BAY864367 | GRPR 显像 |
| $^{18}$F-PSMA-1007 | 前列腺癌 |
| $^{18}$F-ML-10 | 细胞凋亡显像 |
| $^{18}$F-DPA-714 | 神经炎症 |
| $^{18}$FAI-NOTA-MATBBN | GRPR 显像 |
| $^{18}$FAI-NOTA-MAL-Cys39-exendin-4 | GLP-1R 显像 |
| $^{18}$FAI-NOTA-MAL-MZHER2 | HER2 显像 |
| $^{18}$FAI-NOTA-MAL-FSH1 | FSHR 显像 |

注：[1)] 表示 FDA 批准上市的药品。

## 3.1.2　$^{11}$C

$^{11}$C 的半衰期为 20.38 min，其发射的 $\beta^+$ 的能量为 0.97 MeV。其辐射强度较低，同时可以一日之内多次注射。此外，由于碳原子为绝大多数化合物的骨架结构之一，用 $^{11}$C 标记特定的化合物可以不改变该化合物的分子结构，不同之处仅是核素 $^{11}$C 和无放射性 $^{12}$C 的区别，对其生物学特性和体内行为不造成影响，非常适合用于反映药物在体内的分布。

### 3.1.2.1　$^{11}$C 的生产

$^{11}$C 以普通的氮气为靶材料，通过加速器经 $^{14}$N（p, α）$^{11}$C 核反应而生产

的。靶气体为含 0.51% $O_2$ 的氮氧混合气体，$^{11}C$ 产生后需在回旋加速器内将 $^{11}C$ 转化为 $^{11}CO_2$ 气体，然后用 $N_2$ 作为载体将 $^{11}CO_2$ 气体传到碳多功能合成模块中浸润于液氮的 LOOP 环内而捕获。因 $^{11}C$ 的生产以普通的氮气为靶材料，故其成本十分低廉。

### 3.1.2.2 $^{11}C$ 标记的放射性药物

$^{11}C$ 标记的放射性药物主要用于肿瘤成像，及神经系统成像。现将 $^{11}C$ 标记的主要探针总结如下。

（1）$^{11}C$-蛋氨酸（$^{11}C$-MET）

作为氨基酸显像的代表，$^{11}C$-MET 显像在 20 世纪 80 年代时便应用于肿瘤显像。肿瘤对 $^{11}C$-MET 的摄取高低反映肿瘤蛋白质合成及氨基酸转运的活跃程度，与细胞增殖和微血管密度有关。

$^{11}C$-MET 在正常人体中的分布有其特点。摄取最高的脏器为胰腺和肝脏，次之为唾液腺、扁桃腺和骨髓，与 $^{18}F$-FDG 在脑组织中存在明显高摄取不同，颅内除脑垂体 $^{11}C$-MET 摄取较高外，正常脑实质摄取 $^{11}C$-MET 均较低。双肺、纵隔、脂肪和肌肉 $^{11}C$-MET 摄取也很低。$^{11}C$-MET 的体内分布显示它有助于胸部以上部位病灶的检测而不利盆腹腔内病灶的检测。有些作者曾对头颈部肿瘤、乳腺癌、肺癌、妇科肿瘤及前列腺癌 $^{11}C$-MET 显像研究，多数研究显示 $^{11}C$-MET 显像与 $^{18}F$-FDG 显像相比并无明显优势，鉴于 $^{11}C$-MET 体内分布存在的不足以及 $^{11}C$ 半衰期较短对显像的影响，$^{11}C$-MET 在上述部位肿瘤的应用较少，目前应用和研究最多的为颅脑肿瘤 $^{11}C$-MET 显像。

$^{18}F$-FDG 显像由于正常脑实质代谢明显增高而不利于脑胶质瘤的检测和显示，另外低级别胶质瘤由于不摄取或仅轻度摄取 $^{18}F$-FDG，使其无法与炎症或缺血性病灶相鉴别。正常脑组织摄取 $^{11}C$-MET 较低，而大多数胶质瘤病灶（包括低级别脑胶质瘤）呈现 $^{11}C$-MET 高摄取，使其在检测脑胶质瘤方面灵敏度明显高于 $^{18}F$-FDG 显像，病灶边界也较 $^{18}F$-FDG 显示得更清楚，易于确认，因此对 $^{18}F$-FDG 显像有较好的补充作用。

（2）$^{11}C$-甲基-N-2β-甲基酯-3β-（4-氟-苯基）托烷（$^{11}C$-β-CFT）

$^{11}C$-β-CFT 显像在帕金森病的早期断方面有重要应用价值。帕金森病（Parkinson’s disease，PD）的早期则出现明显的黑质多巴胺（DA）能神经元毁损、变性脱失伴随突触前膜多巴胺转运蛋白（dopamine transporter，DAT）数量及功能的明显下降，$^{11}C$-β-CFT 是脑多巴胺转运蛋白 PET 显像剂，复旦大学华

山医院王慧春等的研究显示帕金森病早期患者 $^{11}$C-β-CFT 显像显示双侧壳核 $^{11}$C-β-CFT 摄取较正常对照组明显减少，以起病对侧减少为主，后壳核区域最为显著，起病同侧壳核 $^{11}$C-β-CFT 摄取部分减少，双侧尾状核 $^{11}$C-β-CFT 摄取未见明显减少。中山大学第一附属医院冼文彪等的研究显示 $^{11}$C-β-CFT 显像有助于帕金森病诊断和严重程度评估，PD 患者双侧纹状体 $^{11}$C-β-CFT 摄取值显著降低。纹状体 $^{11}$C-β-CFT 摄取值与 PD 患者 UPDRSII、强直、运动迟缓、姿势、步态评分均呈显著负相关。早期 PD 患者纹状体 $^{11}$C-β-CFT 分布呈双侧不对称分布降低，起病对侧壳核、尾状核均显著降低，起病同侧以壳核外侧部降低为主。晚期 PD 患者纹状体 $^{11}$C-β-CFT 分布呈双侧对称性显著降低，与早期 PD 组相比，$^{11}$C-β-CFT 的分布逐渐发展至起病同侧壳核和双侧尾状核进一步降低。

（3）$^{11}$C-胆碱

$^{11}$C-胆碱是细胞膜磷脂的合成前体，是一种脂类代谢显像剂，肿瘤病灶对 $^{11}$C-胆碱的摄取高低在一定程度上与肿瘤细胞膜磷脂代谢的活跃程度相关，也与肿瘤的增殖活性相关。$^{11}$C-胆碱用于肿瘤显像的原理为：肿瘤细胞复制活跃，细胞膜的生物合成加快，导致肿瘤的胆碱摄取率增高。$^{11}$C-胆碱 PET 显像的初步临床应用表明其在脑瘤，前列腺癌，膀胱癌及妇科肿瘤的良恶性鉴别，疗效监测及复发评价方面比 FDG PET 显像有更大的优势。在肺癌，食道癌，骨肿瘤及软组织肿瘤的诊断和转移灶探查等方面，若 FDG 和 $^{11}$C-胆碱联用可以提高诊断的准确率和灵敏度。与其他的正电子显像剂相比，$^{11}$C-胆碱排泄不经过泌尿系统，这一特点非常有利于 $^{11}$C-胆碱对泌尿系肿瘤的诊断。

$^{11}$C-胆碱在正常人体内的分布与 $^{11}$C-蛋氨酸相类似，此显像剂在肝脏、胰腺、脾脏和胃肠道呈现高摄取；在涎腺存在中度的摄取；颅内除脉络膜和脑垂体外，正常脑实质基本上不摄取 $^{11}$C-胆碱；双肺及纵隔内基本无 $^{11}$C-胆碱摄取；$^{11}$C-胆碱在双肾存在明显高摄取，但清除较慢，在注射后 10 min 内，膀胱尿液中放射性较低，因此对膀胱和前列腺病灶检测的影响较小；在软组织中，$^{11}$C-胆碱的摄取也较低。

（4）$^{11}$C-乙酸

$^{11}$C-乙酸最早用于心肌显像，后来在临床研究中发现该显像剂也可用于肿瘤显像而受到高度的重视。$^{11}$C-乙酸静脉注射后可以很快为细胞所摄取并在细胞内经乙酰辅酶 A 合成酶的作用下转化为乙酰辅酶 A，随后它可以转入两种不同的代谢途径：一种进入线粒体内参加三羧酸循环最后转化为 $CO_2$ 和水，$^{11}$C-乙酸心肌显像所反映的主要是这一途径的代谢状态；另一种代谢途径是用以合

成胆碱和脂肪酸，参与细胞膜的合成，$^{11}$C-乙酸在肿瘤中的显像主要是反映这一途径的代谢状态。肿瘤中高表达脂肪酸合成酶，该酶可将 $^{11}$C-乙酸转化为脂肪酸而参与细胞内各种膜的磷脂酰胆碱合成，而后者对肿瘤的生长和转移是非常重要的。

1987 年，研究人员最早将 $^{11}$C-乙酸用于研究心肌的氧利用。他们的研究显示缺血心肌对 $^{11}$C-乙酸的摄取高于正常心肌，在心肌缺血状态下，心肌乙酸的氧化与氧的消耗量相一致，因此通过显示缺血心肌的 $^{11}$C-乙酸可以了解局部心肌的氧耗量。研究也显示 $^{11}$C-乙酸可以反映心肌的血流量（myocardial blood flow，MBF）。由于 $^{11}$C-乙酸的最终代谢是在心肌细胞的线粒体内，因此心肌对 $^{11}$C-乙酸的摄取也在一定程度上可反映病理状态下心肌线粒体的改变。

随着研究的深入，$^{11}$C-乙酸在恶性肿瘤中的作用也渐渐受到人们的重视。由于 $^{18}$F-FDG 显像在肝细胞癌（灵敏度仅为 50%～60%），肾细胞癌（灵敏度为 70%），前列腺癌（灵敏度为 83%）等肿瘤的不足，核医学专家对探讨用 $^{11}$C-乙酸弥补 $^{18}$F-FDG 显像的不足深感兴趣。2003 年，研究人员们首次将 $^{11}$C-乙酸应用于检测肝细胞癌。研究发现所有对 $^{18}$F-FDG 呈假阴性的肝细胞癌（分化较好）对 $^{11}$C-乙酸都呈阳性，单一使用 $^{11}$C-乙酸的检测灵敏度达到 87%，与 $^{18}$F-FDG 联合应用对肝细胞癌的检测灵敏度更高达 100%。此外，很多学者报道诊断前列腺癌 $^{11}$C-乙酸比 $^{18}$F-FDG 更灵敏，检测早期复发，盆腔淋巴结转移及盆壁骨转移等均比 $^{18}$F-FDG 有效。

### 3.1.3 $^{68}$Ga

正电子放射性核素 $^{68}$Ga 可以通过 $^{68}$Ge/$^{68}$Ga 发生器制备，母体核素 $^{68}$Ge 是一种半衰期为 271 d 的长寿命放射性同位素，在发生器中能够存储约 1 a 时间，$^{68}$Ga 的物理半衰期为 68 min，89%的衰变过程是正电子衰变，$E_{max}$ 为 1.92 MeV，其余 11%为电子俘获。

#### 3.1.3.1 $^{68}$Ga 的制备

$^{68}$Ga 主要由 $^{68}$Ge/$^{68}$Ga 发生器淋洗而得。$^{68}$Ge/$^{68}$Ga 发生器是利用不断衰变的母体核素 $^{68}$Ge 来提取正电子放射性核素 $^{68}$Ga 的装置。在 $^{68}$Ge/$^{68}$Ga 发生器中，$^{68}$Ge 被固定在由氧化铝、$TiO_2$、$SnO_2$ 等组成的基质上，$^{68}$Ga 以 $^{68}GaCl_3$ 的形式从发生器中洗脱出来。对发生器进行一次淋洗之后第 14 h，母核 $^{68}$Ge 和子核 $^{68}$Ga 的放射性活度即可再次达到平衡。一次淋洗后，若初始 $^{68}$Ga 放射性活度为 0，

其生长到最大放射性活度的50%只需要68 min，4 h后即可达到90%。与回旋加速器相比，$^{68}Ge/^{68}Ga$ 发生器不需要具有辐射屏蔽结构的特殊场地，对设备的操作和维护人员要求较低。

#### 3.1.3.2 $^{68}Ga$ 标记的放射性药物

在过去的数十年中，$^{68}Ga$ 作为一种新型的核素，已被越来越多的应用于前临床研究及临床研究。

（1）$^{68}Ga$ 标记生长抑素受体显像剂

$^{68}Ga$ 标记的生长抑素受体显像剂已广泛应用于诊断神经内分泌肿瘤NETs。目前常用的 $^{68}Ga$ 标记的生长抑素类似物（somatostatin analogues，SSTA）有DOTA-TOC（DOTA-Phe1-Tyr 3-奥曲肽）、DOTA-TATE（DOTA-Tyr3-Thr3-奥曲肽）、DOTA-NOC（DOTA-1-NaI3-奥曲肽）等。不同示踪剂对生长抑素受体SSTR（somatostatin receptor）亲和力不同，$^{68}Ga$-DOTA-TOC 主要亲和 SSTR5，$^{68}Ga$-DOTA-NOC 对 SSTR2、SSTR3、SSTR5 均有亲和力，$^{68}Ga$-DOTA-TATE 主要对SSTR2表现出较高的亲和力。与 $^{111}In$ 相比，$^{68}Ga$-SSTA PET/CT 显像对NETs及其转移灶有更高的诊断灵敏度和特异度。

$^{68}Ga$-SSTA 在和其他正电子显像剂以及不同 $^{68}Ga$-SSTA 显像剂之间互相比较时也存在不同程度的差异。$^{68}Ga$-DOTA-NOC 和 $^{68}Ga$-DOTA-TATE 都被证实与 $^{18}F$-DOPA 相比神经内分泌肿瘤（Neuroendocrinetumors，NETs）具有更好的诊断准确性，能检出更多病灶。在与 $^{18}F$-FDG 比较时，$^{68}Ga$-DOTA-TATE 被证实对分化良好的NETs有更高的诊断准确性，而 $^{18}F$-FDG 对低分化的NETs有更好的亲和力。不同的 $^{68}Ga$-SSTA 示踪剂对不同类型SSTR亲和力也不完全相同，$^{68}Ga$-DOTA-TATE 主要对SSTR2表现出高亲和度，而 $^{68}Ga$-DOTA-TOC 对SSTR2和SSTR5均有较高亲和度，Wild等对18例胃肠胰神经内分泌肿瘤患者进行随机 $^{68}Ga$-DOTA-TATE 和 $^{68}Ga$-DOTA-NOC PET/CT 显像，结果发现对SSTR2、SSTR3、SSTR5 均有亲和力的 $^{68}Ga$-DOTA-NOC 比 $^{68}Ga$-DOTA-TATE 检测到更多病灶。

（2）$^{68}Ga$-艾塞那肽（exendin）

胰高血糖素样肽1（glucagon-like peptide 1，GLP-1）是肠促胰素的一种，由肠道上皮L细胞分泌，通过与其受体结合发挥调节血糖、抑制食欲的作用，主要被用于2型糖尿病的研究，近年来被发现在诊断胰岛素瘤方面具有很高的价值，陆续有 $^{111}In$、$^{99}Tc^{m}$、$^{64}Cu$、$^{18}F$、$^{68}Ga$ 标记GLP-1类似物的研究见刊。

研究人员们等对 52 例胰岛素瘤患者分别进行 CT、MRI、EUS、SRS 等传统影像学检查和 $^{68}$Ga-NOTA-exendin-4 PET/CT 显像，检查结果与病理活检进行比较，结果 GLP-1R PET/CT 显像对胰岛素瘤的诊断灵敏度达到了 97.7%，明显高于传统影像学手段。

（3）$^{68}$Ga-前列腺特异性膜抗原（PSMA）

由于前列腺癌糖酵解水平较低，$^{18}$F-FDG 无论是针对原发病灶还是淋巴结及骨转移，诊断灵敏度均较差。前列腺特异性膜抗原（prostate specific membrane antigen，PSMA）是一种前列腺癌特异性表达的Ⅱ型跨膜糖蛋白，在正常细胞中几乎无表达，利用 $^{68}$Ga 标记 PSMA 分子可对前列腺癌进行高特异性的分子影像学诊断。$^{68}$Ga-PSMA 于 2012 年首次应用于前列腺癌临床研究并表现出良好的诊断价值，近几年 $^{68}$Ga-PSMA 对前列腺癌的评估逐渐成为研究热点，并形成以 PSMA 为基础的前列腺癌放射性核素治疗（peptide receptor radionuclide therapy，PRRT）。

（4）$^{68}$Ga-ABY-025

人类表皮生长因子受体 2（human epidermal growth factor receptor-2，$HER_2$）是结合在细胞膜表面的跨膜受体样蛋白，与肿瘤的发生、转移、放化疗敏感性下降关系密切，是肿瘤重要的分子标志之一。ABY-025 是第二代 HER2 靶向的亲和体（Affibody），$^{111}$In 标记的 ABY-025 较早被用于乳腺癌转移患者 HER2 受体表达分析的临床试验中，研究人员制备 $^{68}$Ga-ABY-025，注射 4 h 后行 PET/CT 显像，能够准确评估乳腺癌转移患者全身 HER2 受体表达状态。

（5）$^{68}$Ga-PRGD2

血管新生是肿瘤生长转移过程中不可缺少的生物过程，整合素受体 $\alpha v\beta 3$ 在新生血管内皮细胞和多种肿瘤细胞表面高表达，在肿瘤血管新生中起着关键作用，目前已成为肿瘤诊断与治疗的一个重要靶点。精氨酸-甘氨酸-天冬氨酸（Arg-Gly-Asp，RGD）肽可以和整合素受体 $\alpha v\beta 3$ 特异性结合，利用放射性核素标记 RGD 肽作为示踪剂，可以显示 $\alpha v\beta 3$ 在体内的分布，是一种无创的早期探测肿瘤及检测肿瘤血管生成状态的方法，目前已被报道的用于 RGD 肽标记的放射性核素有 $^{111}$In、$^{99}$Tc$^{m}$、$^{18}$F、$^{68}$Ga 等。

$^{68}$Ga-$PRGD_2$ 的标记率和放化纯度高，体外稳定性和生物分布特性良好，对 $\alpha v\beta 3$ 阳性肿瘤具有较好的靶向诊断性，与 $^{18}$F-Galacto-RGD 相比具有更好的药代动力学性质。

（6）$^{68}$Ga 标记的其他放射性药物

$^{68}$Ga 标记放射性示踪剂在炎症和感染、肺灌注/通气、心血管疾病等方面也

有较多应用。在炎症和感染方面，血管黏附蛋白 1（vascular adhesion protein-1，VAP-1）是炎症显像的一个理想靶点。有研究者对一种九个氨基酸组成的 VAP-1 配体进行了 $^{68}$Ga 标记，并在弥漫性金黄色葡萄球菌胫骨骨髓炎模型中做了临床前研究，结果验证了 VAP-1 显像剂良好的特异性结合和鉴别诊断能力。针对烟曲霉引起的侵袭性肺曲霉病（IPA），可利用 $^{68}$Ga 标记铁转运蛋白作为显像剂，对金黄色葡萄球菌感染的鼠模型成像，静脉注射后 1 h 可清楚显示感染部位。$^{68}$Ga-三乙酰镰孢氨酸 C（triacetylfusarinine C，TAFC）和 $^{68}$Ga-铁草胺 E（ferrioxamine E，FOXE）在曲霉菌感染鼠模型中均显示出了特异性结合，血液清除快和稳定性高等优点。另外，$^{68}$Ga 标记枸橼酸盐被发现在骨髓和关节炎症的临床检查中起到一定作用，诊断准确率达到 90%。

在肺灌注、心肌灌注和血管通透性检测方面，研究者研制了多种基于人血清白蛋白（human serum albumin，HSA）的纳米微粒，在 20 世纪七十年代就已经出现了 $^{68}$Ga 标记 HSA 的研究，近几年关于 $^{68}$Ga 标记大颗粒聚合白蛋白（macroaggregated albumin，MAA）的研究又逐渐增多，$^{68}$Ga-MAA 在大鼠模型研究中成功用来量化不同体位时肺血流量存在的空间差异。此外，有研究者对 $^{68}$Ga 标记的碳纳米颗粒吸入式气雾剂 $^{68}$Ga-GallGas 在肺梗阻或弥漫性气道阻塞仔猪模型中进行了测试，并与 $^{99}$Tc$^{m}$ 药物做了对比。在一个自身对照临床研究中，研究者对十例疑似肺栓塞患者分别进行了传统的肺通气灌注（V/Q）显像和吸入 $^{68}$Ga 碳纳米颗粒之后的 PET/CT V/Q 显像，结果表明 PET/CT 展示出了更高的图像分辨率和更好的肺功能评估，从而实现更加准确的诊断。

在心肌显像方面，$^{68}$Ga-Fucoidan 针对动脉粥样硬化斑块的研究及 $^{68}$Ga-FAMP 均得到了可喜的成果，这种显像剂能够显示出 ApoE$^{-/-}$小鼠模型中的活性斑块。对供氧不足导致心肌损伤的早期无创性检测也是很重要的，$^{68}$Ga 对席夫碱胺进行标记可以应用到心肌损中，并且已经被证实在膜电位受损的心肌细胞中吸收值下降。另外，$^{68}$Ga 标记的白蛋白在不同类型的缺血和扩张型心肌病小鼠模型中对左心室功能的评估被证实是可行的，使用 $^{68}$Ga 进行的切伦科夫显像可以对直径仅有 50 μm 的小鼠血管实现高对比度成像，展示出切伦科夫显像在皮下血管造影中具有一定的利用价值。

### 3.1.4 $^{89}$Zr

$^{89}$Zr 是新型正电子核素，其半衰期为 78.4 h，衰变时 22.3%的能量以$\beta^+$射线形式产生、77%的能量通过电子俘获（electron capture，EC）产生，其中$\beta^+$粒

子与物质中的自由电子结合发生湮灭辐射，产生 2 个方向相反、能量各为 0.511 MeV 的γ光子，可被 PET 探测；$^{89}$Zr 也可用于契伦科夫成像（cerenkov luminescence imaging，CLI）。

#### 3.1.4.1 $^{89}$Zr 的生产

最经典的方法是在中小型回旋加速器中利用高能质子轰击 $^{89}$Y 发生 $^{89}$Y(p,n)$^{89}$Zr 辐射反应。在欧美，$^{89}$Zr 已实现商业化应用，一些医学科研机构也已生产出 $^{89}$Zr。所制得的 $^{89}$Zr 溶液应符合以下要求：（1）溶液中的 $^{89}$Zr 可快速高效结合待标记物，特异性结合力强、非特异性结合率低；（2）放化纯高；（3）溶液浓度高；（4）内毒素水平在可接受的药理学范围内。进入临床使用的 $^{89}$Zr 的生产和纯化过程还应符合现行药品生产管理规范（current GOOD MANUFACTURING PRACTICES，cGMP）。

#### 3.1.4.2 $^{89}$Zr 的临床应用

因 $^{89}$Zr 的物理半衰期与单抗或单抗片段的生物半衰期相匹配，故其是 PET 免疫显像的理想核素。Zr 标记适用于肽段、肽段聚合物、纳米粒子、微球、靶向的纳米管、脂质体和蛋白的体内 PET 研究，迄今为止，$^{89}$Zr 标记的主要载体仍是抗体。

自 $^{89}$Zr 首次应用于 PET 显像以来，相继进行了多项 Zr 标记单抗的临床前研究，包括嵌合型单抗 U36、DN30（抗 cMet）、G250、西妥昔单抗、替伊莫单抗、利妥昔单抗、贝伐珠单抗和曲妥珠单抗等。上述 Zr 标记的抗体均显示出良好的临床转化前景。具体如下。

（1）$^{89}$Zr-CD20 抗体

CD20 是相对分子质量为 33～37 kD 的磷酸化蛋白分子，有 279 个氨基酸残基，以非糖基化形式存在，是 B 淋巴细胞表面分化抗原，主要参与调节 B 淋巴细胞的增殖与分化，在免疫系统中起重要作用，CD20 在 B 细胞性淋巴瘤、多发白血病、慢性 B 淋巴白血病细胞和黑色素瘤细胞的表面表达，是免疫学治疗非霍奇金淋巴瘤（Non-Hodgkin Lymphoma，NHL）的理想靶点。CD20 非游离态蛋白质，不阻断抗体与 B 淋巴细胞的结合。在淋巴瘤的治疗中，应用 CD20 单克隆抗体（利妥昔单抗）治疗是目前最重要的一种手段。

$^{89}$Zr 标记的 CD20 抗体可用于非霍奇金淋巴瘤（NHL）疗效的检测。$^{89}$Zr 络合 DFO 标记的利妥昔单抗，能与表达在转基因小鼠（huCD20TM）上的人细

胞分化抗原 CD20 特异性结合。$^{89}$Zr-替伊莫单抗（Ibritumomab）PET 扫描能够用于评估、预测和定量分析 $^{90}$Y-替伊莫单抗的生物分布，优化病人治疗剂量。

（2）$^{89}$Zr-CD44 抗体

细胞表面糖蛋白 CD44 与许多生物活动过程相关，包括淋巴细胞与内皮细胞之间的相互作用、物质的转移过程、细胞的迁移和 T 细胞的活化或粘附。CD44 存在两种类型，CD44S（标准型）和 CD44V（变异型），标准型主要在生理状态下表达，变异型主要在病理状态下表达。CD44 的 V6 剪接体与肿瘤的发生、肿瘤细胞的侵袭和转移有密切关系，且易于表达在鳞状细胞癌上。CD44V6 低表达的大肠癌患者生存率高于 CD44V6 高表达者，提示 CD44V6 是一个预后不良的指标。

临床前研究表明，$^{89}$Zr 标记的抗 CD44V6 嵌合单克隆抗体（$^{89}$Zr-cU36）能够检测头颈部鳞状细胞癌（squamous cell carcinoma of the head and neck，SCCHN）移植瘤。临床试验表明，该示踪剂能够在头颈部区域检测原发肿瘤以及转移灶，具有和计算机断层扫描（CT）及磁共振成像（MRI）相似的灵敏度。$^{89}$Zr-cU36 的平均有效辐照剂量为 0.53-0.66 mSv/MBq，明显高于临床使用的平均有效辐照剂量，限制了 $^{89}$Zr-cU36 PET 的应用。

$^{89}$Zr-RG7356 能够对荷瘤（MDA-MB-231、PL45 等）鼠模型的 CD44＋进行选择性的反应性或非反应性地结合。健康短尾猴全身 PET 显像发现，$^{89}$Zr-RG7356 在脾脏、唾液腺和骨髓中有摄取，表明 CD44 在这些器官也有表达。$^{89}$Zr-RG7356 在正常器官的摄取随着非标记的 RG7356 的用量增加而摄取显著减少，表明 CD44 是可饱和的靶点。

（3）$^{89}$Zr-EGFR 抗体

西妥昔单抗是一个 IgG 嵌合体，能与配体结合区域结合而诱导 EGFR 的内化作用并因此阻断后续反应的信号系统。$^{89}$Zr 标记的西妥昔单抗已在一些临床前研究中被用作放射免疫治疗（radioimmunotherapy，RIT）前的一种检查程序，以确定肿瘤靶向性，并用于评价肿瘤和正常组织的辐射剂量。

帕尼单抗是第一个被 FDA 批准用于治疗有 EGFR 表达转移型结肠直肠癌（mCRC）的人类重组单克隆抗体（IgG2）。在一些用帕尼单抗的非侵袭性研究中，报道了肿瘤表达 HER1 的体内显像研究。最近，用 $^{89}$Zr-帕尼单抗与 $^{111}$In-帕尼单抗对 HER1 进行 PET 显像对比评估，发现 $^{89}$Zr-帕尼单抗与 $^{111}$In-帕尼单抗在组织器官中的生物分布几乎相同。而且，$^{89}$Zr-帕尼单抗的靶向结合与 HER1 的表达相关。

（4）靶向 HER2

人类表皮生长因子 2（HER2）是原癌基因家族的另一成员，它与表皮生长因子受体家族的其他成员一起参与肿瘤的血管生成、识别、转移、增殖以及细胞存活间的异源二聚体化。HER2 在肿瘤如乳腺癌、卵巢癌等中过度表达。FDA 批准抗体曲妥珠单抗用于 HER2 阳性表达乳腺癌的治疗，有效性取决于 HER2 的表达水平。HER2 在肿瘤中的表达水平并非恒定并且随着时间的改变而变化。此外，HER2 在原发病灶和远处转移病灶中的表达也不尽相同。放射性核素标记的曲妥珠单抗已用于体内非侵袭性 HER2 显像。

Zr-曲妥珠单抗在 HER2 阳性表达的肿瘤中高度特异性摄取，而 $^{18}$F-FDG 和 $^{18}$F-FLT 却不能区别 HER2 阳性肿瘤和阴性肿瘤。卵巢癌 SKOV-3 移植瘤对 $^{89}$Zr-曲妥珠单抗的摄取高达 30%ID/g。研究表明，$^{89}$Zr-曲妥珠单抗还可定量监测 HER2 在治疗后表达水平的变化。$^{89}$Zr-曲妥珠单抗显像表明热休克蛋白 90（hsp90）抑制剂治疗后肿瘤 HER2 的表达水平明显降低。Zr-曲妥珠单抗还可用于 EGFR/HER2/HER4 抑制剂阿法替尼的疗效评价。

$^{18}$F-FDG 的摄取在阿法替尼治疗后并没有改变，而 $^{89}$Zr-曲妥珠单抗在治疗后的摄取明显减少。$^{89}$Zr-曲妥珠单抗摄取与 HER2 表达水平相关。因此，$^{89}$Zr-曲妥珠单抗 PET 显像可能是一种 HER2 阳性肿瘤的定性、治疗计划制定以及疗效监测的有效工具。

（5）靶向 PSMA

PSMA 在正常组织表达有限，但在前列腺癌组织中高度表达。Zr 标记单抗 J591（$^{89}$Zr-DFO-J591）放化产率大于 77%，放化纯度大于 99%。体内实验显示，注射 $^{89}$Zr-DFO-J591 后 24 h、48 h、96 h、144 h 前列腺癌 LNCaP 摄取分别为（34.4±3.2）%ID/g、（38±6.2）%ID/g、（40.4±4.8）%ID/g、（45.8±3.2）%ID/g。图像比度良好，肿瘤与肌肉的比例大于 20。$^{89}$Zr-DFO-J591 可定性和定量分析体内 PSMA 阳性或阴性的前列腺癌肿瘤。

（6）靶向血管内皮生长因子

与 $^{89}$Zr-IgG 相比，Zr-贝伐单抗在 SKOV-3 卵巢癌移植瘤摄取更高。另外，$^{89}$Zr-贝伐单抗还用作肿瘤微环境的 VEGF 表达 PET 示踪剂，以及检测抗血管生成响应。hsp90 在 VEGF 转录中有重要作用，可以治疗卵巢癌。Zr-贝伐单抗在 A2780 肿瘤的摄取与 hsp90 抑制剂 NVP-AUY922 的作用相关。另一项研究表明 mTOR 抑制剂依维莫司，能让 $^{89}$Zr-贝伐单抗肿瘤摄取降低。所以，$^{89}$Zr-贝伐单抗可以检测 mTOR 抑制剂早期治疗后肿 VEGF-A 水平。

兰尼单抗是贝伐单抗的衍生物，$^{89}Zr$-兰尼单抗可用于监测早期舒尼替尼的抗血管生成反应。$^{89}Zr$-兰尼单抗 PET 与细胞组织学、免疫组织化学、细胞增殖和血管再生分析的结果，较 $^{18}F$-FDG PET 更一致。兰尼单抗血清半衰期为 2-6 h，所以 $^{89}Zr$-兰尼单抗 PET 可进行多次扫描评估肿瘤对 VEGF 抑制剂的响应。

（7）靶向胰岛素样生长因子受体 1

胰岛素样生长因子受体 1（IGF-1R）是一种跨膜受体，属于受体酪氨酸激酶（RTK），基因定位于染色体 15q25-26，在核糖体中合成，在多种人类肿瘤中表达。它与增生、细胞凋亡、血管再生和肿瘤入侵有关。IGF-1R 不但对正常组织有增殖效应，而且也是细胞恶性转化的前提，在包括三阴性乳腺癌在内的多种恶性肿瘤中高度表达。这使 IGF-1R 成为一个极具吸引力的肿瘤靶点，有望作为肿瘤的早期诊断、治疗和预后指标。研究人员用 $^{89}Zr$-R1507（靶向 IGF-1R）在 SUM149 三阴性乳腺癌移植瘤小鼠中的摄取，表明 $^{89}Zr$-R1507 用于 IGF-1R 可用于靶向诊断。

## 3.2 单光子核素

单光子核素可由核反应堆，加速器产生，自然界中也存在发射 $\gamma$ 射线的核素。在临床活动中，这部分核素可以主要用来进行 SPECT 成像，SPECT 的探测器环绕受检部位的纵轴方向快速旋转 360° 或 180°，接受病人体内从不同方向发射出来的 $\gamma$ 光子。$\gamma$ 光子撞击探头上的碘化钠晶体便产生闪光信号，经光电信增管放大成信号，再经一系列电子学程度处理，在计算机内求出断层平面内各点的放射浓度分布。临床常用的的单光子放射性核素有 $^{99}Tc^{m}$、$^{131}I$、$^{125}I$、$^{177}Lu$ 等。

### 3.2.1 $^{131}I$ 和 $^{125}I$

碘有许多种放射性核素，其中最常见的是 $^{131}I$、$^{125}I$ 和 $^{123}I$。$^{131}I$ 半衰期为 8.02 d，为 $\beta$ 衰变核素，发射 $\beta$ 射线（99%）和 $\gamma$ 射线（1%）。$\beta$ 射线最大能量为 606 keV，主要 $\gamma$ 射线能量为 364 keV。$^{125}I$ 的半衰期为 60.2 d，这有利于试剂的商品化及贮存应用。其只发射 27 keV 的 X 射线及 35 keV 的 $\gamma$ 射线。$^{123}I$ 的半衰期为 13 h，为纯 $\gamma$ 发射体，能量适宜（159 keV），显像清晰，诊断应用中辐射剂量小，最适合核医学显像的应用。

### 3.2.1.1 放射性碘的生产

$^{131}$I 和 $^{125}$I 可由反应堆大量生产，价格便宜，是目前制备的放射性碘药物的主要核素。而 $^{123}$I 由于是由加速器生产的，价格昂贵，是目前 $^{123}$I 尚难推广使用的主要问题。下文主要叙述 $^{131}$I 和 $^{125}$I 的临床应用。

### 3.2.1.2 放射性碘的临床应用

$^{131}$I 和 $^{125}$I 既可以用于 SPECT 显像，又可用于放射性治疗。其临床应用广泛，具体如下。

（1）$^{131}$I 治疗 Graves' 病

甲状腺具有高度的嗜碘性，甲状腺滤泡细胞通过钠/碘共转运子（Na+/I-symporter，NIS）摄取 $^{131}$I。甲亢患者甲状腺滤泡细胞的 NIS 过度表达，对 $^{131}$I 的摄取明显高于正常甲状腺组织，$^{131}$I 在甲状腺内的有效半衰期为 3.5～4.5 d，能在甲状腺内停留足够时间，$^{131}$I 衰变时释放的 β 射线在甲状腺组织中的平均射程为 0.8 mm，几乎全部为甲状腺组织吸收，而对甲状腺周围正常组织影响很小。由于 $^{131}$I 的“交叉火力”效应，甲状腺中心部位接受的照射剂量大于腺体边缘部位，给与适当剂量的 $^{131}$I，利用其 β 射线的电离辐射生物效应，对功能亢进的甲状腺组织产生破坏或者抑制作用，减少甲状腺激素的合成与分泌，使甲状腺功能恢复正常，达到治愈甲亢的目的。

（2）$^{131}$I 治疗分化甲状腺癌

分化型甲状腺癌（DTC）由于病理分化相对良好，大部分 DTC 及其转移病灶同样具有摄取碘的功能，并受 TSH 的调节，属于功能性甲状腺组织。虽然其摄碘能力不如正常甲状腺组织强，但在去除正常甲状腺组织后，以及高水平的 TSH 刺激下，甲状腺癌转移灶仍能摄取足够的 $^{131}$I，借助 $^{131}$I 发射的 β 射线的持续照射，以此达到有效地破坏转移病灶的治疗目的。

$^{131}$I 治疗是绝大部分 DTC 患者手术后的首选治疗方法，能有效降低 DTC 术后的复发与转移。$^{131}$I 治疗为内照射治疗，其显著的优势在于：$^{131}$I 被残留甲状腺或转移病灶选择性摄取后，将对病灶产生持续不间断的照射，直到 $^{131}$I 经衰变而逐步完全消失为止，$^{131}$I 治疗后，病灶一般会受到至少 4～6 周，甚至更长时间的 $^{131}$I 持续照射，因此病灶受到的吸收剂量非常大。此外，由于 $^{131}$I 一般只被 DTC 转移灶摄取，具有很好的靶向性，因此，$^{131}$I 对正常组织的照射十分轻微。$^{131}$I 治疗 DTC 及其转移灶的以上优势，是体外放射治疗无法比拟的。

（3）$^{131}$I 标记间位碘代苄胍

间位碘代苄胍（metaiodobenzyl guanidine，MIBG）是肾上腺神经元阻滞剂结构式见图 3-3，它可被交感神经分布丰富的脏器，如肾上腺髓质、心肌、脾、肝和唾液腺等所摄取和贮存。MIBG 是去甲肾上腺素的功能类似物，经静脉注射的 $^{131}$I-MIBG 可被肾上腺髓质、交感神经系统和肾上腺素能肿瘤摄取。应用γ照相机或 SPECT 可进行肾上腺髓质显像，使富含交感神经的组织或病变显像，为嗜铬细胞瘤、成神经细胞瘤、肾上腺髓质增生及具有 APUD 性质的神经内分泌肿瘤等病变的定性诊断和功能判断提供了简便、有效的手段。此外，MIBG 也可被心肌交感神经系统摄取，这种摄取分布的影像可以反映心脏交感神经分布的完整性，为各类心脏疾病的诊断与治疗提供更多临床资料。

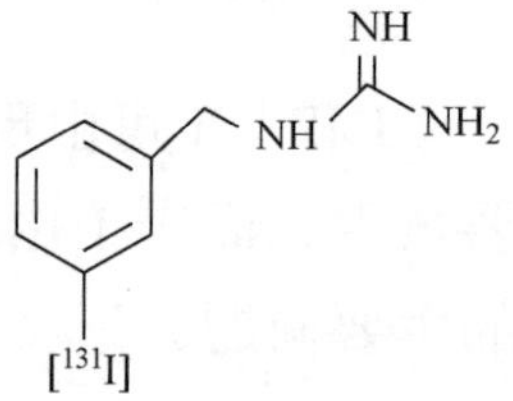

图 3-3　$^{131}$I-MIBG 的结构式

同时，$^{131}$I-MIBG 还能够用于治疗嗜铬细胞瘤、成神经细胞瘤。肾上腺素能肿瘤（adrenergic tumors）是起源于交感神经胚细胞的一类肿瘤，主要包括嗜铬细胞瘤、成神经细胞瘤、交感神经母细胞瘤和神经节瘤等。嗜铬细胞瘤多发于肾上腺髓质，但交感神经系统的其他部位也可以发生，称为异位嗜铬细胞瘤，多见于大血管旁、膀胱、肝脏等。由于分泌多量肾上腺素和（或）去甲肾上腺素（有时还分泌多巴胺）等儿茶酚胺类物质，引起高血压及其他症状和体征。此病成人发病率为 0.001%～0.01%，在高血压人群中占 0.6%～1%。成神经细胞瘤为高度恶性的肾上腺素能肿瘤，可发生于全身任何部位，以肾上腺髓质多见，发病年龄小，多于 6 岁前出现症状，约 70%患者确诊时已有广泛转移。成神经细胞瘤细胞虽然不能合成儿茶酚胺类物质，但能合成其前体多巴胺和排泌其代谢产物，因此多数成神经细胞瘤具有儿茶酚胺摄取机制。交感神经母细胞瘤和神经节瘤是分化较好的肾上腺素能肿瘤，多见于儿童及青少年，常发生于胸椎旁和纵隔，预后较好。

（4）$^{125}$I 粒子植入治疗实体瘤

$^{125}$I 粒子是常用的内照射治疗籽源。$^{125}$I 发射 35.5 keV 的γ射线及 27.4～31.5 keV 的 X 线，半衰期为 60.1 d，辐射穿透距离为 2 cm，既适合 SPECT 显像，又适合临床放疗，且廉价易得。与普通外照射治疗相比，此近距离治疗肿瘤有明显优势：①更精确地靶向肿瘤辐射，对周围及正常组织如肺，心脏和肝脏等的辐射明显减少；②肿瘤靶区内放射剂量集中，对肿瘤细胞地杀伤更有效；③长时间、近距离、持续地辐射肿瘤细胞的每个分裂期，更完全地杀

伤肿瘤细胞；④将细胞周期阻滞在G2期，能增加后续辐射的杀伤机会。因此，$^{125}I$粒子已被广泛用于多种实体瘤治疗，如食管癌，前列腺癌，胰腺癌，肺癌，头颈部癌，宫颈癌，卵巢癌等。

### 3.2.2 $^{99}Tc^{m}$

在锝（technetium）的放射性核素当中，最适合医学应用的是$^{99}Tc^{m}$，它有较纯的低能γ射线（140 keV）和较短的半衰期（6.03 h），对于显像能产生很好的分辨率而辐射损伤又小，而且来源也较方便。

#### 3.2.2.1 $^{99}Tc^{m}$的生产

通常$^{99}Tc^{m}$是由$^{99}Mo$-$^{99}Tc^{m}$发生器的方式供应，后利用生理盐水洗脱获得高锝酸钠洗脱液。从发生器得到的高氧化态锝，必须被还原为低氧化态锝才能进行标记。最常用的方法是采用氯化亚锡作为还原剂。由于$^{99}Tc^{m}$具有其他核素无法比拟的优越性，近三十年来，$^{99}Tc^{m}$的核医学诊断发展很快，世界各国现有放射性显像剂中，80%以上为$^{99}Tc^{m}$标记的药物。

#### 3.2.2.2 $^{99}Tc^{m}$标记的放射性药物

$^{99}Tc^{m}$标记的放射性药物应用非常广泛，不仅用于状态图像诊断，而且还可用于功能（如脑、心肌、肝功能等）诊断，已占诊断用放射性显像剂的约85%，可用于诊断脑、心肌和肿瘤等疾病和几乎所有脏器疾病。

（1）$^{99}Tc^{m}$-二乙撑三胺五乙酸（Diethylenetriaminepentaacetic acid，DTPA）

$^{99}Tc^{m}$-DTPA早在20世纪70年代就被作为一种核医学肾功能检测的放射性药物，其结构式见图3-4。主要用于：了解分侧肾脏的血流灌注情况，如诊断肾动脉栓塞，肾动脉狭窄等；了解分侧肾功能和形态；诊断泌尿系统疾病，如有无肾盂积水等。同时，$^{99}Tc^{m}$-DTPA也可用于诊断脑转移瘤及肺通气情况。它水溶性较强，不进入细胞内。主要经肾小球过滤进入肾小管，然后随尿液经尿液收集管、肾盏、肾盂、输尿管和膀胱排出体外。静脉注射后3～5 min，肾区放射性积聚达高峰，15 min时尿中放射性排出占注人总量的40%，血液中半衰期为1 h，2～3 h后体内血液中的滞留量小于10%，95%的放射性在24 h内排出体外。

$^{99}Tc^{m}$-DTPA主要经肾小球滤过，是肾小球滤过率测定的首选药物，其中$^{99}Tc^{m}$的核素性质得当，符合临床要求，不受尿量变化和尿路阻塞的干扰；胆汁

和粪便中排泄很少。由于其能获得动态肾显像图像，且具有药盒制备简单等优点，故仍是目前核医学测定 GFR 的首选方法。

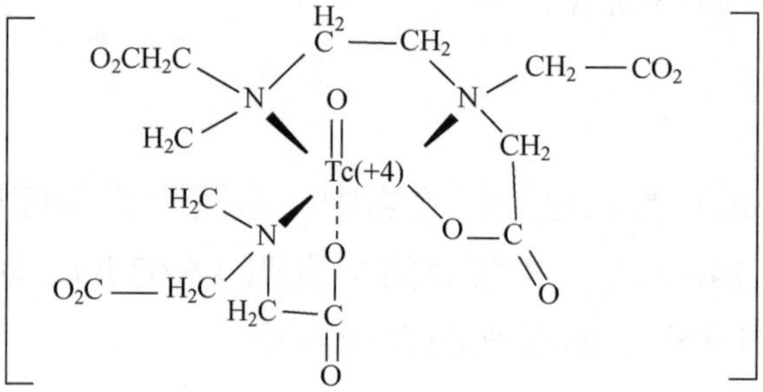

图 3-4 $^{99}Tc^{m}$-DTPA 的结构式

（2）$^{99}Tc^{m}$-甲氧基异丁基异睛（methoxyisobutylisonitrile，MIBI）

$^{99}Tc^{m}$-MIBI 是一种亲脂性的一价阳离子络合物，其结构式见图 3-5，临床上，$^{99}Tc^{m}$-MIBI 主要用于以下两个方面。

①心肌灌注显像剂：$^{99}Tc^{m}$-MIBI 注射液用作心肌灌注显像剂，可反映心脏功能、心肌血流灌注及心肌细胞的存活情况。目前认为其被心肌细胞摄取的机制像 $K^{+}$、$Na^{+}$ 等 +1 价阳离子一样，通过心肌细胞膜上的离子泵主动转运，或通过膜内外浓度差跨膜扩散进入心肌细胞。

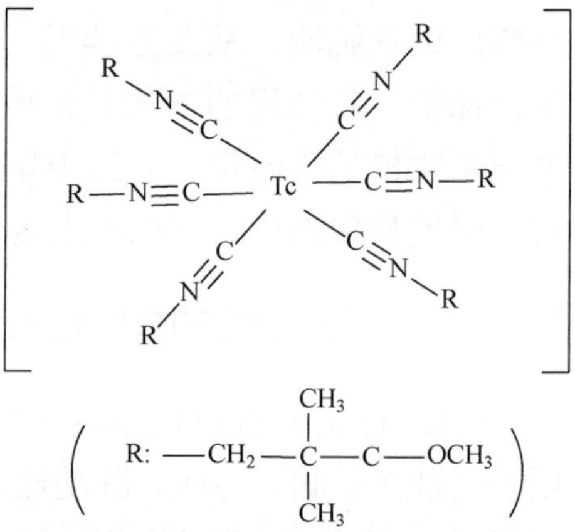

图 3-5 $^{99}Tc^{m}$-MIBI 的结构式

②甲状旁腺显影剂的延迟显像：它是根据 $^{99}Tc^{m}$-MIBI 在正常的甲状腺组织中清除快、功能亢进的组织中清除慢的机制来设计的。在初始相（静脉注射 $^{99}Tc^{m}$-MIBI 后 15 min）主要显示甲状腺和甲状旁腺；在延迟相（静脉注射 $^{99}Tc^{m}$-MIBI 后 120～240 min）时，正常的甲状腺已经消退变淡，而功能亢进的甲状旁腺则显示出清晰影像。

（3）$^{99}Tc^{m}$-亚氨基二乙酸酯（IDA）

$^{99}Tc^{m}$-IDA 是一种肝胆显像剂，该络合物在肝内的运输和排泄与胆红素一样，肝细胞可通过主动转运从血浆中清除胆红素和 $^{99}Tc^{m}$-IDA 络合物。因此，当血胆红素过多时，将与 $^{99}Tc^{m}$ 显像剂竞争而阻止它的转运。肝胆显像剂的化学特征与通过肾排出的物质不同。其分子量通常在 300～1 000，并且含有两个平面的亲脂性结构和极性基团。这些肝胆药物通常都与蛋白质结合。当肝功能

受损时，肝胆显像剂通过肾清除相对增加。肝胆显像剂除了能被肝胆迅速清除以外，还应在胆红素竞争中占优势。适于做肝胆显像剂的化学品与胆红素相比，应对阴离子受体或肝细胞具有更高的亲和力，并且自体内清除更快。

由于肝胆显像具有非创伤性、安全、简单、快速、正确率高等优点，它既可反映肝胆系统的动态功能，又可观察其形态变化，所以目前已广泛用于临床。

（4）$^{99}Tc^{m}$-亚甲基二膦酸盐（MDP）

$^{99}Tc^{m}$-MDP 是目前公认的较理想的骨显像剂。通过化学吸附结合于骨骼的无机成分中的羟基磷灰石结晶（hydroxyapatite crystal）表面，此外骨内未成熟的胶原，也对 $^{99}Tc^{m}$-MDP 有较高的亲和力。影响骨骼浓聚 $^{99}Tc^{m}$-MDP 的主要因素是骨骼的血供状态和新骨的形成速率。此外 $^{99}Tc^{m}$-MDP 还能够定位于梗死的心肌细胞或钙化的软组织，如肌肉、软骨、血管及脏器。临床上，$^{99}Tc^{m}$-MDP 主要用于全身或局部骨显像，诊断骨关节疾病、原发或转修性骨肿瘤病等。

（5）$^{99}Tc^{m}$-聚合人血白蛋白（macroaggregated albumin，MAA）

$^{99}Tc^{m}$-MAA 是呼吸、循环系统及肝显像常用的显像剂。主要成分为高锝酸钠（sodium pertechnetate，$^{99}Tc^{m}O_4$）与聚合人血白蛋白颗粒（macroaggregated albumin，MAA）结合的合物。研究人员于 1964 年首先应用 $^{131}I$-MAA 进行肺灌注显像。1969 年以后 $^{99}Tc^{m}$-MAA 才成为最常用的肺灌注显像剂。

人的双肺约有 $2.5\times10^{11}$ 条毛细血管（内径≤8 μm）及 $2\times10^{8}$ 条毛细血管前动脉（内径≤35 μm）。当静脉注射大于肺毛细血管直径的 $^{99}Tc^{m}$-MAA 后，颗粒将随血液循环进入右心并与血液混合均匀，最终到达肺毛细血管前动脉和肺泡毛细血管，并嵌顿在此处。局部嵌顿的 MAA 颗粒数与该处的血液灌注量成正比，影像的放射性分布即可反映肺内各部位血流灌注情况。一次静脉注射，有 $2\times10^{6}$～$3\times10^{6}$ 个 $^{99}Tc^{m}$-MAA 进人肺内，每次肺灌注显像仅阻塞个肺毛细血管的十分之一左右，所以在正常情况下注射 $^{99}Tc^{m}$-MAA 所致肺毛细血管阻塞对肺生理功能无明显影响。

同时，这种阻塞是暂时性的，因为 $^{99}Tc^{m}$-MAA 经静脉注射后，随血流灌注到肺，在肺内的分布取决于颗粒大小，1～10 μm 颗粒被网状内皮系统所吞噬，10～90 μm 颗粒暂时被肺毛细血管前动脉和肺泡毛细血管捕获，从而实现肺显像。90%以上的颗粒阻留在肺毛细血管网络中，大部分首次通过肺时从血中清除。阻留在肺中的颗粒，由于呼吸运动，MAA 颗粒在肺中会降解成小颗粒，通过肺毛细血管，进入体循环，被网状内皮系统清除。而且还以 6～8 h 的生物半衰期从肺血管消除，极少数由肝细胞摄取，从胆道排除。肺摄取率及肝摄取率分别为＞83.1%和＜5.9%，达到美国药典要求；有效半排期为 3.9～5 h，单次注射的颗粒不会产生血流动力学效应。在 48 h 以内，50%～60%的放射性通过肾排泄，而有 1.5%～3%进入人乳。

在临床实践中，$^{99}Tc^{m}$-MAA 主要被用于诊断肺栓塞，慢性阻塞性肺病，肺肿瘤，充血性心力衰竭，肝肺综合征，及下腔静脉阻塞等。

（6）$^{99}Tc^{m}$-乙撑双半胱氨酸二乙酯（ethyl cysteinate dimer，ECD）

$^{99}Tc^{m}$-ECD 是一种分子量低、中性脂溶性化合物，放射化学纯度高，体外稳定性好，可通过完整的血脑屏障进入脑内使其显影。它是由放射性核素 $^{99}Tc^{m}$ 与人工合成的化合物 ECD 标记结合而成，是一种安全、有效的脑显像剂，在脑内分布相对稳定，目前已成为国内临床常用的脑血流灌注显像药物。

$^{99}Tc^{m}$-ECD 经静脉注射入血后，可经被动扩散作用过血脑屏障进入脑内，而进入脑组织内的放射性药物剂量后局部脑血流量成正相关。因此，$^{99}Tc^{m}$-ECD 被脑组织摄取必须满足以下两个条件：①局部脑组织要有足够血液供应量；②脑组织为有新陈代谢作用的存活脑组织。静脉注射 $^{99}Tc^{m}$-ECD 后，在脑内快速达到摄取高峰并滞留于脑内，$^{99}Tc^{m}$-ECD 的脑摄取率最高可达 4.6%～6.8%，在脑内的清除较其他组织明显缓慢。1 h 约减少 10%，4 h 时减少可达 25%。$^{99}Tc^{m}$-ECD 注射入体后，其在脑内水解酶的作用下，部分水解为 $^{99}Tc^{m}$-ECM（ECD 单酸）和少部分 $^{99}Tc^{m}$-EC（ECD 双酸）等，由于 $^{99}Tc^{m}$-ECM 和 $^{99}Tc^{m}$-EC 的水溶性和带有电荷的特性，其通过血脑屏障被清除的过程就相对缓慢，因此，$^{99}Tc^{m}$-ECD 在脑内滞留时间较长。具体过程见图 3-6。

动物实验和人体研究显示，静脉注射 $^{99}Tc^{m}$-ECD 后 30 min，血液清除快，除脑外，$^{99}Tc^{m}$-ECD 主要分布于肝脏和肾脏，在其他组织器官中无显像剂滞留，而肾脏内放射性计数是肝脏内计数的 5～6 倍，表明 $^{99}Tc^{m}$-ECD 可通过肾脏和肝胆排泄，以肾脏排泄为主，2 h 时的清除率为 55%左右，24 h 时清除率可达 78%左右。

在临床实践中，因脑组织摄取 $^{99}Tc^{m}$-ECD 的多少与局部脑血管供血量和脑组织的存活能力有关。因此，其常用于脑血管疾病的诊

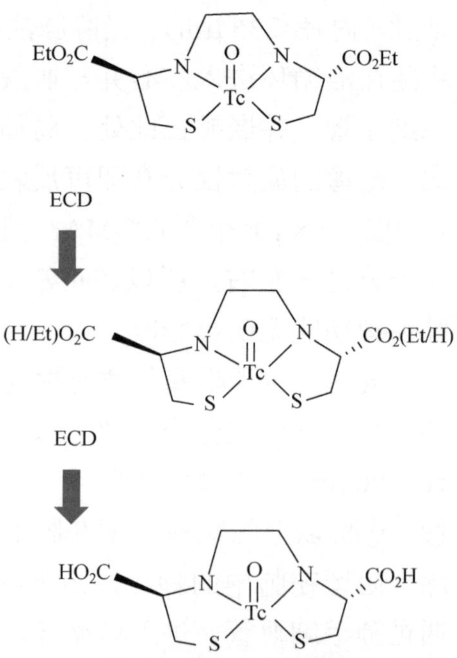


图 3-6　$^{99}Tc^{m}$-ECD 的结构和水解过程

断、评估和脑血管储备功能的评价。包括急性脑梗死，痴呆，癫痫等的诊断。

（7）$^{99}$Tc$^{m}$-硫胶体（sulphur colloid，SC）

$^{99}$Tc$^{m}$-硫胶体（sulphur colloid，SC）是硫代硫酸钠与高锝酸钠在酸性及高温条件下，与乙二胺四乙酸二钠络合，明胶保护而形成的胶体颗粒。早期主要用于静脉注射，在不同拍摄条件下显示肝脏，脾脏，和骨髓的摄取情况。近年来，其主要被用于局部注射，经毛细淋巴管引流到相应的区域，定位前哨淋巴结。具体原理如下：

由于淋巴系统的解剖结构与毛细血管非常相似，由细小分支相吻合并汇集而成的薄壁淋巴管，管内也有瓣膜结构促使淋巴流动，$^{99}$Tc$^{m}$-SC 经局部注射到组织间隙后，因毛细淋巴管的通透性大于毛细血管，一些不能透过毛细血管的大颗粒物质可直接通过毛细淋巴管的内皮间隙，或者通过内皮细胞的胞饮作用由吞噬小泡将其转移到毛细淋巴管内，再随淋巴引流到淋巴结，最后经胸导管及右淋巴导管进入血液循环，进一步被机体的网状内皮系统清除。

机体网状内皮系统的巨噬细胞具有强大的吞噬功能。当静脉注射 $^{99}$Tc$^{m}$-SC 后，血液中 $^{99}$Tc$^{m}$-SC 与血浆中的调理素结合，形成 $^{99}$Tc$^{m}$-SC-调理素复合物，该复合物与机体网状内皮系统的细胞膜相互作用，而被网状内皮系统所吞噬。由于肝、脾、骨髓等器官具有丰富的网状内皮细胞，故 $^{99}$Tc$^{m}$-SC 集中于这些器官。颗粒物质的大小、数目、稳定剂的存在、试剂表面活性、表面化学性质、表面电荷分布以及电泳的运动性等，均对颗粒物质的血清清除和分布有重要影响。据研究，大颗粒（500～1 000 nm）优先为脾脏摄取，中等颗粒为肝脏摄取（100～300 nm），小颗粒（＜20 nm）则骨髓摄取较多。

### 3.2.3 $^{177}$Lu

$^{177}$Lu 的半衰期为 6.647 d，发射三种能量的β$^{-}$粒子，能量分别为 498 keV（79.3%）、380 keV（9.1%）和 176 keV（12.2%），其粒子能量相对较低，在对病灶发生辐射作用时对骨髓抑制较轻，是一种非常适合于治疗的放射性核素。同时 $^{177}$Lu 还发射γ射线 112.95 keV（6.40%）、208 keV（11.00%）。

#### 3.2.3.1 $^{177}$Lu 的生产

核反应堆中的中子辐照是最实际且成本最低的制备 $^{177}$Lu 的路线。在核反应堆中，$^{177}$Lu 可以通过中子活化富集的 $^{176}$Lu 的直接活化产生，或通过间接途径通过活化 $^{176}$Yb 然后通过β$^{-}$衰变制备 $^{177}$Lu，见图 3-7。

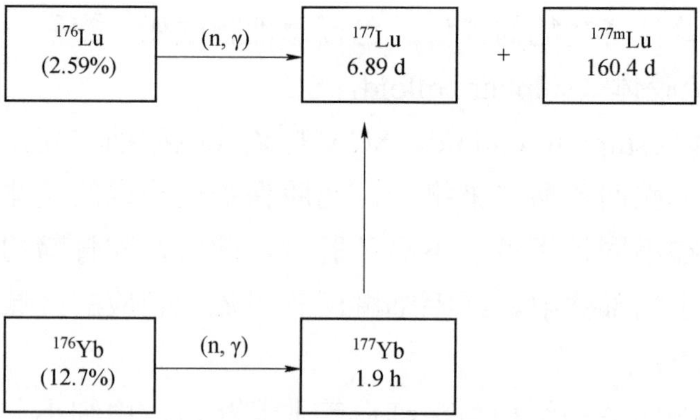


图 3-7　两种常用的 $^{177}$Lu 生产方法。

### 3.2.3.2　$^{177}$Lu 标记的放射性药物

$^{177}$Lu 由于具有优良的放射性物理特性，在肿瘤治疗领域具有明显优势，近年来，临床研究者对其开展了大量临床研究工作。

（1）$^{177}$Lu 标记的乙二胺四亚甲基膦酸（Ethylene Diamine Tetramethylene Phosphonic Acid，EDTMP）用于治疗骨转移瘤

$^{177}$Lu-EDTMP 已被证明是一种有效的放射性药物，可以安全有效地帮助前列腺癌或乳腺癌骨转移患者缓解骨痛。与目前已用于临床的 $^{89}SrCl_2$ 和 $^{153}$Sm-EDTMP 相比，$^{177}$Lu-EDTMP 有着诸多优势。首先，$^{153}$Sm 的半衰期较短，仅为 47 h，因此在制备和供给的过程中会因核素衰变产生大量损失，故患者需要反复用药。其次，$^{89}$Sr 价格昂贵，不利于临床推广。目前在中国，$^{177}$Lu-EDTMP 已进入二期临床。

（2）$^{177}$Lu 用于多肽受体介导的放射性核素内照射治疗（Peptide receptor-mediated radionuclide intravay irradiation therapy，PRRT 治疗）

PRRT 是一种与分子有关的治疗（也叫做放射性同位素治疗），被用来治疗特定的癌症类型，叫做神经内分泌恶性肿瘤或者神经内分泌性肿瘤（神经内分泌肿瘤）。肽受体放射性核素治疗（PRRT）也正在被研究作为前列腺和胰腺肿瘤治疗方法。PRRT 治疗特异性好，疗效佳，且相较于放疗和化疗，PRRT 治疗副作用更小。

①$^{177}$Lu 标记生长抑素（SST）类似物

目前已证实被放射性核素标记的生长激素类似物扫描（octreoscan）能对某些表达 SST 的肿瘤进行定位、分期及显像、治疗。而用 $^{177}$Lu 标记生长抑素类似物，因 $^{177}$Lu 的穿透范围很小（为 2 mm），与其他核素相比（例如 $^{90}$Y，其穿

透范围为 12 mm），对周围组织损伤小，治疗微小肿瘤效果更好。目前临床研究最多的是 $^{177}$Lu-DOTATATE，它是一种 $^{177}$Lu 标记的生长抑素类似物，已有报道该药物可使肿瘤成功消退并具有良好的生物学特性。同时也有大量临床研究证明 $^{177}$Lu-DOTATATE 对胃肠道神经内分泌肿瘤（GEP-NETs）治疗效果好，总有效率约为 30%～38%，中位生存期可达 48 个月，患者生活质量有明显改善。基于以上结果，欧盟已于 2017 年 10 月批准 $^{177}$Lu-DOTATATE 用于治疗不可切除或转移的生长抑素受体阳性的 GEP-NETs 成人患者。2018 年 1 月 26 日，美国 FDA 也已批准将 $^{177}$Lu-DOTATATE 用于治疗生长抑素受体阳性的 GEP-NETs。

②$^{177}$Lu 标记胃泌素释放肽（gastrin releasing peptide receptor，GRP）族

哺乳动物的胃泌素释放肽（gastrin-releasing peptide receptor，GRP）是一个自分泌生长因子，涉及许多人类恶性肿瘤的发病机制和进展，在许多人类肿瘤中，其受体（GRPR）也是高表达的，这使得 GRPR 成为一个实验和临床治疗的新分子靶点。目前，$^{177}$Lu-GRP 已在动物实验方面了取得了诸多进展。$^{177}$Lu-GRP 能够有效的治愈荷瘤鼠，目前已进入一期临床实验。

③$^{177}$Lu 标记人前列腺特异性膜抗原（prostate specific membrane antigen，PSMA）

前列腺癌是全世界男性发病率居第二位的恶性肿瘤。其中局限性前列腺癌治疗效果较好，但仍有部分患者在接受内分泌治疗后，癌细胞从激素依赖性转变为激素非依赖性并发生转移，被称为转移性去势抵抗性前列腺癌（metastatic castration resistant prostate cancer，mCRPC），目前 mCRPC 主流的治疗方案有化疗、内分泌治疗、核素治疗等。最近的研究结果 $^{177}$Lu 标记的 PSMA 可用于 mCRPC 患者的放射性核素显像及治疗。$^{177}$Lu-PSMA 治疗具有诊疗同期、高度靶向、不良反应小等特点。对常规治疗方法抵抗的 mCRPC 患者来说，$^{177}$Lu 标记的 PSMA 配体靶向治疗是一种极具希望的新的治疗方法。

2015 年，研究人员首次用 $^{177}$Lu-PSMA 放疗，治疗了 3 名患者，放疗后 3 名患者转移灶均减小，且一名患者疼痛消失，首次治疗获得了较好的效果。近年的研究结果显示，$^{177}$Lu-PSMA-617 治疗总的生化反应率达 45%，$^{177}$Lu-PSMA-617 治疗后 90%的患者 PSA 水平下降，40%的患者在 1 个周期治疗后就有良好反应。目前，$^{177}$Lu-PSMA-617 已进入三期临床，并在治疗 mCPRC 中，展现出了巨大的潜力，可大大拓宽 PRRT 治疗。

（3）$^{177}$Lu 用于标记单克隆抗体

目前，分子医学中一个最迫切的问题是运送为能中和或修补分子缺陷面专门设计的药物到达指定的靶组织，以加强疗效，减少药物对其他组织的毒性反

应。单克隆抗体作为一部分子载体，正日益受到人们的重视。适当的放射性核素和使用更简便、更好的标记方法是达到这目的的重要步骤。

①$^{177}$Lu 标记 J591

J591 是一个人源化的靶向定位于前列腺特异性膜抗原（PSMA）的单克隆抗体。将 $^{177}$Lu 标记于该单抗上，可将 $^{177}$Lu 特异性载带到恶性前列腺癌细胞上。$^{177}$Lu-J591 是较早被批准临床试验的药物，Weill Medical College 在美国获批开展该药物的临床实验，2005—2009 年先后开展该药物用于治疗前列腺癌的Ⅰ期和Ⅱ期临床实验。结果表明，患者接受单剂量的 $^{177}$Lu-J591 观察到准确的肿瘤靶向性和 PSA 下降的，同时该药物具有可逆性骨髓抑制的良好耐受性。经验证 $^{177}$Lu-J591 是种非常有效的前列腺癌治疗药物，它的治疗效果还需经Ⅲ期临床试验进一步验证。

②$^{177}$Lu 用于标记其他单抗

目前，研究人员已将 $^{177}$Lu 标记人类单克隆抗体 A33（huA33）治疗结肠癌小鼠；CC49 是胃癌特异性抗原 TAG-72（Tumor-associated Glycoprotein-72）的单克隆抗体，$^{177}$Lu 标记 CC49 已被用于治疗人类腺癌种植裸鼠，并已进入Ⅱ期临床。用于非霍奇金氏淋巴瘤的 $^{177}$Lu 标记抗 CD20 单抗（利妥昔单抗）利妥昔单抗是全球第一个被批准用于临床治疗非霍奇金淋巴瘤（NHL）的单克隆抗体。在一项初步研究中，$^{177}$Lu-DOTA-利妥昔单抗用于两名复发性 NHL 患者，结果表明，该药具有很好的耐受性，由于该药物副作用少，未来有可能成为治疗患复发 NHL 的良好药物。

## 3.3 其他常用医用放射性核素

近年来，越来越多的放射性核素被投入到临床应用中。部分核素已被投入临床应用，部分核素还在进行临床前实验。表 3-2 对目前常见的核素进行概述。

**表 3-2 其他常用医用放射性核素及其应用**

| 核素 | 衰变类型 | 半衰期 | 辐射能量/MeV | 放射性药物 | 主要应用 |
|---|---|---|---|---|---|
| $^{32}P$ | $\beta^-$(100%) | 14.3 d | 1.71 | $Na_2H^{32}PO_4$ | 治疗血液病、恶性肿瘤 |
| | | | | $Na_3H^{32}PO_4$ | 治疗血液病、恶性肿瘤 |
| | | | | $Cr^{32}PO_4$ 胶体 | 治疗关节病、淋巴瘤 |
| | | | | $^{32}$P-HEDP | 治疗骨转移痛 |
| | | | | $^{32}$P-微球 | 治疗恶性肿瘤 |

续表

| 核素 | 衰变类型 | 半衰期 | 辐射能量/MeV | 放射性药物 | 主要应用 |
|---|---|---|---|---|---|
| $^{90}$Y | β(100%) | 64 h | 2.288 | $^{90}$Y-利妥昔单抗 | 治疗非霍奇金淋巴瘤 |
| | | | | $^{90}$Y-DOTA-TOC | 治疗神经内分泌肿瘤 |
| | | | | $^{90}$Y-EDTMP | 治疗血液病 |
| | | | | $^{90}$Y 微球 | 治疗肝细胞癌 |
| $^{89}$Sr | $β^-$, γ | 50.5 d | $β^-$：1.488 | $^{89}SrCl_2$ | 治疗骨转移痛 |
| | | | γ：0.908 | | |
| $^{117}$Sn$_m$ | IT | 13.6 d | 内转换电子 | $^{117}$Sn$_m$-DTPA | 治疗骨转移痛 |
| | | | γ：0.127，0.153 | | |
| $^{111}$In | γ | 67 h | 0.171（89%） | $^{111}$In-奥曲肽 | 诊断神经内分泌肿瘤 |
| | | | 0.247（94%） | | |
| $^{153}$Sm | $β^-$, γ | 46.27 h | $β^-$：0.810，0.710，0.640 | $^{153}$Sm-EDTMP | 治疗骨转移痛 |
| | | | γ：0.103（28%） | $^{153}$Sm-羟基磷灰石 | 治疗关节炎 |
| $^{165}$Dy | $β^-$, γ | 2.33 h | $β^-$：1.305（80%），1.215（16%） | $^{165}$Dy（OH）$_3$ | 治疗恶性肿瘤 |
| | | | γ：0.095 | | |
| $^{169}$Er | $β^-$ | 9.40 d | $β^-$：0.340 | $^{165}$Er（OH）$_3$ | 治疗恶性肿瘤 |
| $^{186}$Re | $β^-$, γ | 90.6 h | $β^-$：1.072，0.934 | $^{186}$Re-依替膦酸盐 | 治疗骨转移痛 |
| | | | γ：0.137 | | |
| $^{188}$Re | $β^-$, γ | 16.9 h | $β^-$：2.128，1.973 | $^{188}$Re-依替膦酸盐 | 治疗骨转移痛 |
| | | | γ：0.155 | | |
| $^{211}$At | α，电子俘获 | 7.21 h | α：5.866，5.21 | $^{211}$At-单克隆抗体 | 治疗恶性肿瘤 |
| | | | γ：0.687 | | |
| $^{212}$Bi | $β^-$, α | 60.6 min | $β^-$：2.25 | $^{211}$Bi-单克隆抗体 | 治疗恶性肿瘤 |
| | | | α：6.09，6.05，5.769 | | |

# 思考题

1. 简述医用放射性核素的分类。
2. 简述 $^{18}$F-FDG 成像的原理及其主要的临床应用。
3. 简述常用的诊断性放射性核素特征及其临床应用。
4. 简述常用的治疗性放射性核素特征及其临床应用。
5. PRRT 疗法有何优势。

# 参考文献

［1］吴春英，林祥通，张满达，等. $^{18}F$ 标记的正电子放射性药物及其临床应用［J］. 中华核医学杂志，2002（02）：60-63.

［2］Bohnen N I，Djang D S W，Herholz K，et al. Effectiveness and Safety of 18F-FDG PET in the Evaluation of Dementia：A Review of the Recent Literature［J］. Journal of Nuclear Medicine Official Publication Society of Nuclear Medicine，2012，53（1）：59-71.

［3］罗家伦，徐慧琴. $^{11}C$ 标记的放射性药物在 PET/CT 中的应用［J］. 安徽医学，2009，30（007）：728-731.

［4］Reske S N，Blumstein N M，Neumaier B，et al. Imaging Prostate Cancer with $^{11}C$-Choline PET/CT［J］. Journal of Nuclear Medicine，2006，47（8）：1249-1254.

［5］黄钱焕，潘栋辉，徐宇平，等. $^{68}Ge/^{68}Ga$ 发生器的临床应用［J］. 同位素，2017，30（004）：270-275.

［6］王立振，杨敏. $^{89}Zr$ 标记放射性药物应用进展［J］. 同位素，2016，111（02）：61-68.

［7］Casara D，Rubello D，Piotto A，et al. $^{99}T_c^m$-MIBI radio-guided minimally invasive parathyroid surgery planned on the basis of a preoperative combined $^{99}T_c^m$-pertechnetate/$^{99}T_c^m$-MIBI and ultrasound imaging protocol［J］. European Journal of Nuclear Medicine，2000，27（9）：1300-1304.

［8］Chervu L R，Joseph J A，Chun S B，et al. Evaluation of six new $^{99m}T_c$-IDA agents for hepatobiliary imaging［J］. 1988，14（9-10）：441-445.

［9］Borroni B，Anchisi D，Paghera B，et al. Combined $^{99}T_c^m$-ECD SPECT and neuropsychological studies in MCI for the assessment of conversion to AD［J］. Neurobiology of Aging，2006，27（1）：24-31.

［10］Chakraborty S，Das T，Banerjee S，et al. $^{177}Lu$-EDTMP：a viable bone pain palliative in skeletal metastasis.［J］. Cancer Biother Radiopharm，2008，23（2）：202-213.

［11］段润卿，刘兴党.$^{177}Lu$ 标记放射性药物研究新进展［J］. 中华核医学杂志，2010，30（2）：139-141.

# 4 放射性核素示踪方法

放射性核素示踪技术是利用放射性核素为示踪剂研究生物机体各种物质的吸收、分布、排泄、转移及转化规律的一门测量技术，也是贯穿于核医学领域和各项技术之中的基本技术。

## 4.1 示踪实验设计的一般原则

示踪法就是给被研究对象加上一个记号，以便在实验体系中或机体内追踪其行径与动向，了解被研究对象运转与变化规律。核素示踪法就是利用核素作示踪剂而建立起来的一种微量研究方法。目前绝大多数示踪实验都采用核素或其标记物作示踪剂。所以，通常所说的示踪实验往往是指核素示踪实验，以下简称示踪实验。

### 4.1.1 示踪实验的原理

示踪实验的基础包括以下两点：其一是放射性核素和稳定核素及其标记化合物，虽与自然界中存在的相对应的同位素和化合物的物理性质不同，却具有相同的化学性质和生物特性。进入机体内后，在体内所发生的化学变化或生物学过程与被示踪的物质完全相同，这一性质在医学研究中非常重要。其二是放射性核素能自发地发生核衰变，同时发射出射线，利用高灵敏度的仪器，可对标记物进行精确的定性、定量或定位研究，而稳定核素由于质量不同于相应的同位素，可借助质量分析仪进行定量测量。上述两点结合起来，便成为建立示踪技术（tracer technique）的理论基础。

### 4.1.2 示踪实验的应用及意义

1935 年 Hevesy 等研究放射性磷在小鼠体内的分布代谢过程时，便创建了人工放射性核素的示踪方法，它是一种具有实际意义的重要研究手段。尤其近 10

多年来在示踪法的基础上，又建立和发展了放射自显影、核素稀释法、活化分析技术、体外放射免疫分析等技术，并广泛地应用于免疫学、病理生理学、生物化学、药理学、药物代谢动力学、法医学、计划生育、遗传学、分子生物学等医学生物学的基础研究中。已揭示出的生物体内和细胞内的精细而又复杂的理化过程，对深入细致地研究正常或异常个体内物质代谢的各种问题（包括代谢转变的化学途径、速度，代谢产物在体内的分布、位置）及激素和维生素等重要物质的代谢起着推动作用。已阐明的蛋白质合成、核酸的结构等一些生物学中的最根本问题，为生命科学的研究开辟了新领域。此外，在当代新药研究中示踪技术也起着十分重要的作用。所以，示踪技术不仅是实验核医学研究不可缺少的方法，临床功能检查、脏器显像等技术的基础，同时也是医学生物学研究中的重要手段。

### 4.1.3　示踪研究的基本类型

根据示踪实验研究的性质，可将示踪研究分为两大类。

（1）物理示踪

此类示踪研究中所用的放射性标记物不是作为体内某一特定物质的示踪物，而是用作追踪物，研究其重量或物理变化，示踪物不参与化学过程或代谢过程。如利用放射性惰性气体从血流向肺内弥散的速度来判断肺组织的病理变化等，便属此类示踪研究的范畴。

（2）化学示踪

主要用于追踪某种物质在体内或培养体系内的复杂的生物化学行为，实验中标记化合物作为体内被测物质的示踪剂，要求其结构应与该特定物完全一样或十分近似，以保证两者生物特性相同或非常相似，以具有代表性。

### 4.1.4　示踪实验设计的基本要求

（1）放射性核素的选择

放射性核素的选择在示踪实验中是非常重要的。这种选择不仅在取决于实验的要求，还取决于核素的放射化学性质。所以，实际上应综合两方面的要求，去确定放射性核素选择的基本原则。

①辐射类型：在示踪实验中，由于发射α粒子的核素，半衰期极长，测量困难，生物示踪实验中很少应用。一般多选用发射$\beta^-$粒子和γ射线的核素，$\beta^-$射线因能量不同，分为低能的软$\beta^-$射线（$^{3}H$、$^{14}C$、$^{35}S$、$^{45}Ca$）和高能量的硬$\beta^-$射线（$^{32}P$），离体实验和各种代谢研究多选用发射$\beta^-$粒子的核素。体内诊断性

示踪实验体外测量，主要选用发射γ射线的核素作示踪核素。

②半衰期：也是放射性核素选择的标准之一。要挑选具有最适宜的半衰期的核素，它应足够长，以满足实验周期的要求；同时又要足够短，便于放射性废物的处理。整体实验时除考虑放射性核素的物理半衰期（$T_p$）外，还需考虑它的生物半衰期（$T_b$）。根据以下公式：

$$\frac{1}{T_e}=\frac{1}{T_b}+\frac{1}{T_p} \tag{4-1}$$

若 $T_p$ 与 $T_b$ 相差 20 倍以上时，其有效半衰期（$T_e$）基本等于其中那个短的半衰期。例如，$^{14}C$ 标记物（$T_p$=5 730 a，$T_b$=10 d）所以能够作为示踪剂被安全地使用于体内和临床就是这个缘故。

（2）放射性核素标记的位置

当研究物质转运规律时，追踪观察的是原示踪物的去向，而不是追踪其代谢产物，故只要求标记原子牢固便可。又如研究氨基酸脱羧基反应，应将示踪原子牢固地定位标记在羧基上，否则在实验过程中会脱离化合物，失去实验意义。有些实验不要求特殊定位标记的化合物，可采用均匀标记。可是在使用均匀标记物时，要尽量除去化合物中不稳定位置上的标记原子，以免造成实验误差。

（3）示踪剂要有足够的放射性核素纯度、放射化学纯度（放化纯度）和比活度

为避免不同放射性核素的干扰，减少对实验对象的不必要的照射，要求放射性示踪剂的放射性核素纯度应达到规定的标准，即 98%以上。在使用其标记化合物时，也应满足规定的纯度，即放化纯度为 95%以上。

此外，放射性示踪剂应有相当高的比活度，这是因为示踪剂引入研究体系或机体后立即被稀释。如示踪剂比活度太低，为满足测量的要求，引入的化学量必定会大大超过生理剂量，使实验结果失去真实性。另外，有些示踪实验中，要求使用无载体的示踪剂，尤其当所研究的物质含量甚微时，载体的有无或其量的多寡，都能影响原有物质在体内的平衡。

（4）示踪剂剂量的选择

主要依据标记化合物的放射性比活度、放射性核素的半衰期；标记化合物在研究系统中或机体内被稀释的程度、利用率及在机体内的分布和排泄特点；实验周期、测量仪器的探测效率和示踪剂安全使用范围等因素。一般要求在整个实验中示踪剂被稀释后，样品脉冲计数率应 5 倍于本底计数即可满足要求（见第 1 章）。在实际工作中常用下式估算示踪剂的剂量：

$$\frac{ACE}{D} > B \quad (4\text{-}2)$$

式中，$A$——示踪剂的比活度；

$B$——本底计数；

$C$——原示踪剂的用量；

$D$——稀释倍数；

$E$——探测效率。

一般来说，小动物实验的用量在 7.4～18.5 kBq（0.2～0.5 μCi）范围内，更多的是在 370 kBq（10 μCi）以下。离体实验如细胞培养、切片保温、酶反应等示踪实验，用量可小于 37 kBq（1 μCi）。

（5）示踪剂的给予途径

整体动物实验的给药途径，和其他非放射性实验一样，不外乎经口、静脉、腹腔、皮下或肌肉注射。一般给药量小，要求体积准确。应防止损伤或漏出造成的污染。离体实验要根据研究目的，严格控制引入示踪剂的时间。

（6）样品的采集与制备

样品的采集要有代表性；脏器采样应固定解剖部位，同时要避免与其他脏器和血液接触造成污染。进行代谢研究时，动物要饲养在代谢笼内，尤其是注射挥发性的放射性核素时，应有专门的气体收集装置。此外，还要注意的是样品的采集与制备须在相同的条件下进行，以免带来人为的误差。

（7）放射性测量方法的选择

不同能量的射线应采用不同的测量方法，如γ射线的测量，主要选用碘化钠晶体闪烁计数器。$^{32}P$ 的测量可用 G-M 计数管，而目前多用液体闪烁计数器；而低能核素 $^{3}H$、$^{14}C$ 则用液体闪烁计数器或薄窗 G-M 计数管进行测量；α 射线可用带有硫化锌晶体的闪烁计数器、电离室和核乳胶测量，也可用液体闪烁计数器测量。

## 4.2 核素稀释法

核素稀释法（nuclide dilution technique）系一种应用极为广泛的定量示踪法。该方法首先由 Hevesy 于 1934 年提出。它为有些常规方法很难解决的问题提供了一个解决的方法，如在成分复杂的样品中测定某些成分，在混合物中分析性质类似、不易定量分离的元素，测定整体内无法定量分离的某些成分的总量等。

核素稀释法既可用放射性核素也可用稳定性核素来进行。

核素稀释法是利用化学物质在稀释前后质量不变的原理与示踪技术相结合而建立的微量物质定量分析方法。根据测定对象不同，可分为正稀释法和反稀释法。其操作简便、灵敏度高、能在正常生理状况下进行实验等示踪法共同的优点。

### 4.2.1 核素稀释法的基本原理

化学物质在稀释前后质量不变，对于放射性物质，依据其比活度（$S$）定义，其放射性活度（$A$）等于质量（$m$）与比活度（$S$）的乘积，即 $A=S\cdot m$。将已知比活度（或放射性浓度）和质量的放射性标记化合物（示踪剂），加到一个未知质量的非放射性的同种化合物中，混匀后放射性标记化合物将被稀释，比活度或放射性浓度下降，下降的程度与其被稀释的程度相关，但放射性核素标记化合物的放射性活度不变。

即：

$$S_1m_1=S_2(m_1+m_2) \tag{4-3}$$

$$C_1V_1=C_2(V_1+V_2) \tag{4-4}$$

式中，$S_1$ 和 $C_1$——稀释前的放射性比活度和放射性浓度；

$S_2$ 和 $C_2$——稀释后的放射性比活度和放射性浓度；

$m_1$ 和 $V_1$——示踪剂被稀释前的质量和容积；

$m_2$ 和 $V_2$——用于稀释的非放射性同种化合物的质量和容积。

当放射性核素标记化合物的质量或体积远远小于非标记待测物，即 $m_2\gg m_1$ 或 $V_2\gg V_1$ 时，上式可简化为：

$$S_1m_1=S_2m_2 \tag{4-5}$$

$$C_1V_1=C_2V_2 \tag{4-6}$$

在实际应用中，只要取出一小部分混匀后的样品，测定其比活度（$S_2$ 或 $V_2$），就可以进行计算。

### 4.2.2 核素稀释法的基本方法

#### 4.2.2.1 核素正稀释法

用已知量的标记物作为示踪剂来测定未知量非标记物的稀释法称为核素正稀释法（direct nuclide dilution）。设非标记物的量为 $X$ mmol，标记物的量为

$Y$ mmol，其放射性活度为 $D$，则稀释前标记物的放射性比活度 $s_1$：

$$s_1 = \frac{D}{Y} \tag{4-7}$$

标记物和非标记物充分混匀后进行提纯，分离出任意量，测混合后样品的放射性活度 $s_2$：

$$s_2 = \frac{D}{X+Y} \tag{4-8}$$

两式合并重排：

$$s_2 = \frac{D}{X+\frac{D}{s_1}} \tag{4-9}$$

$$X = \frac{D}{s_2} - Y = Y\left(\frac{s_1}{s_2} - 1\right) \tag{4-10}$$

此系正稀释法的基本公式。从公式可以看出，若加入标记物的量 $Y$ 和活度 $D$ 为已知，再测得 $s_2$，即可求得非标记物的量 $X$。

**案例**：欲测定蛋白质水解液中天冬氨酸的含量，将 5 mg 放射性比活度为 17 kBq/mg 的标记天冬氨酸加入水解液，充分混匀后分离出一部分高度纯化的天冬氨酸 0.21 mg，测得放射性比活度为 0.37 kBq/mg，求水解液天冬氨酸的含量。

**解**：已知 $Y=5.0$ mg，$s_1=17$ kBq/mg，$s_2=0.37$ kBq/mg，代入公式则：

$$X = 5.0\times\left(\frac{17}{0.37} - 1\right) = 225\ \text{mg}$$

#### 4.2.2.2 核素反稀释法

用已知量的非标记物测定样品中标记物含量的稀释法称核素反稀释法（inverse nuclide dilution）。设标记物的化学量为 $g$，已知或测得其放射性比活度为（$s_1=D/g$），因不能定量分离，加入同一化学形态的非标记物，已知其化学量为 $r$。混合后分离部分样品纯化，测得放射性活度为 $s_2$。根据

$$s_2(m_1+m_2) = s_1 m_1 \tag{4-11}$$

可导出：

$$s_2 = \frac{g s_1}{g+r} \tag{4-12}$$

$$g = \frac{s_2}{s_1 - s_2} \times r \tag{4-13}$$

重排后得

$$\text{当 } r \geqslant g \text{ 时，}$$

$$g = \frac{s_2}{s_1} \times r \tag{4-14}$$

此系反稀释法的基本公式。可看出，若已知所加非标记物的量 $r$，则分别测量两个放射性比活度 $s_1$ 和 $s_2$，即可求得标记物的量 $g$。有时，样品中只有一种标记化合物，则可简化实验步骤，不测 $s_1$，而改为测样品的总放射性 $D$。因为 $D=gs_1$，上式可改成

$$g = \frac{D}{s_2} - r \tag{4-15}$$

**案例**：用 $^{14}CO_2$ 通过植物光合作用生成放射性蛋白质，取少量蛋白质水解分出谷氨酸测得放射性比活度为 356 cpm/mg，欲求谷氨酸含量，取 166 mg 蛋白样品，水解后加入非标记谷氨酸 13.1 mg，混合后分出部分谷氨酸，测得放射性比活度为 220 cpm/mg。

**解**：设 $g$ 为标记谷氨酸量，$r=13.1$ mg，$s_1=356$ cpm/mg，$s_2=220$ cpm/mg，

$$g = \frac{13.1 \times 220}{356-220} = 21.19 \text{ mg}$$

蛋白质标记谷氨酸的重量百分比为

$$\frac{21.19}{166} \times 100\% = 12.76\%$$

### 4.2.2.3 特殊核素稀释法

（1）核素双稀释法（double nuclide dilution）

核素双稀释法主要用于反稀释法。当样品中未知量为 $g$ 的标记物，其放射性比活度 $s_g$ 不易直接测量时，可采用双稀释法。

将待测样品取出两个等量部分，分别加入同种化学形态的非标记物，设所加量分别为 $r$ 和 $p$，混合后各取部分混合物测得比活度分别为 $s_r$ 和 $s_p$。根据稀释原理可知，第一样品和第二样品分别为

$$\begin{cases} s_g = s_r + \dfrac{r}{g} \times s_r \\ s_g = s_p + \dfrac{p}{g} \times s_p \end{cases} \tag{4-16}$$

解联立方程，

得到结果：

$$g=\frac{r\times s_r-p\times s_p}{s_p-s_r} \tag{4-17}$$

式中，$r$、$p$ 为已知量，$s_r$ 和 $s_p$ 为可测量，故可求出未知量 $g$。

（2）亚化学计量核素稀释法（substoichiometric nuclide dilution analysis）

亚化学计量核素稀释法是将亚化学计量分离原理用于核素稀释法的一种分析技术。

通常对金属离子进行化学分离时，为使反应完全，所加反应试剂的量大大超过化学计算量。亚化学计量分离技术则不同，所加反应试剂少于化学计算量，故只有一部分金属离子被分离，所得的元素量由所加试剂的量决定。若在稀释法中运用这一原理，亦即向稀释前后两个样品所加的试剂是严格相等的亚化学计量，则分离出来的两份元素样品重量是相等的。因此，稀释公式中的放射性比活度可由放射性活度代替，只要根据稀释前后分出样品的放射性活度之比，就能算出元素的未知含量。

### 4.2.3 核素稀释法的必要条件

必要的条件是制备和待测物质化学上完全相同的标记物及建立分离、纯化样品的可靠方法。实验全过程中必须注意以下 3 点。

（1）正确选用标记物

在做物质定量分析时，标记物在化学性质上要和待测物完全相同；标记原子要在化合物的稳定位置；标记的纯度要高；用于整体成分测定时还要求标记原子在体内也不发生非代谢性交换；生物行为与非标记物完全一致；标记物必须无毒性。

（2）准确的稀释度

为使分离出的样品具有准确的稀释度，必须确保标记原子和非标记原子混合均匀。进行体内稀释实验时，完全混匀的时间一般通过实验确定。

（3）建立分离、纯化样品的可靠方法

分离、纯化混匀后的样品是核素稀释法的关键步骤之一，可采用沉淀、溶剂提取、离子交换、纸层析等方法。

### 4.2.4 优点与限制

核素稀释法的最大优点是不要求待测物质定量回收。特别在下列情况下应用更具优越性：（1）未知物质不可能定量分离；（2）需要快速分析；（3）需分离的物质浓度很低，用一般常规方法无法避免物质在容器上的吸附；（4）测量整体分布容积，如人体水分的测定。

但核素稀释法在实验应用中有一定的局限性，有时不易获得和待测物质化学上完全相同的标记物，这就影响分析工作的正常进行；用放射性核素稀释法，由于要测放射性活度，必须分离出足够的样品量；用放射性核素正稀释法做物质定量时，欲使误差＜±3%，待测物与标记物含量之比不得超过 2:1，否则误差将增大。

## 4.3 物质转化法

物质进入生物机体后，在酶促反应作用下，经过转化、分解等代谢过程，生成代谢中间产物及最终产物，参与机体生命活动过程。弄清各种代谢物质的前身物、中间代谢步骤和中间代谢产物最终产物的相互关系及其转化条件，是正确认识生命现象的物质基础。放射性核素示踪技术是目前最常用最理想的方法之一，它不仅能够对前身物、中间产物、反映产物做出定性分析，还可用以研究前身物转化为产物的速度、转化条件、转化机制以及各种因素对转化的影响。

物质转化的示踪研究可以在整体、离体或无细胞体系中进行。整体实验多以实验动物为研究对象，在正常生理条件下观察某物质在体内转化的全过程，可以做出较为可靠的结论。但是由于机体的内环境十分复杂，有各种交换方式和代谢旁路，多因素参与代谢过程不易弄清物质转化的细节。另外由于内源性物质对待测标记物的稀释作用，使参与代谢反应的示踪剂减少，导致测量结果较大，难以做出准确的判断。离体实验（包括无细胞反应体系）可以简化反应条件，人为控制反应对象和实验条件，有利于在分子水平阐明物质转化过程的具体步骤、转化条件及影响因素，有些代谢过程只能在离体条件下才能得出实验结果。但是离体实验破坏了生物机体代谢反应的完整性，所得到的实验结果只能看做是一种可能性，应作系统分析或经整体实验加以验证，才能得出可靠的结论。例如，离体实验证明，胸腺嘧啶是 DNA 的有效前身物，但在整体动物实验中发现 $^{3}$H-胸腺嘧啶掺人 DNA 很少，表明胸腺嘧啶不是 DNA 的有效前身物。用标记的胸腺嘧啶核苷（$^{3}$H-TdR）作掺入实验，证明 TdR 才是机体合成 DNA 的前身物。

### 4.3.1 物质转化法基本原理

对物质A和物质P两种物质，要研究它们之间的关系，可将适当部位标记有放射性核素的前身物A引入生物体系（整体、离体培养的细胞或无细胞酶体系），经过一定时间，分离出产物P进行放射性测量，如果产物P出现明显的放射性，表明物质A的全部或部分掺入到物质P分子中，即证明物质A是物质P前身物，物质P是物质A的产物，这种方法称为掺入试验。这个转化过程可能直接由前身物掺入产物，即A-P，也可能是经过中间产物B，然后转化为产物P，即A-B-P。

在A-B-P体系中，有时为了确定B是否为A与P之间的中间产物，可用示踪技术以简单步骤得出正确结论，胆固醇生物合成的研究是应用放射性核素示踪技术成功的范例之一。将标记的乙酸和非标记的鲨烯一起喂大鼠，从肝脏中分离出鲨烯，并且是被标记的，说明鲨烯可由乙酸合成。然后再将分离出的标记鲨烯喂小鼠，发现小鼠各组织中的胆固醇含有很强的放射性，从而证实乙酸是胆固醇的有效前身物，鲨烯又是乙酸合成胆固醇的重要中间产物之一。

### 4.3.2 物质转化法基本方法

#### 4.3.2.1 实验步骤

（1）选择一定的待测物质，并对其一定部位进行放射性标记；

（2）将标记物引入生物体系（整体或离体）中，反应一定的时间；

（3）用适当的方法将产物与前身物分离，分别测量其放射性；

（4）对测量结果进行计算、处理，分析它们之间的相互关系；

（5）必要时，采用其他实验方法对分析结果进行验证。

#### 4.3.2.2 常用参数

评价掺入量的参数为相对转化率和相对比活度。

相对转化率（%）=（反应产物P的放射性活度/所加前身物A的放射性活度）×100%相对比活度=反应产物P的比活度/前身物A的比活度

相对转化率是直接用反应产物P的放射性活度与所加前身物A的总放射性活度进行比较，计算百分数。相对转化率虽能反映前身物的利用率，但由于非标记的内源性前身物也可能转化为产物，并对标记前身物有稀释作用，导致反应产物的放射性计数减少，所以产物的放射性并不能完全代表前身物转化为产物的总量和速度。

相对比活度以反应产物与前身物的比活度进行比较，不受各自分子量不同的影响，反映前身物的掺入率。计算相对比活度时，应作化学定最，如待测标记物化学量太少不易直接定量，可用核素反稀释法求得。

#### 4.3.2.3 双标记示踪实验

双标记示踪实验实际上是掺入实验的引伸。物质转化研究有时要求弄清前身物的一个或两个以上的基团，或者同一基团的不同原子，是直接转化入产物，还是中间经过其他的变化（如部分脱落、分解后再合成等）后再转化入产物。为此可以采用单标记、双标记或多标记示踪实验，其中以双标记示踪实验最常用。单标记示踪实验使用单标记前身物，需分别进行两次或两次以上的示踪实验。但是分次实验可能存在各种实验条件的改变，导致实验误差增加，并且多次实验需消耗更多的人力物力和时间，造成不必要的浪费。双标记或多标记示踪实验则是采用两种或两种以上的核素分别标记前身物分子上的不同原子，然后进行转化实验。进行双标记示踪实验时，应注意采用射线类型不同或能量相差较大的两种核素作为双标记前身物的示踪核素，以便进行双标记核素的放射性测量。

在双标记示踪实验中，一般先测定标记前身物中两种放射性核素的放射性比值，然后加入到反应体系中，经过一定时间后分离反应产物，将反应产物中的放射性比值与前身物进行比较。如果上述两种标记部位的原子同时直接转化入产物，产物中这两种放射性核素的放射性比值基本保持不变；反之，如果产物与前身物中两种放射性核素的放射性比值相差悬殊，则说明前身物放射性核素标记的特定基团或分子不是整体转化到产物分子上的。

另外，双标记示踪方法也可用来比较不同前身物的转化情况，即对两个不同的前身物分别用不同的核素标记，混合后得到一定的放射性比值，然后引入到同一反应体系中，经过一定时间后分离产物，测量其放射性比值，根据产物的放射性比值变化的大小，可以说明那一种前身物转化到产物的多少。例如，用 $^{3}H$ 和 $^{14}C$ 分别标记两种前身物，混合后测定 $^{3}H/^{14}C$ 的比值，加入到反应体系一定时间后，分离产物再测 $^{3}H/^{14}C$ 的比值。如果产物的 $^{3}H/^{14}C$ 比值增大，表示 $^{3}H$ 标记的前身物被利用的多；比值减少，则表示 $^{14}C$ 标记的前身物转化为产物的量多。

### 4.3.3 物质转化法应用举例

#### 4.3.3.1 代谢中间产物的测定

在一定的条件下，可以根据峰值出现的时间顺序，分析前身物、中间产物和终产物的关系及转化速率。值得注意的是，这一变化规律只适合无明显代谢旁路的体系中。例如，通过物质转化的示踪实验证明，次黄嘌呤核苷酸和牛磺酸代谢途径分别为：

$^{14}C$-甲酸→次黄嘌呤→次黄嘌呤核苷→次黄嘌呤核苷酸

$^{35}S$-蛋氨酸→半胱氨酸→磺丙氨酸→牛磺酸

#### 4.3.3.2 细胞增殖功能检测

将定量掺入试验的方法引入细胞领域，它可作为反映细胞功能，特别是细胞增殖的一个指标。如用 $^{125}I$-UdR（尿嘧啶核苷）掺入 RNA 或 $^{3}H$-TdR（胸腺嘧啶核苷）掺入 DNA，可作为肿瘤细胞增殖速度的指标，用于抗肿瘤药物的研究；在 PHA 等刺激下，以 DNA 中 $^{3}H$-TdR 的掺入率，常常作为淋巴细胞转化功能的经典指标，用于细胞免疫的研究。

#### 4.3.3.3 判断功能基团转化

利用双标记示踪实验可以判断体内功能基团的转化和代谢。例如，体内的转甲基过程有两种可能性，一种是甲基作为一个完整基团转移，另一种是供体分子只提供碳原子，受体分子甲基上的氢原子是通过其他途径加上去的。在具体某一种物质的代谢过程中究竟是如何转化的，可以通过双标记示踪实验提供直接证据。例如，为研究脱氧鸟嘧啶核苷转化为脱氧胸腺嘧啶核苷的转甲基过程，将 $^{14}C$ 和 $^{2}H$ 分别标记在蛋氨酸的甲基分子上，按一定比例混合均匀组成双标记蛋氨酸，加入饲料中喂养大鼠，然后分离其代谢产物肌酸和胆碱，分别测量其甲基上 $^{14}C$ 和 $^{2}H$ 的量及其比值。结果显示产物中两者比例与前身物基本一致，说明在这个代谢过程中的转甲基是整个基团的转移。

又如，1952 年 Hershey 等用 $^{35}S$ 及 $^{32}P$ 分别标记噬菌体的蛋白质和 DNA，并将它感染大肠杆菌，发现噬菌体进入菌体的是 $^{32}P$ 标记的 DNA，在下一代噬

菌体也只有 $^{32}$P-DNA 存在，这说明噬菌体的增殖和传代直接与它的 DNA 有关，从而为证明 DNA 是遗传的物质基础提供了实验依据。

#### 4.3.3.4 确定产物中各原子的由来

研究前身物标记的原子掺入产物分子的情况，可用化学降解的方法将产物组成的各个原子或基团分开，测最其放射性，如果产物中某一部位的标记原子分布与一定标记部位的前身物有规律地联系着，可为前身物和产物的关系提供了进一步证据。典型的应用实例是用放射性核素示踪技术研究嘌呤环上各原子的来源。用鸽子及大鼠进行放射性核素示踪实验证明，嘌呤碱的前身物均为简单物质，例如氨基酸、$CO_2$ 及甲酰基（一碳单位，来自四氢叶酸）等。

#### 4.3.3.5 判断组织成分的来源

某一组织中各种成分的来源各不相同，有的经血液由它处输入，有的就地合成，有的两种来源均有。用放射性示踪技术可以弄清这些成分的来源，并对疾病的发病原理及其预防措施都有一定意义。如为了判断动脉粥样硬化斑块中胆固醇的来源，在实验家兔中给予 1%$^{14}$C-胆固醇后，血液胆固醇的比放射性逐渐升高，然后维持在一个水平上。如果斑块中的胆固醇主要由动脉壁合成，斑块中不应含有放射性；如果斑块中的胆固醇有一部分来自血浆，部分由动脉壁合成，则斑块中的放射性始终低于血浆放射性；如果主要来自血浆，且不断与血浆交换，则动脉壁上胆固醇的比放射性应逐渐升高，最后与血浆基本相同。计算动脉粥样硬化块与血浆的相对比放射性，开始时小于 1，后即逐步升高，最后达到并维持在 1 左右。实验结果表明，动脉粥样硬化斑块中的胆固醇主要来源于血液，并与血液中的胆固醇保持交换状态。

## 思考题

1. 什么是放射性核素示踪，示踪原理是什么？
2. 简述示踪实验设计的一般原则。
3. 简述核素稀释法的基本原理及操作步骤。
4. 简述核素稀释法的优缺点。
5. 简述物质转化法的基本原理及操作步骤。

# 参考文献

［1］叶维新，陈杞，孝延龄．实验核医学［M］．吉林：吉林科学技术出版社，1990．

［2］周申．核医学［M］．北京：人民卫生出版社，1995．

［3］张永学．实验核医学［M］．北京：人民卫生出版社，2002．

［4］许玉杰．实验核医学［M］．苏州：苏州大学出版社，2004．

# 5　放射性同位素测量技术

放射性同位素示踪样品测量的目的是对示踪研究的待测样品进行放射性活度测定。从而通过样品的比活度进行数据处理及分析，从而取得示踪研究工作的结果。即放射性标记的目标分子，其在整个实验观察体系中的数量变化，结构变化以及空间分布等表征化学、生物或其他过程中的转运、归宿等规律的测量技术。因此，放射性样品测量的准确性与可靠性是非常重要的。本章节主要论述放射性样品测量的目的、分类、原理以及常见的分析方法。

## 5.1　放射性测量的分类

### 5.1.1　根据测量目的分类

（1）定性测量：可以是对待测样品有无示踪物进行定性，更重要的是可以对放射性核素的种类进行定性，这在多标记核素示踪研究中尤为重要。由于每种放射性核素衰变释放的射线能量不同，有其特定的能谱，通过对放射性样品的射线能谱分析，可以测定样品中所含放射性核素的种类，以达到对样品进行定性分折的目的。

（2）定量测量：通过对样品的测量，可以测得样品中的放射性活度。并且可以根据标记化合物的放射性比活度而求出示踪物在待测洋品中的含量。

在放射性核素示踪研究的实际工作中，通常定性和定量测量同时进行。如果示踪研究中已知以何种放射性核素作为示踪核素，测量样品时，把射线探测器调整到适合测量该种核素的最佳工作状态，排除该核素以外的射线引起的干扰，以测定该种核素的放射性活度。

（3）定位测量：通过放射性核素自显像技术及放射自显技术，在形态学的基础上观察机能变化，定位准确，灵敏度高，并可同时进行定量测量。如研究在生理或病理状态下各种药物、营养物质、毒物等在器官、组织、细胞中的分布和转运，受体分子的定位，肿瘤的免疫显像定位等。

### 5.1.2 根据被测射线的类型分类

（1）α 测量：即对放射 α 粒子的放射性核素进行测查量，亦称 α 计数，测量仪器可以采用 ZnS（Ag）荧光体（薄层）组成的闪烁计数器，薄窗盖革计数器等电离室型脉冲探测器、液体闪烁计数器及放射自显影术等。由于 α 粒子射程短，标记化合物辐射自分解现象严重，样品制备要求严格。实际工作中极少使用 α 辐射体的放射性制剂作为示踪剂。

（2）β 测量：即对放射 β 射线的放射性样品进行测量，是示踪研究中常用的测量方式。常用 β 辐射体的放射性核素有 $^{3}H$、$^{14}C$、$^{32}P$、$^{35}S$ 等，由于多效可以进行同位素标记被研究物质。所以，在基础医学中示琮研究工作广泛应用。主要用液体闪烁计数器进行测量，或用放射自显影术进行定位、定量分析。

（3）γ 测量：指对可发射 γ 射线的放射性样品进行测量，也是放射性核素示踪研究中常用的测量方式。由于 γ 射线穿透力强，待测样品制备简单，所以在示踪研究工作用 γ 辐射体的放射性核素作为示踪核素很广泛，特别是体内示踪实验体外显像研究，γ 测量是主要手段。常用放射性核素如 $^{125}I$、$^{131}I$、$^{51}Cr$、$^{99}Tc^{m}$、$^{113}In^{m}$ 等，主要应用 NaI（Tl）固体闪烁计数器进行测量。

### 5.1.3 放射性核素的绝对测量和相对测量

（1）绝对测量：指不需要借助中间手段而可以直接测得放射性活度的测量方法。常用的方法有固定立体角法、4π 立体角法、量热法和符合法。但无论用何种方法都需要对许多因子进行校正，如射线的吸收和散射、样品的自吸收及几何形状、测量的几何位置、仪器的探测效率等。进行这一系列校正要求严格，甚至有些校正因子还需要靠实验来确定。故主要用于计量工作，如标准源的测定等。一般放射性核素示踪研究及多样品测量分析很少应用绝对测量。

（2）相对测量：是生物医学放射性核素示踪研究中常用的测量方法。测量方法操作简便，探测仪器给出的测量结果以计数率（count per minute，cpm）表示。测量的基本方法是：当探测仪器对各样品的探测效率相同，通过各样品的 cpm 直接进行各样品的相互比较；或者使用已知活度的放射性核素源，即标准源（要求标准源和待测的样品应是同一种核素）。在标准源和样品的几何条件、样品状态等相同的测量条件下，使用同一台测量仪器进行比较测量，利用式（5-1）和式（5-2）可以求出样品的放射性活度（disintegrations per minute，dpm）。

$$E=\frac{n_{标准}-n_{本底}}{A_{标准}} \quad (5\text{-}1)$$

$$A_{样品}=\frac{n_{样品}-n_{本底}}{E} \quad (5\text{-}2)$$

式中，$E$——探测的效率；

$n$——每分钟的计数 cpm；

$A$——放射性活度。

## 5.2 辐射探测器

原子核衰变放出的射线，大致可分为三类。一类是带电粒子组成的射线，如$\beta^-$射线、$\beta^+$射线，$\alpha$射以及核衰变的间接产物内转换电子和俄歇电子。另一类是电磁辐射，如$\gamma$射线和X射线。第三类是中子。这些射线通过物质时将与物质发生相互作用。研究这些作用可以详细地了解核结构、射线的性质及其对生物机体的影响，同时它也是设计和研制辐射探测器的重要基础。这一部分相关内容在第二章的基础知识里已有些相应描述，重复的内容此处不再赘述，这里仅介绍辐射探测器的相应知识。

在核物理以及同位素应用研究中，能够探测各种辐射的存在，分辨并确定它们的性质（能量、半衰期、电荷、放射性活度等）的仪器的总称为探测器。其利用辐射与物质的相互作用而产生的一些特殊现象，如电离、荧光、核反应、热效应、化学效应以及一些特殊的次级效应。对放射性核素应用上的测量而言，基于电离、荧光的探测器最为常见。

探测器可以按以下方式分类。（1）根据作用方式可分为：①气体探测器：它是利用射线与气体的相互作用，如电离室、正比计数器、G-M 计数器等；②固体探测器：它是利用射线与固体的相互作用，如各种类型（有机、无机）闪烁计数器、半导体计数器等；③液体探测器：它是利用射线与液体物质的相互作用，如液体闪烁计数器，气泡室等。（2）根据原理可分为：①累计型：它是测量因辐射的电离作用所产生的微弱电流（电荷）或其他效应，而不分辨个别粒子的行为，如电流电离室、热释光探测器、胶片剂量计等；②脉冲探测器：它测量由于单个粒子的电离作用所引起的脉冲式的电压变化，即可分辨的单个粒子的行为，如电离室、正比计数器、G-M 计数器、闪烁计数器。

### 5.2.1 脉冲探测器

常用的形式是一个空心的圆柱体（内镀金属膜或安装金属筒）作为阴极和金属丝作为阳极。如果把气体密封进管内，那么当射线进入管内后，在气体中便形成离子，阴极和阳极间的电场分别将离子引向两极，离子的移动速度随场强和气体的压力、性质而变化，正离子吸向室壁，而移动速度快的阴离子飞向中心电极。因此，在阳极上收集到电荷，从而引起电路上电压的变化-脉冲。脉冲的大小与所收集的电子数目有关，如图 5-1 所示。

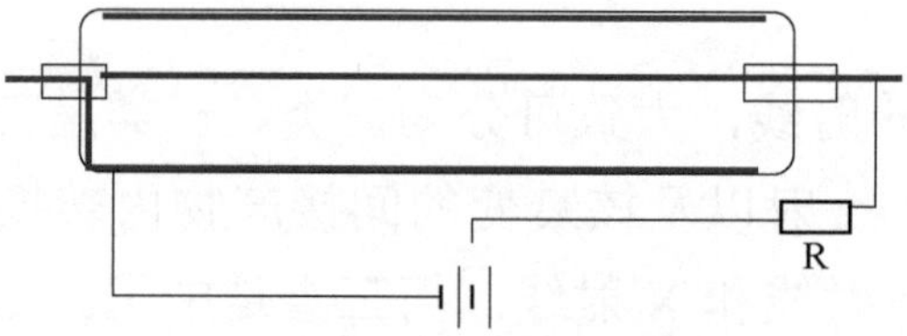


图 5-1　脉冲探测器的示意图

如果辐射活度一定，则形成脉冲的大小随所加电压而变，如图 5-2 所示。

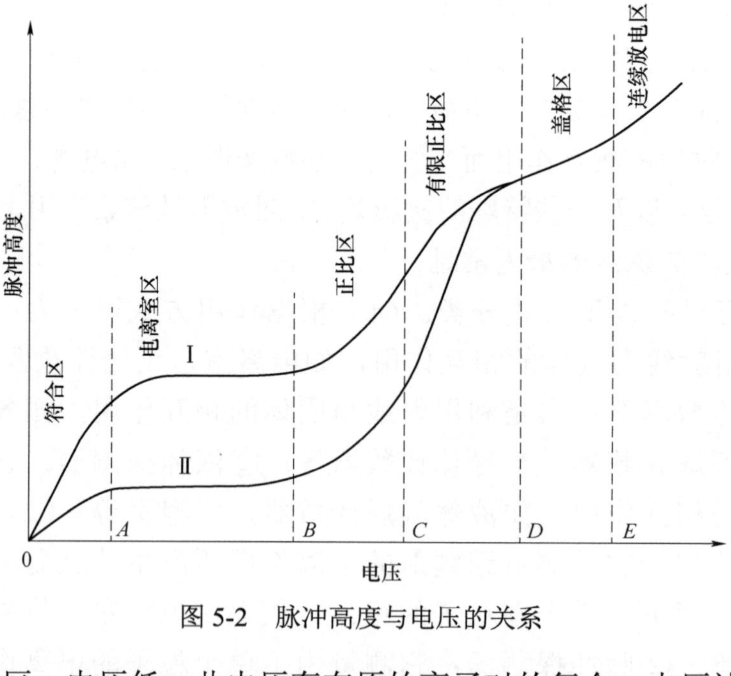


图 5-2　脉冲高度与电压的关系

（1）OA 区：电压低，此电压存在原始离子对的复合。电压达到 A 点时，所有的离子对都到达两极。

（2）AB 区：电离室区，电压的升高，不能引起脉冲高度的改变，复合不存在，电场不足以产生新的离子对，脉冲达到饱和值，该饱和值与入射粒子的种类有关。

（3）BC 区：正比区，原始电离对中的电子在趋向阳极的过程中，获得足够的能量与气体碰撞，而产生电离，使真正到达阳极的电子数比原始的多，由碰撞产生的电子换可获得能量又产生新的电离，这个过程是增值的，又称“雪崩”。该区域的放大系数为 10～$10^4$，随电压的增高而增加，脉冲的高度正比于原始的电离数。利用该区域制成的探测器称为正比计数器。

（4）CD 区：有限正比区，当电压增高时，脉冲的大小也继续增加，但比例关系被破坏，原始离子对多的放大的少，原始离子对少的放大的多，但总量不大，达到 D 点时，不同能量的粒子已经变得一样。无法区别粒子的种类。

（5）DE 区：盖革区，电压的继续升高，输出脉冲极大，形成自激发放电，且在同一电压下，所有的脉冲高度完全相等，输出脉冲与初始电离无关，即与入射粒子的性质无关，原电离对数只起到点火的作用。G-M 计数器就是工作在该区域。

（6）E 区：因极高的电场而使气体击穿，产生连续放电，该区域不能用作探测器。

### 5.2.2 G-M 计数器

G-M 计数管（器）是盖革-弥勒（Geiger-MÜller）计数管或盖革计数管的简称。它是在金属圆筒（或玻璃管内壁涂上一层导电物质）阴极中央张着一根细金属丝作为阳极（参见图 5-2）。管内充有几个厘米高水银柱至 20 厘米高水银柱（约相当于 $10^3$～$2.66\times10^4$ Pa）气压的气体。它的特点是输出脉冲的大小与入射粒子的电离本领无关。因此，它不能用于粒子的分析，而只能用于计数。

要能分辨一个一个粒子，每一次所引起的放电应有一个停熄，即所谓的“猝灭”。G-M 管按猝灭机制可以分为靠外线路猝灭的非自猝灭计数管和靠管内气体猝灭的自猝灭计数管。前者在一次放电后若没有外界因素使电压降低，则放电会不停地持续下去，充有纯粹气体的管子就属于这一类；后者在放电到一定程度后会自动停止，恢复原状。通常充以惰性气体和某些猝灭气体（如乙醇、二乙醚、溴、氯等）混合物的计数管就是自猝灭管。

一般，非自猝灭管用得较少。因为要使用它，必须利用猝灭电路使电极电压在放电后迅速降低，以停止放电；通常是在计数管的输出回路上附设电子学线路；若采用自猝灭管就不必如比。故广泛应用的是自猝灭盖革计数管。

实验得出 G-M 管的计数率与极间电压的关系如图 5-3 所示。所谓计数率是指单位时间内测得的脉冲数。图 5-3 是在测量固定活度的辐射源，改变极间电压得到的。它反应了 G-M 计数管的工作特性。由图可见，当所加的电压低于 $V_0$ 时，尚不能引起雪崩放电，故无计数。$V_0$ 称为“阈电压”或“临界电压”。*AB* 表示电压增加时计数率随着增加，这是由于还没有达到盖革区。脉冲有大有小，被记录的只是大脉冲；在 *BC* 段计数率几乎为常数，这一段称为“坪”。盖革计数管就是工作坪区的；一般工作电压选择在坪中间偏左一些，这样在电压变动时不致影响计数率。当电压高于 *C* 时，计数率猛烈增加，出现连续放电。

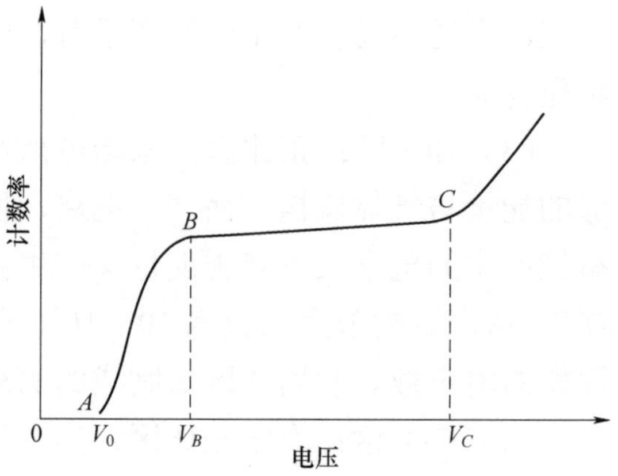

图 5-3　盖革计数管特性曲线

G-M 管的特性一般以阈电压、坪长、坪斜、死时间、寿命及探测效率表征。

（1）阈电压：是指 G-M 计数管开始计数时的电压。它与管的几何形状、管内气体的性质、猝灭气体的比例、阳极粗细、管内气体的压力及温度等有关。如果管内气压高，猝灭气体含量多，阳极粗，阴极圆筒直径大，温度高，则阈电压高；但影响最大的是猝灭气体的种类。如以卤素作猝灭剂的卤素管阈电压 300 V 左右，而以有机气体作猝灭剂的有机管的阈电压则要 1 200 V。

（2）坪长：图 5-3 上 *BC* 段称为 G-M 计数管的坪，其对应的电压 $V_C - V_B$ 为坪长。人们希望计数管有较长的坪。坪的长度与猝灭气的种类、用量、管内温度、管的已使用时间等有关。卤素管坪长约 100 V，有机管约 200～300 V，猝灭气体用得适量，则坪就较长，过多或过少皆有不利的影响。此外，新管的坪比旧管的长，高温时要比低温时的长。

（3）坪斜：图 5-3 上的 *BC* 并非真正水平，而有点上“倾”。这主要是随电压升高假性计数增加及计数管灵敏体积增大。假计数是负离子引起的。因为负离子的速度远小于电子，与正离子差不多，所以可能在真正计数之后再到达阳极而引起新的雪崩，从而形成假计数。坪斜是用来描述坪的“倾斜”程度的。它定义为在坪的范围内，电压每升高 100 V 计数率增加的百分数，其单位是%/100 V。

（4）死时间：也称呆钝时间，指能够把相邻的两个脉冲记录下来的最短时间，又称为分辨率。

（5）寿命：指计数管从开始使用到不能使用时的总计数。

（6）探测效率：是指一个粒子进入计数管后引起计数的概率。一般而言，G-M 管对于带电粒子，只要它能进入管内就能引起计数，即它的效率为 100%；但实际上，因管内电场并不均匀，故在弱电场区域的带电粒子有可能不被记录，特别是低能粒子尤为如此。G-M 管对于进入其内的β粒子、α粒子的效率都近于 100%。但是，G-M 管对γ射线的探测效率是很低的，这是因为γ射线本身不能直接产生电离，而是依靠它和管壁作用产生光电子、康普顿电子和电子对（能量大于 1.022 MeV 的γ射线），它们再引起电离放电。因此，G-M 管对γ射线的探测效率就与阴极材料密切相关。用低原子序数的金属（如铝）作阴极时，探测效率与γ射线能量成正比，用高原子序数的金属（如铋）时，其效率较低原子序数的为高。但一般，G-M 管对γ射线的探测效率不到 1%。

实际使用中，测β粒子、α粒子的 G-M 计数管与测γ射线的 G-M 计数管在结构上是有所不同的。γ管的阴极通常以铜或不锈钢的金属圆筒作成，也可用金属粉末涂在玻璃壳内壁上制成；α粒子和β粒子（尤其是低能β粒子）穿透力较γ射线为弱，故必须用薄窗计数管（对高能β可用薄壁的计数管）。薄窗常在一端用薄云母（1～2 mg/cm$^2$，相当于 $5\times10^{-3}$ cm）做成，该类型的计数管叫钟罩型或末端计数管，薄壁可用玻璃做成。内壁上的薄导电膜可用铝或不锈钢。薄壁型又叫圆柱型计数管。当然，对α或低能β射线可用流气式 2π或 4π的 G-M 管测量。

总之，好的 G-M 的阈电压越低，灵敏度越高。坪长越长，计数越准确、坪斜越低、假计数越少，死时间（或呆钝时间）、分辨率越高，寿命越长越好。

### 5.2.3 半导体探测器

半导体探测器是 20 世纪 60 年代以来发展极其迅速的一种新型探测器。它具有能量分辨率高、分辨时间短、阻止本领大、结构简单、偏压低、使用方便等优点。

（1）半导体探测器的基本原理

实际使用的半导体有两种，一种叫 N 型，另一种叫 P 型，它们都是在纯半导体材料中掺入不同杂质而构成。掺有第三族元素（如硼，称受主）的硅或锗叫做 P 型，其中有许多空穴；掺有第五族元素（如磷，称施主）的硅或锗叫做 N 型，其中有许多自由电子。半导体探测器元件就是由 P 型半导体和 N 型半导体直接接触（接触距离小于 $10^{-9}$ m）而组成。由该元件构成的半导体探测器叫做 P-N 结型半导体探测器（见图 5-4）。

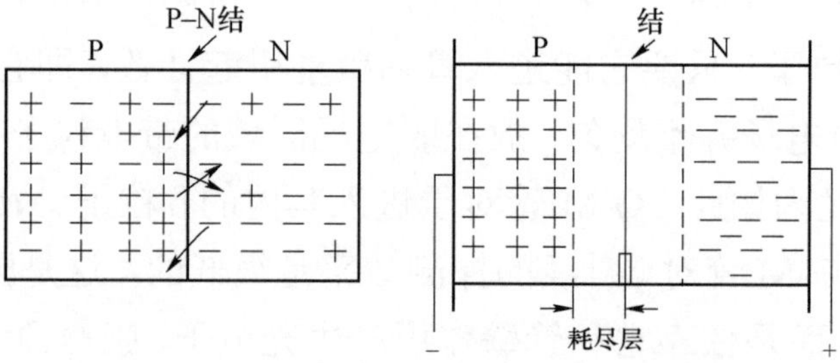


图 5-4　P-N 结型半导体探测器耗尽层示意图

由于 N 型半导体中电子密度大，P 型半导体中空穴密度大，这样 N 型半导体中的电子便向 P 型半导体中扩散；而 P 型半导体巾的空穴则向 N 型半导体中扩散。这种扩散是在交界面处进行的，于是在交界面处电子和空穴的密度特别小，即相当于电阻特别大；在工作时加上反向电压（即 P 型处加负电压，N 型处加正电压），电子和空穴背向运动，造成了无自由载流子的耗尽层（空间电荷区），这就是半导体探测器的灵敏区。当射线进入耗尽层时，便产生了电子 – 空穴对，在外电场作用下，分别向两极移动，并被电极收集，从而在外电路中产生脉冲讯号，经放大便获得可测的脉冲。由于半导体探测器的工作原理类似于电离室，故又称为固体电离室。图 5-5 为半导体探测器的结构示意图。

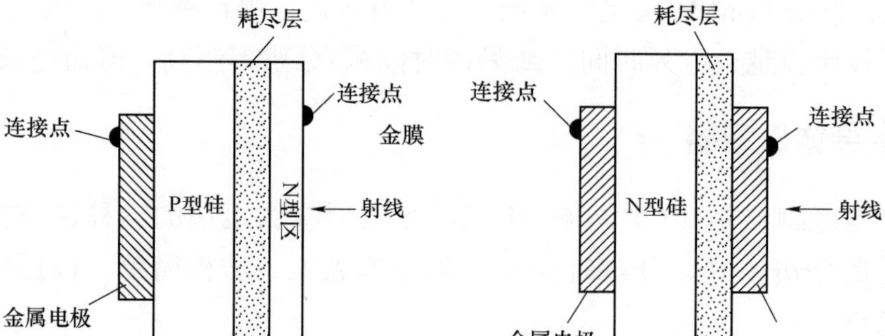


图 5-5　半导体探测器结构

（2）半导体探测器的种类

半导体探测器分类方法也各异。按材料分类，有硅、锗和化合物等半导体探测器；按应用分类，有带电粒子、重离子、中子、X 射线和γ射线半导体探测器；按得到灵敏体积所采用的不同工艺分类，有均匀导电型、结型、面垒型、锂漂移型以及特殊类型半导体探测器等；而按制作方法分：扩散结型、面垒型和锂漂移型。下面仅简单介绍它们。

①扩散结型：在P型硅的一侧表面上扩散入一薄层5价的磷使之成为N型硅，从而构成P-N结形成耗尽层。这种P-N结半导体中，N型硅一般只约0.1～1 μm，见图5-5（a）。

②面垒型：在一片N型硅表面上喷涂一层金膜（约几百个原子层厚度），金–半导体界面便有整流特性，也形成耗尽层，工作时以N型硅作阳极，金属作阴极，见图5-5（b）。

③锂漂移型：它是先将锂（施主）在P型晶体上扩散一层，形成P-N结，然后在适当温度下加上反向电压，此时锂原子可在电场作用下在晶格中漂移，形成耗尽层。这种探测器用于γ测量十分优异，但必须在液氮温度（77 K）下工作与保存，否则锂便漂移出晶体而毁坏器件。

### 5.2.4 闪烁探测器

闪烁计数器是利用射线对于某些荧光体或闪烁体的闪光作用，这种闪光又通过光敏物质形成电子（光电子、康普顿电子、电子对），然后通过倍增放大得到可以测定的脉冲。一些早期的研究，例如卢瑟福的α粒子被原子核的散射实验以及人工放射性核素转变的发现，都是利用这种方法记录的。

闪光是由于带电粒子在物质中引起一连串的激发或电离后的恢复过程中产生的，该闪光一般称为荧光，而把发出荧光的物体叫做荧光体或闪烁体。然后通过特殊装置将荧光转为电脉冲而达到探测的目的。γ射线和中子虽不是带电粒子，但γ光子能产生各种电子，中子能在引起核反应中形成带电粒子，它们能使闪烁体内的分子或原子激发而产生闪光。一个完整的闪烁计数器是由闪烁体（荧光体）、光电倍增管及电子学线路等部分组成。

常用的闪烁体分无机和有机两大类。无机闪烁体由无机晶体掺入少量激活剂制成；激活剂的作用是提高发光效率。无机闪烁体的特点是阻止本领大、发光效率高和能量响应好（即电子产额高）。常用的无机闪烁体有单晶体NaI（T1）、CsI（T1）及多晶粉末Zns（Ag）。NaI（T1）主要用于γ射线和X射线的测量，发光效率略低于Zns（Ag）。NaI（T1）易于潮解，故必须密封包装。CsI（T1）对γ射线的探测效率比NaI（T1）还要高，且不易潮解，但能量分辨率低于NaI（T1），且价格贵。Zns（Ag）具有大的阻止本领和发光效率，对重的带电粒子有高的探测效率（如对α射线其效率近于100%），但对γ射线和β射线不敏感，故也可以在较强的γ射线、β射线本底下测量带电粒子，其缺点是不易制成体积较大的单晶，而通常都是把Zns（Ag）敷在有机玻璃片上或直接敷在光电倍增省光阴极上。有机闪烁体大多属于芳香族的碳氢化合物，有固体体、液体和气体三种状态。其优点是发光时间短、透明度好，并含有大量氢原子，故可探测中子。但发光效率、能量分辨率和对γ射线的探测效率等均比无机闪烁体差。

固体体有机闪烁体的典型代表是蒽晶体和塑料闪烁体。蒽晶体一般用于β射线的测量。塑料闪烁体是一种有机固溶体，常用的是由苯乙烯加TP（对联三苯）和popop［1,4-双-（5-苯基-2-噁唑基）苯］组成。它发光时问短，透明度好，性能稳定。耐辐射性强，制作简单，价格便宜可用于各种射线的测量，但能量分辨率差，且不能在高温下工作。

液体有机闪烁体（常称闪烁液）由溶剂和溶质组成。溶剂约占99%，其主要作用是接受射线的能量。溶质约占1%，其作用是在接受溶剂能量后在退激发时发出荧光。常用的溶剂有甲苯、二甲苯、二氧六环等。通常，闪烁液中有两种溶质，称为第一闪烁剂和第二闪烁剂。常用的第一闪烁剂有TP（对联三苯）、PBD［5-（4-联苯基）-2-苯基-1, 3, 4-噁唑］和PPO（2, 5-二苯基噁唑）等。第二闪烁剂的作用是转变第一闪烁剂发射光波波长，使其与光增管光阴极光谱相匹配，故常称为移波剂。常用的有POPOP［1, 4-双（5-苯基-2-噁唑基）苯］、Bis-McB（甲叉氯苯）、DMPOPOP［1, 4 双 2（4-甲基-5-苯基恶唑基）-苯］等。闪烁液的配方见表5-1。

**表5–1　常见闪烁液的配方与特性**

| 第一闪烁液 | 第二闪烁液 | 萘 | 乙二醇乙醚 | 溶剂加至 1 000 mL | 适用性 |
|---|---|---|---|---|---|
| PPO 3 g | DmPOPOP 0.3 g | | | 二甲苯或甲苯 | 脂溶性样品 |
| PPO 7 g | POPOP 0.6 g | 75 g | 300 mL | 甲苯 | 小体积水样 |
| PPO 10 g | POPOP 0.5 g | 50 g | 167 mL | 二氧六环 | 大体积水样 |
| PPO 6～7 g | Bis-McB 1.2～1.5 g | 20 g | | | 大体积水样 |

光电倍增管是目前核探测中很有用的一种器件，它是最灵敏的光电转换元件。能把极微弱的光按比例地转变成较大的电脉冲，并且时间响应极快。光电倍增管的结构包括光阴极、联极（打拿极，又称倍增极）和阳极（收集极）。图5-6为几种形式的光电倍增管的结构示意图。

光阴极材料常用锑-铯化合物和 K-Cs-sb 双碱阴极等。它的“逸出功”小，受闪光照射时易放出光电子。联极使由光阴极发出的光电子产生“倍增”，其材料一般也是镀以锑-铯合金。联极是光电倍增管的关键性部分，各联极所加的电压约相差 100 V，通常，联极有十级，故光增管加有 1 000 V 以上的高压。由于每经过一联极电子数就要增加，到最后一般倍增 $10^5$～$10^{10}$ 倍。末级联极的光电子最后被阳极接收，再输至下一级的电子线路。

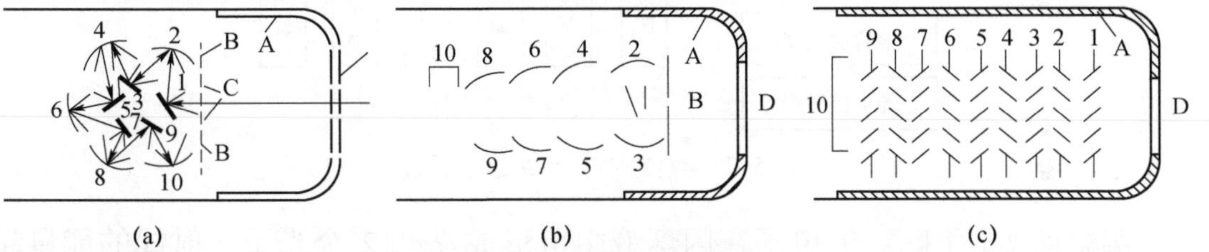


图 5-6　光电倍增管示意图

（a）圆形；（b）直线式；（c）百叶窗式

A-内壁导电层；B-聚焦电极；C-丝网；D-半透明光阴极；1～9-联极；10-阳极

# 5.3　液体闪烁法

液体闪烁法是 20 世纪 50 年代开始采用的，近年来已发展到可以连续测试几百只样品并动换样和数据处理的商品仪器。它具有灵敏度高、效率高、操作简便并能对不同形式的品进行测量等优点。此外，液体闪烁计数器中的闪烁体为有机溶液，它包含溶剂和闪烁剂（溶质）。该探测技术是将样品加在闪烁液中，这样就消除了窗的吸收，且具有 4π立体角的几何条件，同时一般是均匀分散在闪烁液中，故也无自吸收，这就特别适用于低能 β 的测量。因此在医学、生物学、有机化学、核物理学等领域获得越来越广泛的应用。

## 5.3.1　液体闪烁法的原理

闪烁液由溶剂和溶质组成，而溶剂占 99%，溶质约占 1%。放射性物质被溶剂分子包围，其主要作用是接受放射线的能量，射线引起闪烁剂分子的电离和激发，其在退激发的时候发出荧光（光子）。光子通过闪烁液、闪烁杯壁而达到光电倍增管的光阴极。闪烁剂发射的光谱与光阴极接收光谱相匹配，则在光阴极上产生光电子。再经过一套的电子学线路，便可测出放射性物质的活度（参见图 5-7）。此外，若闪烁剂发射的光谱与光阴极有效光谱匹配不良，可另加第二闪烁剂吸收第一闪烁剂的能量，再发射其本身的特征光子以改善光谱匹配。第二闪烁剂也称波长转移剂。

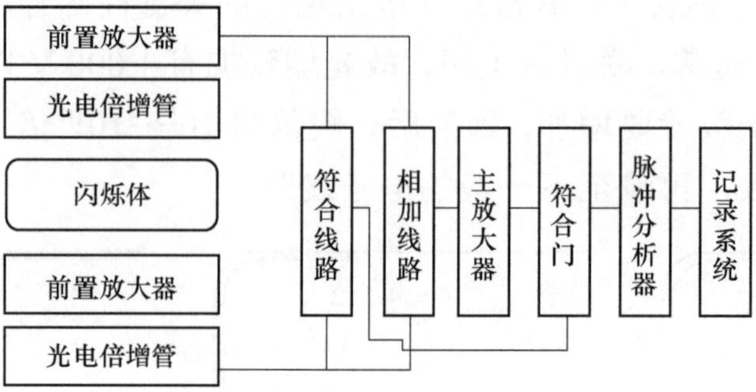


图 5-7　液体闪烁计数器示意图

实验证实，1 keV 的电子在闪烁液中可形成 7～12 个光子，射线的能量越大，产生的光子数越多，最后形成的电脉冲也越大，所以液闪测量可作β能谱分析。由于β粒子的能量是从零到其最大的连续能谱，能量太低的β粒子形成的光子数太少，往往无法测得，故β射线的探测效率不可能 100%，能量越低者其探测效率越低。

图 5-7 中符合线路的作用是：当两侧光电信增管同时有讯号到达，则输出讯号使符合门开放允许放大器讯号通过，否则符合门不开，故便本底计数大为减少。相加线路的作用是使输出的脉冲增大，探测效率提高，讯噪比增大，还能补偿光子在两个光电倍增管的分配不匀，使能量分辨率得到改善。脉冲分析器现多为多个单道，以适应多核的同时测定及淬灭按正的需要。

## 5.3.2　闪烁液

闪烁液主要由闪烁体、溶剂以及某些添加剂组成。闪烁液是射线能转换为光子的场所。溶剂的作用是溶解闪烁体及样品，接受辐射能并进行有效的能量传递。闪烁体的作用是接受能量并发射荧光光子，不同的生物样品具有不同的性质和特点，因而则要求用不同的闪烁液配方，以期达到高的探测效率。

（1）闪烁体

闪烁体是闪烁液中的发光物质，对闪烁体的要求是能有效地接受溶剂分子的能量，并发射出特征光谱的光子，即要求闪烁体的发光效率高.在溶剂中有一定的溶解度，化学性质稳定，成本低廉，发射光谱最好能与仪器的光电倍增管的有效光谱匹配良好。如光谱匹配不良，则可加用第二闪烁体使光谱匹配得以改善。闪烁体的化学结构大多具有苯基、萘基、噁唑、噁二唑、联二苯基、苯噁唑等基本结构。每种闪烁体有各自的最佳浓度，即发光效率最高的浓度，浓度过高会发生浓度淬灭现象，发光效率反而降低。第二闪烁体除能致变第一闪烁体的发射光谱，还有利于增加闪烁液的透明度，并能提高闪烁液对化学淬灭剂的耐受性，因此，在一般情况下加用第二闪烁体还是有好处的，但有些第二闪烁体与某些化学试剂反应，可产生颜色淬灭（如 POPOP 与高氯酸可产生淡黄色）影响探测效率，在闪烁液配伍中要注意。

（2）溶剂

溶剂的主要作用是吸收射线的能量，传递给闪烁体，因此对溶剂的最主要要求是能量传递效率应尽量高，并且能够容纳一定量的被测样品，常用的溶剂如下。

①烷基苯类：最常用甲苯、二甲苯传递能量高。其他如 1,2,4-三甲苯、异丙基二联苯等效率更高，而且 1,2,4-三甲基苯对塑料杯的腐蚀作用小。这些溶剂价格较贵。烷基苯类溶剂的缺点是不溶解于水中，对于水溶性样品样品溶解力差。

②醚类：较烷基苯类能量传递效率差。常用 1,4-二氧六环、乙二醇二甲醚等。它们的优点是能容纳大量水，本身又是很多有机物的良好溶剂，但是价格较高。

③助溶剂：常用的闪烁液是以甲苯或二甲苯为溶剂，但是它们不能与水互溶，而大多数生物样品是水溶性的。为增加溶剂与水的相容能力，可以在闪烁液中加入助溶剂。常用的助溶剂有甲醇、乙醇及乙二醇乙醚等。助溶剂的传能效率很低或根本无作用。常用浓度为闪烁液的 40%，但其溶水量只在 5%以内。

④萘：在闪烁液中加入 6%～15%的萘在有化学淬灭的闪烁液中，可使探测效率明显提高。萘本身也是一种闪烁体。但其发射光谱的波长短，效里不高，不能造独使用。由于使用的浓度高，溶剂的能量易被萘提取，而后传递给闪烁体，因而提高淬灭的耐受性，有时称之谓抗淬灭剂。但是萘与对联三苯及过氯乙酸不能共用。

### 5.3.3 测量方式和样品制备

测量方式主要分为均相和非均相两种，生物医学中的样品种类繁多。为了得到良好的探测效率，可将样品制备成不同的形式配合不同的测量方式。

#### 5.3.3.1 均相测量

样品以真溶液的形式存在于闪烁液中进行测量，是最理想的测量方式。

脂溶性物质：可单用烷基苯类作溶剂，有时甚至可用配好的闪烁液提取样品。

小体积水溶性样品（0.1～0.5 mL），可用加入助溶剂的烷基苯类闪烁液，助溶剂的用量可通过实验确定，过量助溶剂可使探测效率下降。

由于样品的放射性活度很低，必须取大体积的水溶性样品，则需要用二氧六环配制的闪烁液，容水量可达20%以上，如果溶液中含较多的酸、碱或盐物质，则容水量相应减少，二氧六环本身凝固点高（10 ℃），则需低温下测量，可加15%乙二醇乙醚或10%。甲醇和2%乙二醇可以使冰点温度降低。

#### 5.3.3.2 非均相测量

包括乳化液测量法、悬浮颗粒测量法以及膜片测量法。

（1）乳化液测量法：主要用于测量水溶性样品体积大，均相测量存在问题时，是利用乳化剂的作用使样品的水溶液分散成极小的微滴，稳定地悬浮在闪烁液中进行测量。常用的乳化剂是非离子表面活性剂TritonX～100及其类似物（如 Triton X-114、Triton N-101、Sterox DJ、CA720等），溶水量很大即使30%～40%的水仍可测量，随水量及乳化剂的增加，探测效率逐渐下降。

（2）悬浮颗粒测量法：该方法接助凝胶剂的作用使固态样品颗粒悬浮在闪烁液中进行测量，如把固体样品制备成粉末状进行测定。可以使用的凝胶方法有：细颗粒硅胶、蓖麻油的衍生物 Thixcin 等加入烷基苯类闪烁液。由于无论颗粒如何小，对氚来说都有自吸收现象，以及样品要制备成直径一致的颗粒并不方便，悬浮颗粒法已较少使用，有时对薄层层析样品可采用本法。

（3）膜片法：用于测量不溶于闪烁液的固体样品，样品吸附在固相材料制成的膜片上，然后投入烷基苯闪烁液中进行测量。可用于测量各种生物大分子的放射性。常用膜片有：滤纸片、玻璃纤维片、微孔滤膜（纤维塑酯制成）等。膜片法的探测效不如均相法探测效率高，但用适当的闪烁液其膜片可叠加测量以及后续可以保存膜片，闪烁液可以反复应用，以及在样品制备的过程中，默片可以做为一种分离手段，因而膜片法是常用的一种液液体闪烁测量方法。

#### 5.3.3.3 样品的预处理

许多样品需经过适当预处理才能适合以上的测量方式，以得到更高的计数效率，常用的样品预处理方法三要是酸消化注、碱消化法及燃烧法。常用样品消化法见表 5-2。

**表 5-2 常用生物样品消化方法**

| | 高氯酸/$H_2O_2$ 法 | NaOH 法 | 季铵法 |
|---|---|---|---|
| 样品处理量 | 100 mg 湿组织，0.2 mL 血浆或相当于 100 mg 湿组织的蛋白质，核酸 | 与高氯酸/$H_2O_2$ 法的相同 | 比高氯酸/$H_2O_2$ 法处理量大一倍 |
| 消化剂 | 按顺序加 0.2 mL 60%$HCLO_4$、0.4 mL 30%$H_2O_2$ | 1N2 mL NaOH 水溶液 | 1 mL 0.5～0.6 moL 季铵氢氧化物的甲苯溶液 |
| 消化条件 | 密闭，70～80 ℃保温 1 h | 密闭，130 ℃保温 0.5～3 h | 密闭，30～60 ℃保温数小时至数天 |
| 测量方式及条件 | 5 mL 乙二醇乙醚及 10 mL 含 0.5%PPO 或 0.8%BPBD 的烷基苯闪烁液，均相测量 | 用酸中和后，加入含有乳化剂的烷基苯闪烁液，作乳状液测量 | 直接加入或酸中和后加入含有乳化剂的烷基苯闪烁液，作乳状液测量 |
| 注意事项 | 闪烁液中不可加萘。第二闪烁剂及 TP | 若出现颜色深黄色，需要用过氧化苯甲烷或 $H_2O_2$ 脱色 | 闪烁液中不可含有 PBD 或其衍生物，注意化学发光的干扰 |

燃烧法：是将干燥样品置于密闭容器内，充氧后通电引燃。生成 $^{14}CO_2$、$^3H_2O$ 等。收集后进行液体闪烁测量。样品必须十分干燥。样品量不能过多以保证燃烧完全。一般 2 L 的烧瓶容器处理的样品干重不宜超过 250 mg。燃烧后 $^3H_2O$ 可直接用二氧六环吸收，对 $^{14}CO_2$ 则可用碱液吸收（如乙醇胺、2-苯基乙醇胺等）后再进行均相或非均相测量。燃烧法的优点是处理后的样品无色，淬灭不严重。

### 5.3.4 液体闪烁测量结果分析与校正

在液闪技术中，被测样品为闪烁液的一部分。样品的数量及其化学性质和颜色直接影响着探测效率。由于引入样品而使得闪烁液的光子输出减少的现象，谓之猝灭。

#### 5.3.4.1 猝灭发生的原因

（1）样品中的引入使发光物质的激发能不以发光形式放出，而以其他形式（如碰撞发热）放出，结果导致光输出减少，这种猝灭叫化学猝灭。

（2）有颜色的物质引入导致体系颜色改变，光子的平均自由程减小，即闪烁液对荧光的吸收系数增加了，这种猝灭叫颜色猝灭。

（3）样品在闪烁液中呈非均相时，如以粉末形式悬浮于闪烁液中，β粒子要克服自吸收才能与闪烁液接触。致使光子产额及输出减少，这种原因引起的猝灭叫微粒猝灭。

### 5.3.4.2 猝灭的校正方法

由于猝灭的存在，到达增管光阴极上光子数减少，从而使信号幅度变小。于是，整个能谱向低能方向移动，一定的甄别阈下，效率就要下降。因此，在制备样品时，应尽量减少上述猝灭因素。如将样品提纯、消化、脱色、燃烧等。然而，要完全消除猝灭是不可能的。为此，必须对猝灭进行校正。常用的校正方法有：内标准法、道比法和外标准法等。

（1）内标准法：在闪烁系统中，先对样品进行测定，得样品计数为 $n_{样品}$、本底计数为 $n_{本底}$；然后再加入已知放射性活度 $A$ 的标准样品，得计数为 $n_{标准}$。于是测得探测效率 $E$，参见式（5-1）。实际样品的计数等于测得的样品计数除以探测效率 $E$，参见式（5-2）。

内标准法时应注意：第一标准样品的加入不应引起新的猝灭。第二标准样品的加入使闪烁体的增加，由此引起的误差可以忽略。第三标准样品和待测样品应是同一种核素或至少有近似能谱。第四测量样品和测量（样品+标准样）的条件应保持不变。内标准法简单易行，能校准猝灭严重的样品，且准确度高。但缺点是样品中加入标准样后便不能重复使用。

（2）道比法：该法依据的基本原理是，猝灭使得β谱向低能方向移动。因此，在两个测量道内的计数率之比（称为道比）便发生改变。这种变化反映了样品的猝灭程度。这样便可将一组猝灭程度不同的样品和相应道比值作出曲线，即得猝灭校正曲线。对以后的同类样品，只要测出道比值，便可曲线查得效率（见图 5-8）。

图 5-8（a）示出了有猝灭和无猝灭时的能谱。可见，有猝灭时能谱向低能端移动了，两个道内的计数率发生了变化。如 $L_2$-$L_3$ 道内计数率随猝灭增加越来越多地移向 $L_1$-$L_2$ 道。

猝灭曲线的绘制方法是，取若干个（比如 10 只）活度相同的样品，第一只样品不加猝灭剂，测出两道内的计数，求出计数效率及道比值。然后每只样品各加入不同量的猝灭剂线（常用 $CC1_4$ 作猝灭剂），便得各样品的计数效率及相应的道比。以各相应的计数效率和道比值做曲线［见图 5-8（b）］。

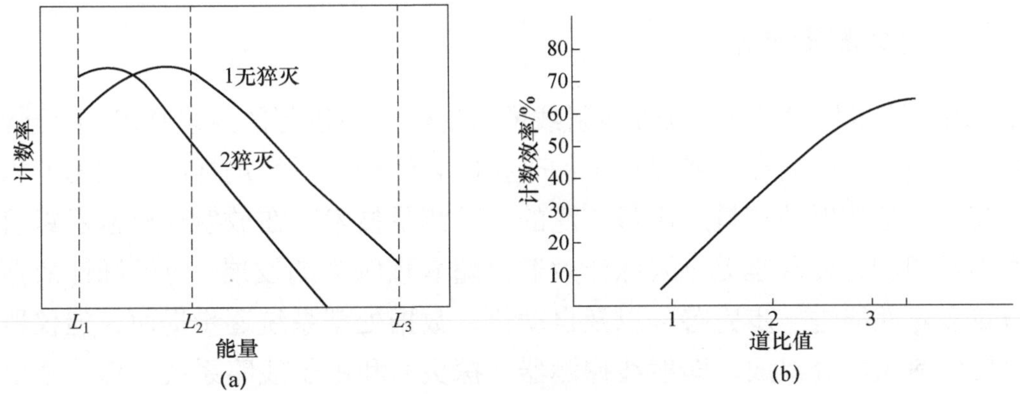


图 5-8　道比法原理

（a）道比法示意图；（b）道比法校正曲线

道比法的优点是一次测量即可得出结果，样品可重复使用。缺点是一次测量所需时间较长，弱放射性样品要考虑本底，误差较大，严重猝灭时便不适用。特别需要注意的是样品的条件与绘制校准曲线时的条件必须完全一致。

（3）外标准道比法：此法把内标准法与道比法的优点结合起来。采用一个 γ 源来代替内标准法中的标准样品。γ 射线在闪烁液内产生的康普顿电子和 β 粒子一样也是连续谱。在猝灭样品中，β 射线谱向低能端移动，康普顿电子谱也向低能端移动。因此，事先可以采用不同猝灭程度的闪烁液做好相对效率与外道比关系校准曲线，再用内标准法求出某一猝灭程度时的绝对效率。这样，整个效率曲线就得到了刻度。采用外标准道比法也应注意测量系统的条件应与绘制校准曲线时的条件一致。另外，也要注意 β 谱形状与康普顿电子谱形状相近。所以，对不同能量的 β 射线要选用不同的 γ 源来绘制标准曲线。

## 5.4　固体闪烁法

利用固体闪烁材料在射线作用下，具有的闪光特性，进而探测放射性的一种技术。如前所述，常用的固体无机闪烁材料包括：Nal（T1）、CsI（T1）及多晶粉末 Zns（Ag）。主要用于 γ 射线和 X 射线的测量。有机闪烁材料包括：蒽晶体和塑料闪烁体。蒽晶体一般用于 β 射线的测量。塑料闪烁体是一种有机固溶体，常用的是由苯乙烯加 TP（对联三苯）和 popop［1,4-双-（5-苯基-2-噁唑基）苯］组成。可用于各种射线的测量，但能量分辨率差，且不能在高温下工作。以γ闪烁测量技术为列子论述固体闪烁测量技术。

### 5.4.1 γ闪烁测量技术

γ闪烁测量技术是指释放放γ射线的放射性样品进行的测量技术。由于γ射线穿透力较强，因而在测量过程中的干扰因素较少，对待测样品的制备要求则比较简便，是放射性测量应用最广泛的一种测量技术。在放射性核素示踪研究工作中常用的探测仪器是γ闪烁计效器，随着核医学的发展，γ闪烁计效器的类型较多，性能进一步完善，以及自动化、数据处理系统逐步提而。但仪器结构主要由两大部分组成，即射线探测器（探头）和电子线路系统。探头主要包括闪烁体和光电倍增管，其实际的作用是将放射能转换为光能，再把光能转换为电能的能量转换器。电子线路系统接收、选择分析和记录、显示由探头输入来的脉冲信号（见图 5-9）。

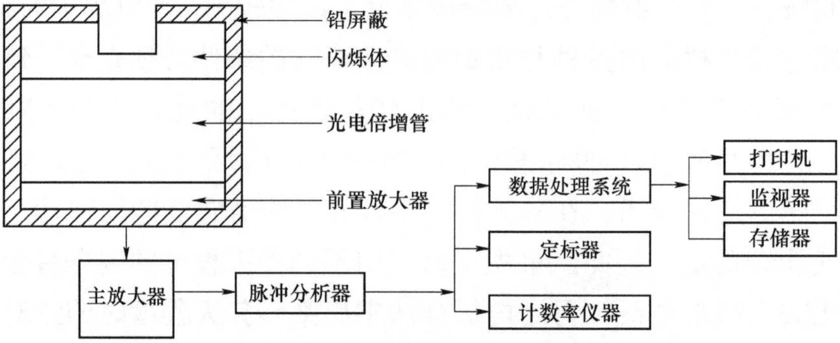


图 5-9　放射性核素探测仪组成示意图

### 5.4.2 γ闪烁测量的原理

当样品的γ射线进入闪烁体损失其能量使闪烁体原子或分子激发，激发的闪烁体原子或分子在其退激时将激发能量转化为荧光光子，光子透过闪烁体射到光电倍增管的光阴极上产生光电子，这些光电子经光电倍增管逐级倍增放大，最后到达阳极，其结果是光电倍增管阳极收集到大量电子，从而使阳极电位发生瞬时下降。在下一次电子到达之前，阳极在外电源的支持下，迅速将电位恢复到初始状态，这样阳极就输出一个负电压脉冲信号。该脉冲信号的幅度与光电子数、荧光光子数及射线的能量依次呈正比关系。而脉冲信号的数量正比于射线的数量（活度）。由于该脉冲信号仍十分微弱，需要经过放大器进行放大达到适当的幅度，然后进入甄别系统把无用的电信号（噪声与本底信号）甄别掉，有用的样品产生的电信号则送到定标器或计数率表电路读出测量结果。数据可输送到打印机打印，也可送到效据处理系统进行数据处理，最终显示打印及存储的测量结果。

对示踪样品的放射性进行测量主要应用井型闪烁体，它的探测效率很高，是目前γ射线测量中探测效率最理想的一种方法。

### 5.4.3 γ计数器最佳工作条件的选择

对γ闪烁计数器除了要求仪器具有灵敏度高，稳定性强之外。正确使用仪器，使仪器处于最佳工作状态是十分重要的，即要根据探测核素的不同，选取不同的最佳工作条件。其目的在于使样品测量在测量时，计数效率高，本底低，并在电源电压有一定范围内波动时仍能稳定地进行测量，以保证测量结果的稳定和可靠。对于自动化程度高的探测仪器，其最佳工作条件已经事先设定并可自动调整。但有些参数需要使用者自己设定。主要可选的条件是工作电压及上甄别阈和下甄别阈，即道的位置和道宽（也称窗宽）的选择。因此，放大器的放大倍数也可进行调整。多数情况下，将仪器的放大倍数设定为一固定参数。

#### 5.4.3.1 电压的选择

对闪烁探头来说，随电压的增加，光电倍增管的放大系数也增加，适当提高工作电，对低能射线形成的小脉冲放大有利。同时也使的噪音脉冲放大，本底计数增加。而对光电倍倍增管而言，电压增加使其使用寿命缩短。因此而电压的选定尤为重要。常用的运定方法：

（1）使γ闪烁计仪处于通电后稳定状态下，把放射性样品或放射性标准源放入探头的测量室内。

（2）固定放大倍数，预是下甄别阈使本底计数近为“0”时的参数，预制上甄别阈最大值。

（3）逐次上调电压，每调一次即测量样品每分钟的计数（cpm）一次，记录每次的电压以及 cpm。

（4）以 cpm 为纵座标，电压值为横坐标作图，可得到一曲线，该曲线成为坪曲线。

（5）选择在电压升高或降低一定范围其计数变化不大时所对应的电压为最佳工作（见图 5-10）。

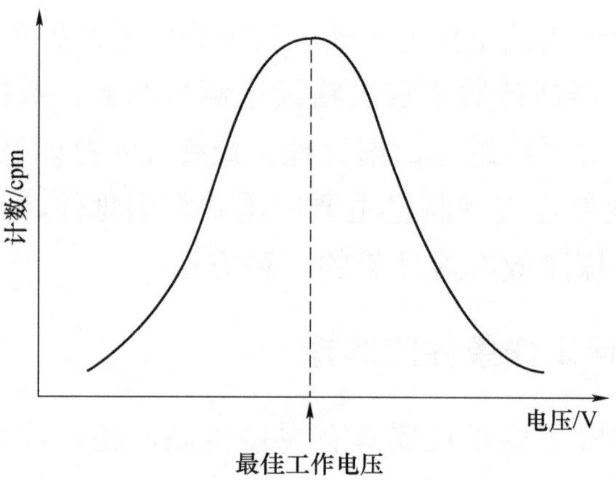


图 5-10　放射性探测器工作电压曲线

仪器在最佳工作电压条件下进行测量。测量结果不会由于电压的较小变化而引起明显的测量误差。调整电压主要是选定供给光电信增管的工年电压，过高的电压易导致光电信增管的损坏，仪器的生产厂家一般均推荐各仪器的工作电压范围，所以最好参考仪器使用说明书进行调整电压。随仪器的使用期延长，其最佳工作电压也有可能变化，所以经过一定期限后应对最佳工作电压重新选定。

使用自动γ闪烁计数器，使用者给以必要的数据（如每次升高的电压数及测量时间）后，让仪器自动测定。最终以各电压值的计数以及评曲线图显示或打出结果以供使用者分析选择。

### 5.4.3.2　上、下甄别阈的选择

在进行γ源的样品的测量时，由于不同的放射性核素其能量不同，因而产生的脉冲高度不同，为得到样品较高的计数率以及较低的本底计数，即得到最大品质因素 $f$（$f$=$cpm_{样品}/cpm_{本底}$）。必须通过选择γ闪烁计效器的上、下甄别阈对放射性核素样品进行能谱分析，从而对被测量样品进行定性、定量或双标记样品进行分别测量（单道γ计数器，或同时测量（双道γ计数器））。常用的方法如下。

（1）在选定的工作电压条件下，将放射性样品或其标准源放入仪器的井型探测器的测量室内。

（2）在固定窗宽（上、下甄别阈的差值），使窗宽值尽可能下。但要保证有一定的计数率。

（3）下甄别阈从0开始逐次升高并逐次测量样品的cpm，直到cpm接近为零。

（4）以下甄别阈值为横坐标，其对应测得的cpm为纵坐标，在直角坐标纸

上作图得到该核素的能谱图。

（5）根据该核素的能谱图确定测量该核素时所需要的上、下甄别阈，通过计算品质因素对对上、下甄别阂值可作适当调整，以求相对品质因素最大时的道宽值（见图 5-11）。

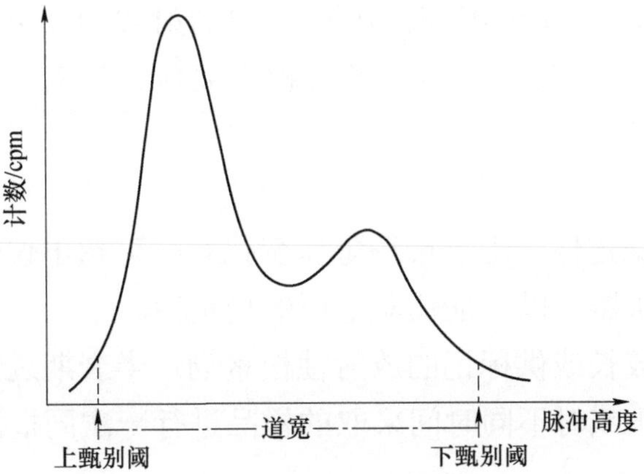


图 5-11 $^{131}I$ 的γ能谱及其甄别阈的选择

### 5.4.4 影响测量结果常见的因素

影响放射性最终测量准确性的因素主要包括样品本身的放射性，实验过程中的材料对放射性的吸附作用以及测量过程中样品与探测器之间的几何位置以及探测仪器的稳定性等。

（1）被测样品的放射性活度

测量仪器条件一定时，被测样品的计数率主要由样品的放射性活度决定，因此，在测量时被测样品要有足够的放射性活度，以减少测量的统计误差。但测量仪器均有一定的分辨时间，如果样品射线产生的脉冲信号间隔小于仪器的分辨时间，则信号可发生漏记现象，放射性活度过高则产生漏记现象的几率就大，在制备被测样品时均应注意要有适当的放射性活度，一般使其测量时的 cpm 在几千以上时的放射性活度较好。

（2）实验材料

γ闪烁测量样品的自吸收现象一般无需考虑，但不同材料的样品盛具（如试管）对γ射线的吸收能力可有较大差别，如用塑料试管的计数率比用玻璃试管的计数革要高，玻璃试管壁的厚度不同均有很大影响，给测量结果带来误差。在测量前对样品的盛具应做必要的考虑及选择，为减少测量误差、无论用何种容器均应要求相同的材料及相同的规格以保证各被测样品测量条件的一致性。

（3）样品的几何位置

探测器接收到的射线数量受被测洋品与探测器的几何位发变化影响极大，几何位置的不同则引起不同的计数效率。因而，在测量时必须要求各样品几何位置的恒定，以保证测量结果的可比性和重复性。如在井型探测器中进行测量，如果样品的体积不同，则样品中的射线逸出井的比值不同，导致探测效率改变。在对被测样品的制备过程中要特别注意，以保证测量时几何位置的一致性。

（4）其他

电压的设备的稳定性。由于市场电压变化有时可超出仪器本身的稳压范围，因此，最好配备稳压器，以保证仪器电压的稳定性。

示踪实验周期较长或供标记的放射性核素物理半衰期过短。在测量期间有时需要进行半衰期较正或对不同时间采取的样品进行一次同批测量，以保证样品之间计数率的可比性。

## 5.5 双标记测量方法

在示踪研究工作中，常用两种或两种以上核素或其标记化合物同时进行实验，此类实验可用较少量的实验对象获得较可靠的结果，并且有些是用单标记实验两次或多次实验无法取代的。对同一样品测量不同核素的量称为双标记测量或多标记测量。最常用的是双标记测量。可以进行双标记测量的条件是两种待测核素必须有一定的不同点才能得到较满意的测量结果。主要的测定方法是：

### 5.5.1 双标记测量方法的原理

（1）利用核射线的不同：当一种核素只发射β射线，另一种核素发射γ射线，则可对同一样品分成相等的两份分别用γ计数器及液体闪烁计效器测量。

（2）利用核射线能量的不同：这种测量方法要求两种核素射线能量必须有显著的差别，以利于测量仪器的脉冲分析器可把两种核素的能谱区分开来。

（3）对于两种都是γ辐射体的核素，则可以很方便地用单道γ计数器两次测量，或者双道γ计数器同时测定两种核素各自的计数率及放射性活度。

对于两种都是β辐射体的核素，例如 $^{14}C$ 和 $^{3}H$ 是示踪研究中应用非常广泛的双标记核素。由于β粒子的能量均是从零到最大的连续能谱，测量仪器不可能把它们完全分开。这里主要以 $^{14}C$ 和 $^{3}H$ 双标记为例，利用液体闪烁计数器一次同时测量介绍双标记测量方法：

### 5.5.2 双标记测量方法的示列

$^3$H 的最大能量是 0.018 6 MeV，$^{14}$C 的最大能量是 0.156 MeV，$^{14}$C 的能谱有明显超出 $^3$H 能谱的部分（0.018 7～0.156 MeV）。采用两个测量道。其中一个测量道测量无 $^3$H 能谱 $^{14}$C 的计数，另一测量道测量包括所有 $^3$H 及部分 $^{14}$C 的计数。对于淬灭程度一致，即探测效率相同的样品，实验结果可直接用计数率进行比较，测量方法如下：

（1）首先在制备双标记样品的同时制备 $^{14}$C 单标记样品，设定液体闪烁计数等两道的阈值。

（2）测量 $^{14}$C 单标记样品在道Ⅰ和道Ⅱ中的计数率分配百分数用 $m_1$ 和 $m_2$ 表示（$m_1+m_2=100\%$）。

（3）测量待测样品的计效率。因为：

道Ⅰ的 cpmⅠ$=cpm_H+cpm_c \cdot m_1$

道Ⅱ的 cpmⅡ$=cpm_c \cdot m_2$

所以解得 $^{14}$C 的 $cpm_c=$cpmⅠ$/m_2$，$^3$H 的 $cpm_H=$cpmⅠ$-cpm_c \cdot m_1$

### 5.5.3 双标记测量方法的淬灭校正

对淬灭程度不同而使探测效率不同的样品必须进行淬灭校正，求得核素各自的 dpm，然后进行结果比较。目前应用最广泛的是外标准源法：

（1）设定液体闪烁计数器的两道阈值，使道Ⅰ从零到低能核素最大能量的上限，道Ⅰ只能测量高能核素。

（2）制备每种核素的系列淬灭标准样品，测量。

（3）以计数效率（特定道的 cpm 除以已知的总 dpm 对外标准道比（或谱指数、H 数）值作图，得到三条淬灭曲线。

（4）测量样品时得到道Ⅰ和道Ⅱ的 cpm 及道比值，通过淬灭曲线可得到各核素在各道的计数效率 E。

（5）计算高能核素 $^{14}$C 的 $dpm_c$。

（6）计算 $^{14}$C 在道Ⅰ的 $cpm_c$。$Cot_{1/2}=N\times10^{-6}\ cpm_c=dpm_c\times E_{Ⅰc}$

（7）计算 $^3$H 在道Ⅰ的 $cpm_H$。$cpm_H=cpm_{总}-cpm_{Ⅰc}$

（8）计算 $^3$H 的 $dpm_H$。$dpm_H=\dfrac{cpm_{1H}}{E_{1H}}$

## 思考题

1. 放射性测量有哪些类型？
2. 辐射探测器的原理是什么？常用的探测器类型有哪些？
3. 简述液体闪烁计数仪探测的原理与基本的实验步骤。
4. 简述γ闪烁测量技术的原理与条件的优化。
5. 何为猝灭？猝灭的类型以及校正方法有哪些？

## 参考文献

［1］谢学民，王寿祥，张勤争，等．核技术农学应用［M］．上海：上海科学技术出版社，1989．

［2］王伯岑．核医学［M］．北京：科学出版社，2010．

［3］李少林，王荣福．核医学［M］．北京：人民卫生出版社，2013．

［4］汲长松．核辐射探测器及其实验技术手册［M］．北京：原子能出版社，1990．

# 6 放射自显影技术

放射自显影已有 100 多年的历史，但就其应用范围和解决问题的深度来看，近几十年的发展尤为迅速。放射自显影可以从整体水平、组织水平、细胞水平和分子水平上直观、形象、逼真地将靶标分子踪迹定性和定量地显示出来，并且其可与形态、机能和代谢统一起来，用于研究生物体内大分子的动态变化过程和分子作用机制。其操作简便，灵敏度高，分辨率高等特征，加上其与光学显微镜、电镜技术的结合。使得放射自显影的技术在众多领域得以广泛使用。为生物学和医学研究工作的提供有力的技术支持。

由于样品中放射性核素的射线作用于照相乳胶，使乳胶感光而产生潜影，经过显影、定影、把样品的放射性“形象”显示出来。根据乳胶的银粒的部位和黑度来判断样品的放射性的位置和数量。这种利用感光乳胶记录、检查和测量样品中放射性核素的分布、定位和定量的方法，称为放射自显影（Autoradiography，ARG）。

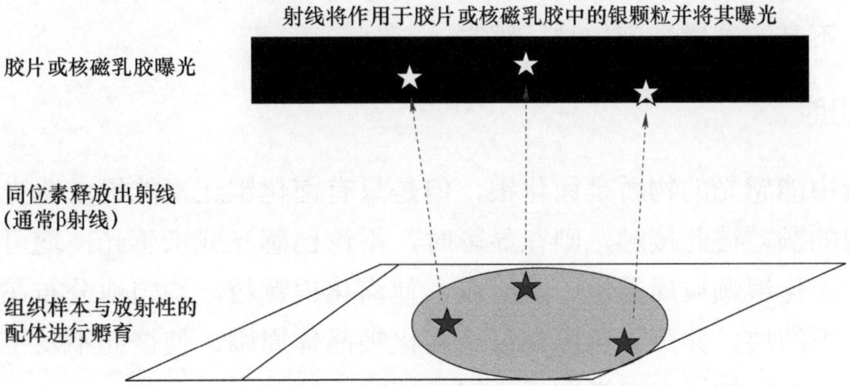


图 6-1　放射自显影示意图

## 6.1 感光材料

感光材料亦称感光乳胶或照相乳胶。它是在明胶中加入卤化银结晶的一种悬浮液。各种感光的卤化银在水中的溶解度很低，又不能直接涂布到各种片基上，水中加入适量的明胶，就能使银盐形成永久性的悬浮状态，这便是乳胶。

### 6.1.1 卤化银

卤化银是感光材料最重要的成分，对光线和核射线的感受即潜影的形成、显影、定影等变化均发生在卤化银晶体上。卤化银可以是氯化银、溴化银或碘化银，使用最多的是溴化银。完整的溴化银晶体呈立方点阵结构，每个银离子周围有六个溴离子，每个溴个银离子，晶体内部的电荷是平衡的。

具有理想晶体结构的卤化银晶体对光线和核射线的作用均不灵敏，在卤化银乳胶制各过程中，采用不同配方和制作工艺，如加入少量杂质如硫代硫酸盐，或控制条件使晶体不完整而出现缺陷。具有缺陷的溴化银晶体的外观多呈三角形、六角形、圆形、不规则形等多种，晶体内部的电荷也不平衡，在扭位上可能出现剩余的负电荷。如在电荷不平衡处，对的银离子的晶格上可能出现剩余的正电荷，在扭位的溴离子晶格中心）。即谓之敏化中心（感光中心）。银盐颗粒的直径大小不一，最小的只有 0.03 μm，中等的为 1～2 μm，大的约 4～6 μm。乳胶的敏感度，决定于溴化银的浓度，溴化银颗粒的大小及其配制的方法等。米，一般而言，银粒颗粒大的比颗粒小的感光敏感但分辨力要小，不过的颗粒的大小，不是控制感光度的唯一因素。

### 6.1.2 明胶

乳胶中能感光的物质是卤化银，但是只有卤化银还不能组成感光材料。如果卤化银的颗粒彼此接触，则在显影时，不论已感光或未感光，均可被显影。因此要在卤化银颗粒周围包一层明胶，使卤化银颗粒，均匀地分布在明胶中，不沉淀、不结块，并可以包围在每个卤化银晶体周围，使彼此不发生直接的接触。这样，就保护了未感光的卤化银，使之不致被显影，从而可以保证产生清晰细微的影象，以提高分辨能力。用明胶制成的乳胶，有较高的感光度。因为在明胶中合有少量的还原剂和硫化物，可以使一部分卤化银被还原成银或硫化银，这就是前面提到的构成卤化银晶体上的感光中心，还因为明胶可以辐射产生时产生的卤原子相化合，以吸收时光化分解的卤素产物，从而提高感光度。因此，明胶是卤化银的支持剂，又是溴原子的吸收剂。

明胶还具有以下特性：

（1）具有通透性：明胶可使光线透过，使银离子还原；可使显影液、定影液透过，对底片进行加工；还可使染料料溶液透过，以对显影后的样品染色。

（2）能膨胀与稀释：明胶亲水，吸水后体积膨胀，直至溶解成胶液。明胶悬浮于水，浓的黏度大，干燥后成固体，成分与性质不变，因此乳胶可制成干板，也可制成胶冻。

（3）起到坚漠作用：明胶由氨基酸组成，具有氨基与羧基，易与盐、醛、酮类化合物起作用产生稳定的分子间桥，从而提高明胶的融点，增强其机械强度，这就是明胶的坚膜作用。

（4）明胶的融点为 30～40 ℃，融解成胶液；凝固点为 22～25 ℃，凝结成胶冻。

### 6.1.3 自显影常用感光材料

一般而言，各种感光材料均具有接受并记录核射线的性能，皆可作自显影用。表 6-1 列出了几种常用的感光材料及其性能。

（1）常见放射自显影感光材料

**表 6–1 常见放射自显影感光材料的性能**

| 乳胶名称 | 卤化银晶体直径/μm | 卤化银/% | 晶体粒子/1 000 μm³ | 敏感度 | 分辨率 | 产品特性 | 适用性 |
|---|---|---|---|---|---|---|---|
| 幻灯片、电影胶片 | 1 | 10～15 | 6 | 差 | 中 | 乳胶层 15 μm 涂于片基一面 | 宏观或光学放射自显影 |
| X 射线乳胶片 | 0.3～3 | 10～20 | 6 | 高 | 差 | 乳胶层 30 μm 涂于片基的两面 | 宏观放射自显影 |
| 核子乳胶 | 0.02～0.5 | 45 | 10 000 | 高 | 高 | 液体、干板、脱基膜 | 光学电镜自显影 |

（2）原子核乳胶

原子核乳胶（Nuclear emulsion，简称核子乳胶）是一种由溴化银和明胶组成的悬浮液。其中，含有较高比例的卤化银和敏化剂，核乳胶中溴化银与明胶的比例为 80:20，从而提高了接受核射线的灵敏度。而一般高灵敏光学照相乳胶的比例为 47:53。核乳胶中的溴化银晶体更细，使自显影具有较高的分辨力。原子核乳胶对红光不甚灵敏，为自显影的制备提供了方便。

核子乳胶有各种型号，中国原子能科学研究院生产的核乳胶与国外常用核子乳胶的型号与特点见表 6-2、表 6-3。

**表 6–2　中国原子能科学研究院生产的核子乳胶**

| 性能 | 核-2 | 核-4 | HW-3 | HW-4 |
|---|---|---|---|---|
| 颗粒平直径/μm | 0.17 | 0.24 | 0.10～0.41 | 0.14 |
| 敏感度 | 适用于记录 a 粒子和 10 MeV 以下的质子 | 适用于记录所有带电粒子 | 适用于记录电子显微镜放射自显影的低能粒子 | 适用于记录电子显微镜放射自显影的低能粒子 |

**表 6–3　国外几种常用的核子乳胶**

| 厂名 | 型号 | 剂型 | 粒径/μm | 灵敏度等级 | 安全灯要求 | 可否重复融化 |
|---|---|---|---|---|---|---|
| I1ford | G<br>K<br>L | 液体、干板、脱基<br>液体、干板、脱基<br>液体、干板、脱基 | 0.27（0.19～0.36）<br>0.20（0.13～0.35）<br>0.14（0.07～0.17） | 5<br>0、1、2、5<br>4 | 较亮、暗红色 | 不可以 |
| Eastman-kodak | NTB<br>NTB-2<br>NTB-3 | 液体、干板<br>液体、干板<br>液体、干板 | 0.29<br>0.26<br>0.24 | 相当于 1～2 级<br>相当于 3～4 级<br>相当于 5 级 | 较暗、红 | 重复融化 |
| Agfa-Geraert | Nuc-175 | 液体 | 0.15 | 相当于 5 级 | 未说明 | 未说明 |
| Kodak（英） | Nuc-307<br>AR-10 | 液体<br>脱基 | 0.07<br>0.20 | 相当于 3 级<br>相当于 2 级 | 未说明 | 未说明<br>未说明 |

灵敏度由 0 至 5 级依次增加，0 级可以记录α粒子，2 级适合记录 $^{3}H$、$^{125}I$，3 级适合记录 $^{14}C$、$^{35}S$，5 级适合记录高能β粒子。

（3）液体核乳胶

常温下呈液态，低温下呈冻状。临用前在暗室内用水浴熔化，国产核乳胶的水浴温变通常以 40 ℃为宜，极限为 50 ℃。使用时，乳胶涂层的厚度可用所加的乳胶量调节。例如每 10 mL 液体乳胶涂在 100 $cm^2$ 面积的玻璃片上，干燥后的厚度约 50 μm。如需要较薄的涂层时，可将乳胶用双蒸馏水或去离子水稀释。

（4）核乳胶干板

这是指液体核乳胶涂在玻璃片上的制成品。乳胶涂层即核乳胶干板的厚度是固定的，如果有特殊的厚度，可以在订货时指定或自己制备。

（5）原子核揭膜乳摸

这也是液体核乳胶的制成品。制作时将液体核乳胶涂在玻璃上晾干，使用时将乳胶层从玻璃片上揭下来。由于其涂层厚薄均匀，常常用于光学显微镜定量自显影中。

（6）氚片

是单面乳胶，没有保护层，卤化银的颗粒未 1 μm，片基为白色，主要用于含氚的宏观放射自显影。目前，能购买到瑞典 LKB 公司以及中国科学院感光化学研究所的产品。

（7）X 射线片

X 片乳胶为溴化银、碘化银与明胶所组成，银粒晶体粒径较粗，平均直径约 2～3 μm。X 片都用醋酸纤维素酯作片基，片基较厚。医用 X 片片基的两面都涂有乳胶层，其乳胶层的厚度因产家、型号不同而异，大约为 15～30 μm。乳胶层的外面涂有一层明胶制成的保护层，以免擦伤乳胶层。工业用 X 片只有单层涂乳胶。

X 片与氚片一般只用于宏观自显影。

（8）幻灯片或电影正片

卤化银晶体的直径约 1 μm，对核射线的灵敏度低。乳胶层涂在较薄的醋酸纤维素酯片基的一面，乳胶层厚度约 15 μm，保护层厚约 1 μm。其多用于氚以外各种核素的宏观自显影和低倍显微自显影中。此外，电影正片、120 或 135 的照相胶卷亦能制备自显影。

### 6.1.4 感光材料的保存

所有感光材料，都有一定的有效期限，过期则有灰雾，因此，在有效期内使用为宜。X 射线乳胶片和幻灯片应注意避光、防潮、防热，以免跑光、霉坏和增加灰雾，最好在恒温恒湿房间（15～20 ℃）保存。液体乳胶应放在带盖的塑料瓶或棕色玻璃瓶中，外用两层黑纸包好，再套以塑料袋，封口，存放在冰箱中（4 ℃左右）。要特别注意在保存各种乳胶时，周围不能有放射性物质。此外，所有感光材，均要避光。在实验室操作时，最常见的跑光原因是是暗室红灯过亮，或在红灯下暴露时间过长。

# 6.2 放射自显影的曝光原理

放射自显影与光学摄影的原理基本相同，当样本中的放射性物质不断地发出的核射线作用于感光材料（敏感的乳胶膜）时，感光材料中的溴化银离子被击出一个轨道电子，游离的电子被银离子俘获而变成银原子，形成潜影，经显影、定影，在乳胶上形成与样本放射性物质所在部位强、弱一致的银颗粒组成的影像。所得到的影像称为自显影影像，简称自显片。

## 6.2.1 潜影形成的过程

（1）感光材料中的溴化银被带电粒子作用，释放出电子。

$$AgBr + \beta \longrightarrow Ag^{+}Br + e^{-}$$

（2）该电子被荷正电的银离子俘获

$$Ag^{+} + e^{-} \longrightarrow Ag$$

（3）许多的荷正电银离子被还原，在溴化银中形成潜影。

$$Ag \cdots\cdots Ag \longrightarrow n\ Ag$$

## 6.2.2 潜影形成的原理

关于潜影的形成原理，有许多理论。比较有代表性的是 R. W. Gurncy 和 N. F. Mott 的理论：一个电子被某个敏化中心（陷阱）俘获，暂时定位，然后一个银离子就可以向该中心移动，并与该电子结合而形成原子。然而，在银离子到达之前，电子由于具有热能，有从中心逸出的可能，那么就重新回到其在晶体导带中的自由状态，并到处扩散，直到其被另一中心俘获为止。最后电子在一个中心上停留较长时间，以致足以同一个银离子结合而形成原子。这样形成的原子是不稳定的，再将银原子分解成银离子自由电子，又开始循环。在银原子存在的期间，能够成为中心的第二个电子，一直到第二个银离子到达，产生一个稳定的双原子核。正常的显影，这个微斑组成一个次潜影中心，在大多数乳胶中其寿命为几天。

另一种比较有代表性的是 J. W. Mitchell 提出的理论：电子和银离子一同接近敏化中心（陷阱），立刻形成银原子，这叫做预潜影中心，这是不稳定的，要衰退成一个自由电子和一个银离子。单个的银离子不能作为第二个光电子的陷阱，而必须先获得第二个银离子。如果电子在这个银离子逸出以前到达，就形成一个双原子银微斑，这样的银微斑是一个稳定的次潜影中心。

上述潜影的原理，可以简单地理解为：潜影形成过程中，乳胶中的每颗溴化银晶体是一个单独变化的单元，最后在乳胶片或干板上见到的是这些单元变化的总和。如上文所述，乳胶中的溴化银晶体是$Ag^+$与$Br^-$的点阵结构。在制作的过程中，使点阵上产生缺陷，而构成敏化中心，当光线、压力、射线等作用时，溴化银中的电子向敏化中心移动，形成荷阴电的静电膜，荷阳电的银离子便向此处聚集，而变为银原子。聚集的银原子的数量很少，仅占原晶体的十亿分之一。但起到了很强的催化作用，使溴化银还原成银颗粒，因而称为显影中心。溴化银在感光后发生的变化，成为潜影的形成。

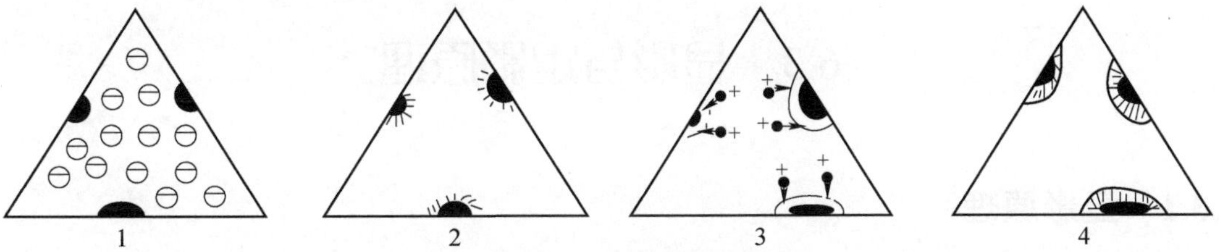


图 6-2　潜影的形成

1-射线释放出溴化银中的电子；2-电子向敏化中心移动，形成阴电层；
3-银离子向阴电层移动；4-银原子聚集于敏化中心，形成潜影

### 6.2.3　潜影的衰退

乳胶曝光形成潜影后，如果不是马上显影，而是存在较长时间，则显示出来的影象要比立即显影的影像要淡，这种现象称为潜影的衰退。潜影衰退的原因是由于潜影形成的某些过程是可逆的。潜影衰退的速度与温度、湿度和氧化等因素密切相关。周围环境中温度越高，潜影衰退就越快；湿度越大，衰退也就越迅速。如果温度与湿度保持不变，将已形成潜影的乳胶，存放在纯氧中，其衰退的速度，要比存放在空气中大两倍，比存放在氮气中大十倍。如果将形成潜影的乳胶，存放在真空中，则潜影不会衰退。因此，低温、低湿与缺氧条件，对减小潜影的衰退而保持潜影的稳定性有利。因为潜影的衰退可能是部分的，对较小和较弱的潜影中心，延长显影时间会减小潜影的衰退。

### 6.2.4　潜影的加强

乳胶上的溴化银颗粒，可看作是单独的，被射线曝光后，在吸收射线多的

颗粒上形成了潜影。在吸收射线较少的颗粒上，形成了不能显影的次清影。在未吸收射续的颗粒上，则没有发生任何变化。目前已有多种方法，用来加强照射不足的潜影，这就是所谓的潜影的加强。潜影加强要逐步进行，使次潜影变成能够显影的潜影；使原来未照射颗粒，形成依然不能显影的次潜影。这样便能使原来曝光不足的乳胶得到补救。

潜影加强的方法：将乳胶在极微弱的光线下照射一下，使次潜影吸收一些光子形成潜影，使未照射的颗粒只形成次潜影。用这种方法时，要将照射时间控制得非常恰当，就可以使原来照射不足的乳胶，得到满意的补救。一般地说，采用极微弱的光和稍长的照射时间，增强感光度的效果，要比用较强光线和较短的照射时间为好。

## 6.3 显影与定影原理

### 6.3.1 显影原理

显影的原理是感光后形成潜影的乳胶，在显影剂的原作用下，使潜影转化为金属银，成为肉眼可见的影象。

已形成潜影的银颗粒与未形成潜影的银颗粒的显影速度不同，前者显影速度较快，故经过显影可将这两种银颗粒分开。显影时应掌握的原则，使还原反应停止在已形成潜影上的银颗粒恰好还原，而其余银颗粒未发生反应的阶段。因为显影是个渐变过程，在一定条件下不能显出的潜影，如果改变条件，都可被显示出来。

溴化银还原成金属银的反应过程，大体为：已感光的乳胶浸入显影液里，当显影液渗透到乳胶膜中时，胶膜发生膨胀，则胶质呈现许多网眼，其间存在溴化银颗粒。只有当显影液渗入胶质的网眼中，并触及溴化银晶体时，才开始显影。显影时，先从形成潜影的某点开始，这些开始显影的点称为显影中心。显影后乳胶片上得到的银颗粒的密度，与各个晶体的显影程度无关，而与已显影晶体之数量有关。因此，如果在乳胶片的某一部分吸收的光能量比其他部分多时，于是能显影的银量较多，其变黑程度比其他部分大，不同的黑度，造成了影片上的反差。显影过程中，形成潜影的银颗粒被还原外，未形成潜影的银颗粒，也会被还原，前者形成可见的影像，后者即形成灰雾。显然，未形成潜影的溴化银显影越慢，照片上显影的质量会越好。

### 6.3.2 定影原理

显影后的乳胶，尚有一定数量的溴化银没有被还原为金属银。因此，显影后还不能得到黑自明显的影象，也不能将只经过显影的乳胶在白光下观察。因为部分未被还原的溴化银，在光的作用下，将会继续分解。为了得到能够耐光而且形成固定的影象，必须在保证成象的金属银不受损害的条件下，将残留在乳胶上的溴化银除去。定影的原理是指将显影后残余的溴化银用定影剂溶解而除去，使之成固定的影象。用作定影剂的物质，必须具有对溴化银溶解速度快，溶解程度大，且与溴化银生成的化合物易溶于水，而且在水洗过程中，不再发生分解作用。

常用的定影剂为硫代硫酸钠，其定影作用可用下式表示：

$$AgBr + NaS_2O_3 \longrightarrow NaAgS_2O_3 + NaBr$$

$$3NaAgSS_2 + NaS_2O_3 \longrightarrow Na_5Ag_3(S_2O_3)$$

第一个反应生成的 $NaAgS_2O_3$，不溶于水，当大量的硫代硫酸钠继续作用时，则生成第二个反应，其结果是形成容易溶于水的络合物盐，这样就完成了对乳胶的定影作用。

## 6.4 放射自显影的方法

### 6.4.1 放射性核素的选择

对于放射自显影而言，常常选择能够发生β衰变的核素作为示踪与显影的标记物，常见的如 $^{3}H$、$^{14}C$、$^{45}Ca$、$^{35}S$、$^{32}P$ 等，其特性见表 6-4。

表 6–4 自显影常用放射性核素表

| 核素 | 半衰期 | max/MeV | 核乳胶干板中最大射程/μm | β/MeV | 核乳胶干板中平均射程/μm |
|---|---|---|---|---|---|
| $^{3}H$ | 12.33 a | 0.018 6 | 3 | 0.005 | 0.5 |
| $^{14}C$ | 5 692 d | 0.015 6 | 112 | 0.05 | 18.2 |
| $^{32}P$ | 14.36 d | 1.71 | | 0.696 | 1 049 |
| $^{35}S$ | 87.24 d | 0.167 | 137 | 0.055 | 21 |
| $^{35}Ca$ | 163 d | 0.25 | 252 | 0.1 | 58.3 |
| $^{59}Fe$ | 45.1 d | 0.46 | 586 | 0.12 | 76.5 |
| $^{89}Sr$ | 50.55 d | 1.46 | | 0.57 | 768 |
| $^{131}I$ | 8.05 d | 0.606 | 861 | 0.205 | 178 |

注：单纯的γ射线不用于自显影试验。

### 6.4.2 自显影感光材料的选择

根据实验的需求，选择合适的感光材料。

### 6.4.3 曝光条件和曝光量的选择

（1）曝光条件

尽量在低温、干燥、隔绝氧气的环境下进行曝光实验，并且，要考虑合适的曝光时间，其主要与放射性活度有关。

（2）曝光时间的计算方法

可用下列公式计算曝光时间：

$$t=\frac{T}{0.693}\cdot\ln\frac{A_0}{A_0-L} \tag{6-1}$$

式中：$t$——曝光时间，单位是半衰期；

$T$——半衰期；

$A_0$——曝光开始时的放射性强度，$Bq/cm^2$；

$L$——曝光结束时的放射性强度，$Bq/cm^2$。

当然在整个放射自显形过程中，多种不同因素的变化，会给整个曝光时间带来较大的差异。因此，在自显影实际工作中，比较可靠而又实际的仍是实验曝光法。即同一实验多做一些自显影平行标本，参考上述计算所得曝光时间，首先按不同间隔时间做预显影，待到出现理想的放射自显形像时，再将全部标本严格按预试条件显影，这样就会获很良好的曝光效果。

放射核素经过3～4个半衰期，所剩放射性已很小，再延长噪光时间对自显影成像帮助不大，有些核素半衰期虽长，由于潜形的消退、本底的增加，经数月曝光影像不满意时，再延长时间已无意义。故自显形的曝光时间一般为数小时、数日、数周乃至2～3月不等。曝光时间的长短与放射核系的示踪剂量大小呈负相关。而决定放射核素的示踪剂量的原则是：在尽量提高放射自显影效率的前提下，采用既不引起放射损伤，也不过分延长曝光时间的合适剂量。此外，示踪剂量与曝光时间常常受到示踪核素的比活度、示踪剂在代谢上的特点、示踪剂的剂型与引入方式、所取组织与标本制备、感光材料等多因素的影响。需要综合考虑并根据实验来决定合适的曝光时间。

### 6.4.4 曝光的方法

（1）接触法：样品与乳胶表面直接接触，完成曝光过程后，显影，定影即可阅读分析。

（2）湿贴法：样品切片直接贴在乳胶膜上，不再分开，完成曝光过程后，显影，定影即可阅读分析。

（3）接触-湿贴法：先湿贴，待晾干后，将样品的另一面与乳胶接触曝光，显影，定影。

（4）液体乳胶法：将样品表面均匀地涂布液体核乳胶，经过曝光，显影，定影，染色分析。

（5）剥膜乳胶法：将切好的剥膜乳胶放在 25 度的蒸馏水中展开，样品切片在水中捞取脱底乳胶，使乳胶膜贴于样品上，干燥后完成自显影的过程。

（6）干贴法：未经处理的样品，经过冷冻切片，直接贴在乳胶干板上，经过曝光，显影，定影即可阅读分析。

### 6.4.5 暗室化学处理

定影（停影）：定影液的主要成分是硫代硫酸钠（$Na_2S_2O_3$），其作用是除去未感光的银盐。使影像更加清晰。

$$AgBr+Na_2S_2O_3 = NaAgS_2O_3+NaBr$$

$$NaAgS_2O_3+Na_2S_2O_3 = Na_5Ag_3(S_2O_3)_4$$

然后水洗 20～30 min，除去硫代硫酸钠。在自然环境中干燥：可以较长时间的保存。

## 6.5 放射自显影的应用

### 6.5.1 光学显微自显影的制备

光学显微自显影，亦有称为组织学放射自显影。它是指由生物组织切片中的放射性核素作用于核子乳胶而制备的自显影，用光学显微镜观察分析核素在组织中的分布与数量。

### 6.5.1.1 放射性核素与乳胶的选择

对显微自显影所选用的放射性核素，以 α 辐射体为宜。因 α 粒子质量大、运动速度小、射程短，对乳胶较强的电离作用，制备的自显影像清晰、分辨力高。但在生命科学研究中，常用的核素多不是 α 辐射体。像 $^{3}H$ 与 $^{14}C$ 等低能 β 粒子，亦适于制备微观自显影。

除了选用合适的放射性核素外，还要选用适当的标记前体，以研究生物体内有机物的合成、分布与代谢。如研究 DNA，常用 $^{3}H$ 或 $^{14}C$ 胸腺嘧啶核苷酸，由于侧链标记易被代谢。因此，需要要标记在环上。研究 RNA，常用 $^{3}H$ 或 $^{14}C$ 尿嘧啶核苷。研究蛋白质常用 $^{3}H$ 或 $^{14}C$ 标记精氨酸或色氨酸。

微观自显影用的乳胶，要用核子乳胶，而且要用溴化银颗粒细的核子乳胶。

### 6.5.1.2 光学显微自显影材料的制备

（1）石蜡切片

生理活性和结构的中心物质，如 DNA、RNA、蛋白质、多糖及脂类化合物等，通常在多数溶剂中是不溶解的，可采用常规的石蜡切片。

①固定：一般采用卡诺氏 I（96%乙醇:冰醋酸＝3:1，体积比）或卡诺氏 I（乙醇:氯仿:冰醋酸＝6:3:1，体积比）固定液。标本在室温下通常固定 24 h。对于核蛋白，卡诺氏固定液能浸出合精氨酸的蛋白质，不宜采用。可使用甲醛:70%酒精:冰醋酸＝5:90:5（体积比）的固定液。

②压片：在研究细胞核分裂周期和 DNA 蛋白质合成等时，将标记的细胞固定后，洗去固定液，用苏木精以及伊红染色，压片。用液体核乳胶法进行自显影，可取得良好的结果。

③切片：以常规的石蜡切片过程，经过固定、脱水（逐级增加乙醇浓度至100%）、透明、渗蜡、包埋、切片等步骤。切片厚度由材料性质、操作过程与镜检倍率等因素决定，一般可在 6～10 μm。切片厚度还决定自显影的效率与分辨力。对 $^{14}C$，以 10 μm 或略厚为宜；对 $^{3}H$，要小于 4 μm。过厚会降低自显影的质量。在连续切片过程中，要保持切片厚度均匀一致。

④装片：事先将彻底洗净的载玻片，随即在底胶液（每升蒸馏水中溶有明胶 5 g，铬钒 0.5 g）中浸一下，使直立流去余液，无尘处晾干待用。然后将浸过底胶的载玻片水平放在恒温台上，滴 2～3 滴蒸馏水，用镊子将水滴轻轻展开。将切片蜡带飘浮在水面上，待水滴蒸发至水层很薄时，用镊子将蜡片摆正，蒸

发干后，切片即可牢固地粘贴在载玻片上。

⑤脱蜡：要用液体乳胶时，需将蜡彻底洗脱。如脱蜡不充分，就涂不上乳胶。方法可将粘上蜡片的载玻片两次通过二甲苯，每次 10 min。再经 1/2 二甲苯加 1/2 无水乙醇，转至无水乙醇中。两次通过无水乙醇，每次 5 min，以除去二甲苯。乙醇蒸发后，装入载玻片盒保存待用。如立即涂液体乳胶，浸在无水乙醇中的载玻片，可经逐级乙醇降至水中，即可涂乳胶。

（2）冷冻切片

在研究有机体中的小分子及无机离子，进行自显影时，在石蜡切片的过程中会使标记物完全洗脱或重新分布，因此应采用冷冻切片法。组织经过冷冻、冻干、真空渗蜡、包埋，或冷冻后经冷冻取代脱水、石蜡包埋后，进行切片。其技术要点如下。

①冷冻：将新鲜组织或细胞迅速冷冻，能使标记固定在原位。一般采用深冻技术。可对整个动物组织冷冻，后用锯解，取所需部分；亦可以切碎的小组织块，用镊子夹首浸入预先用液氮冷却的异戊烷或丙烷，可迅速冷冻。

②冻干：在冰冻的低温下通过升华使组织脱水干燥。抽真空能促进升华，加速冻干过程。根据标本的种类和大小，冻干需要 2～14 d。

③真空渗蜡：可将冻干组织块放在试管中的固体石蜡上，把试管用真空泵抽空，浸入 60 ℃的水浴中，使石蜡融化。5～7 d 可完成渗蜡包埋。

④取代冻干：如不用冻干及真空渗蜡，可用有机溶剂取代水分子而使组织脱水。将冷冻的组织块，置于预先冷却至 −30 ℃的乙醚中，并在此低温下保持 2～6 d。所用乙醚，须用 $Al_2O_3$ 脱水，在取代过程中，要逐渐添加 $Al_2O_3$ 以捕集被乙醚溶出的组织水。脱水后，用甲苯代替乙醚，将样本转入室温，并包埋在石蜡中。

⑤沉淀技术：加入某种试剂，使生物材料中的无机离子，沉淀在原位，以进行这些离子分布的放射自显影研究，如用 5%醋酸钡以沉淀 $^{35}SO_4^-$；用 5%草酸钾以固定 $^{45}Ca^+$，然后用乙醇将材料逐渐脱水，并包埋于石蜡中。

⑥恒冷柜切片：这是保持水溶性物质最安全的方法。其步骤：将生物材料冷冻，装到切片机的固着器上，然后将装有生物材料的固着器装到恒冷箱中的切片机上，温度平衡后即可切片。一般在 −10～30 ℃切片，生物材料的切片厚度；通常在 16～20 μm。用小刷子或扁口镊子把冷冻切片置于载玻片上，用一滴冷的甲基环己烷展开。

⑦聚合树脂包埋：冷冻的动物组织，在 −80 ℃下用无水丙酮进行取代冻干，在最初 24 h，丙酮中加有 1%$OsO_4$ 作为固定剂，以后每天更换丙酮时，不加 $OsO_4$。

取代结束后（约 6 d）将生物材料移入 – 50 ℃的单体丙烯酸甲酯混合剂（丙烯酸甲酯:丁基丙烯酸甲酯 = 1:4）中，更替三次。这种混合剂渗入快要完成时，使组织逐渐加至室温。转入盛有聚合丙烯酸甲醋混合剂的明胶盒中。切片厚 4～8 μm。这种制片不用脱蜡。

⑧装片：在显影前，要避免切片与水接触。故不能用在水滴上展开切片，而是用在水中捞起剥离乳胶膜以及浸蘸液体乳胶的方法。一般都要事先将乳胶面向上，被覆在载玻片上干燥，切片就直接装到这一乳胶层上。至于冰冻切片，可在恒冷箱中置于预冷到至少 – 15 ℃的载玻片上，与一个预覆乳胶的载玻片，面对面地压起来，在冰冻下曝光，曝光完毕后，分开载玻片，切片留在乳胶上。

（3）保护膜的应用

切片与乳胶直接接触时，往往由于切片中的化学物质，可能使乳胶显影。为了防止这种假象，可在切片与乳胶之间，加一层保护层。常用的有火棉胶、聚氯乙烯和尼龙膜等。火棉胶用溶于丁基乙酸或乙醚乙醇（3:1，V/V）混合剂中的 2%～3%的溶液。加膜的方法可用浸蘸法；可在切片上滴一滴溶液，使其蒸发；也可将溶液滴在水上，当在水面上形成薄膜后，再加到载玻片上。

#### 6.5.1.3　核子乳胶的涂布

国内供应的主要是液体乳胶，现以核-4 乳胶为例，介绍液体乳胶制各自显影的技术。

（1）涂布前的准备

核-4 乳胶晶体直径，平均 0.24 μm。乳胶应贮藏在 0～4 ℃的冰箱中（运输途中亦要贮在冰瓶中，防止高温）。核-4 乳胶不能重复融解，因此要事先计划好当次的用量。

暗室要远离辐射源，要有双层门，以防漏光，且要设置工作台及具有水槽的水笼头，安全灯要小于 15 W，温度 18～20 ℃，湿度 40%～60%，具通风设备，室内要保持清洁。

暗室中具有：恒温水浴、天平、量筒、小烧杯及玻璃棒、乳胶浸缸、载玻片干燥板、曝光盒等。

（2）涂布的方法

从冰箱中取出乳胶容器，在暗室中距安全灯至少 15 cm 以外，除去防光黑纸，打开包装，用专门的骨匙，取凝胶状乳胶，称取所需数量。然后，将盛乳胶的烧杯置于 40 ℃的水溶中，2～3 min 即可融解待用 。

①浸蘸法：可将融化乳胶缓缓倒入预先浸入 40 ℃水中的浸液缸中，至无气泡而且胶层均匀时，可将实验用载玻片浸蘸。载玻片的浸入及提出乳胶，用力要一致。载玻片从乳胶中提出后，要在浸液缸上稍停 2～3 s，使多余乳胶回收。用湿毛巾擦去背面的乳胶，将载玻片垂直立在干燥板上。在暗室的温、湿度条件下.经半天即可装入曝光盒。如用木制切片标本盒，密封后，用黑纸包好，再用塑料袋封藏。

②滴涂法：左手两手指捏住空余大的一端的载玻片的两边，使切片向上，右手用乳头滴管，将乳胶滴在切片的左边 3～4 滴，然后用软毛笔使乳胶经过切片向右涂匀，或用玻棒水平于载玻片，向右推动胶液滴，将乳胶展开，多余的乳胶淋入缸中。涂匀后，将载玻片立于干燥板上晾干。

上述方法，将乳胶涂匀并干燥后，即可装盒、密封、进行曝光。

（3）影响乳胶层厚度的主要因素

①乳胶稀释度：稀释度越大，干燥后的胶层越薄，利用液体乳胶的稀释，可以控制乳胶层的任一厚度。未经稀释的乳胶，用浸蘸法涂布在载玻片上，核-4 乳胶厚 5～6 μm。

②乳胶和载玻片的温湿度：浸蘸法中，乳胶愈热，粘度愈小，胶层就愈薄。粘附在预热到 400 ℃的载攻片上的乳胶，比粘附在凉载玻玻片上的要少，其胶层也较薄。载玻片湿的胶层要比干玻片薄。

③乳胶干燥时的温湿度：一般以温度 28 ℃，湿度在 60%～80%，可获本底不高的均匀的胶层，30 min 即达干燥。

④浸蘸方法：载玻片从乳胶中提出的力量和速度，会使乳胶层的厚度有差异。有人试验表明，载玻片浸蘸液体乳胶后，以 2 000 r/min 的转速离心 1 min，可获得载玻片间均匀一致的乳胶层，适于定量的要求。

（4）注意事项：乳胶干燥的速度和进程，影响放射自显影的质量。迅速而完全干燥的乳胶，其本低较高。如果未充分干燥的乳胶，在有干燥剂的条件下曝光，前期有潜影消褪，降低了本底，后期无潜影消褪，是提高效率比较理想的条件。为防止压力本底，要设法延缓干燥的进程，这可以在乳胶中加入 1% 体积的甘油。乳胶在干燥过程中，要避光防尘。

#### 6.5.1.4 曝光

（1）曝光时间

对光学显微自显影，用公式、图表或测定切片放射性来估算曝光时间误差较大。一般根据自己的实验条件，进行一系列实际试验后，方可确定所需要的曝光时间。具体做法：从实验切片中，抽出一部分，按一定的时间间隔，每次显影 2～3 片，进行实际试验，当这种试验制片曝光适当时，即将全部材料显影。这些分批显影的片子，每批单独装一个曝光盒是方便的，但要与其他材料在完全相同条件下曝光。

（2）环境条件

①干燥，总的来说，曝光过程中，乳胶要充分干燥。通常是在曝光盒中加入无尘干燥剂，如硅胶。但干燥剂不要与载玻片上的乳胶直接接触。

②温度：一般以 0～4 ℃进行曝光，在 4 ℃下加干燥剂曝光，乳胶灵敏度不因曝光时间和放射性强弱而改变。但在 27 ℃时潜影消褪显著。为了保存放射性物质和防止化学假象，对水溶性物质放射自显影，以–20～–30 ℃曝光为宜。

③氧气：要在不含氧气的大气下曝光，可用氮、氩、二氧化碳等，其中用二氧化碳最为方便易行。

### 6.5.1.5 显影与定影

（1）显影

前一节已提到，其要领是被射线击中的晶体能显影至可见，而本底显现不出。其可见程度，又是由最后观察自显影的方法所决定的。如低倍镜观察时，要求显影银颗粒大；用高倍镜时大的银颗粒可能妨碍对标本的观察。

①显影时间：为确定理想的显影时间，要针对所用的乳胶，显影剂与观察的方法等条件进行试验。如乳胶说明书建议的显影时间为 4 min，则可以 4 min 及多于或小于 4 min 的几个时间进行了预备试验。将要自显影的载玻片，每个时间处理 2～3 片，按拟定的试验手续，涂乳胶，曝光后进行显影预备试验。所用的显影剂及其稀释度，显影剂温度，载玻片在显影剂中的搅动次数等，均与正式显影一样，只是改变显影的时间，后即定影、染色、封片。从观察这些时间系列片中，选定适当的显影时间。

②影响显影的因素：显影液的温度，以 18～20 ℃为宜；显影液浓度大的显影快，用释稀显影液的办法来控制速度；要用新鲜显影液，其活力大，显影作用强；显影过程中要搅动，能使新鲜显影液接触乳胶，以加快显影。

（2）定影

显影后，经停显液或蒸馏水停显后，转入定影液。定影的时间，一般使乳胶变透明时间的两倍，再延长 10～15 min。通常，1 L 定影液以处理 100 片薄乳胶载玻片为宜。定影后的用自来水冲洗 15 min，然后在蒸馏水中过 2 次，每次 1～2 min，最后在无尘的室温下干燥。

### 6.5.1.6 染色

为了便于观察，与正常的组织切片一样，自显影片需要进行染色。

（1）前染：是指涂核乳胶前对切片进行染色。其优点是乳胶层不被染色，与后染相比，颜色清晰鲜明。其缺点是染色处理可能引起标本中放射性的损失；显影、定影等过程中，有可能导致巳染色标本的脱色。对于易溶性化合物的放射自显影，不能采用前染的方法。对于难溶性大分子 DNA 的放射自显影，通常采用孚根（Feu1gen）法前染。

（2）后染：是指在切片涂布乳胶、曝光、显影及定影后进行染色。其优点是没有前染的放射性损失等问题。其缺点为染色过程中可能会使显影银颗粒消失，乳胶层脱落，而明胶层同时着色将使染色质量较差。

对于染料，如果自显影用透射光观察，选用粉红、黄或浅绿色比暗蓝或紫色为好。如果用暗野反射光观察，避免用能产生反光沉淀或荧光闪亮的染料，如曙红等。所用染液，用前必需过滤，以免产生沉淀污染自显影片。

### 6.5.1.7 光学显微自显影的观察与分析

射线作用于核乳胶，引起银颗粒显影，银颗粒的多少，与放射性活度有一定的关系。根据乳胶的辐射效应来观察与分析所感光的放射性的方法主要有以下 5 种。

（1）粒子计数

研究表明，在一定限度内，辐射剂量与银颗粒密度存在着直线关系。而这个限度又与乳胶晶体的大小有关，如 Ilford L4 乳胶的限值约为 5 个粒子/$\mu m^2$。因此,可以在显微镜下计数视野中一定面积上或一定细胞器上的显影银颗粒数，按银颗粒多少，确定所感受放射性的高低。

粒子计数的要点，是银粒的识别，视野中的单个颗粒，必须清晰可辨。为避免计数时的主观性，要指定计数规程，严格遵守，观察者之间的要统一标准，以便比较。有条件时，可用投影仪将视野投影到屏幕上，或拍成照片，以减少镜检时因观觉疲劳而造成的误差。

（2）径迹的计数

与粒子计数一样，在一定限度内，径迹数目与辐射剂量成正比。对 $^{14}C$ 和

$^{35}S$ 其限度约是 10 条/500 μm²。

一般认为，要有四个以上的银颗粒排成一行时才是一条径迹。它是三维的，在高倍镜下的许多焦面上扫描，才能追查到它的方向与延伸的距离，所以数起来，比粒子计数慢而难。供径迹观察用的自显影片，要在封片前，将乳胶层膨胀到曝光时的厚度，可于显影染色后，在 20%甘油溶液中浸 20 min，用甘油冻胶封固。否则脱水收缩的乳胶层，会使径迹变形，难以辨认。

（3）反射光光度测定

测定时需要一个显微光度计、一个垂直落射照明器和稳定的电源。垂直落射照明器的照明光，通过显微镜物镜本身向下，从标本的上方照明标本，标本反射的光，经过物镜传至目镜上方的光电倍增管，经光电倍增管转变为电流，由显微光度计指示出来。测定时，必须保持恒定的显影条件，才能取得好的结果。要避免外来反射物质的干扰，清洁是很重要的。要用新鲜定影液，要充分漂洗。当银颗粒密度较大时，用此法测定较为快速与精确。

（4）乳胶光密度测定

核乳胶在射线作用下产生显影银粒，降低了透光性，其光密度与辐射线剂量成正比。可用显微密度计或显微光度计来测定显影后乳胶层的光密度，作为感受剂量的度量。光密度的测定，要用台下明视野透射光照明。由于测的是透过乳胶的光，必须把标本和乳胶分开，才能测定。

测定前要做好标准曲线，包括全透明及全黑两个极端标准。通过与标准的光密度比较，能够迅速测得自显影中的放射性。

（5）用电视扫描系统进行影象分析

用电视照相机，沿一系列平行线扫描视野中的图象，把沿线各点的光强差异转变成电讯号，用电子计算机进行处理，重新显示在屏幕上。在低倍率下，能给出扫描面积上积累的密度值，在高倍率下可计数粒子数。用这种方法，可提高测定精度和效率。

## 6.5.2 电镜自显影

### 6.5.2.1 基本原理

电镜自显影的全称为电子显微镜放射自显影，它是由电镜和放射自显影相结合的一种新技术。电镜具有高度的分辨力，它能显示出普通光学显微镜所不能察知的细微结构与（通过银颗粒）放射性核素分布关系。电镜的景深较大，能将显影银颗粒与标本结构清楚地聚集在一个平面上。但是，由于要求切片与乳胶层均极薄，因而敏感度下降，以致所需放射性核素的示踪剂量较大，这样就有可能损伤机体，要尽量注意避免。

### 6.5.2.2 主要特点

由于光学显微镜不可能分辨细颗粒乳胶的银粒与标本的细微结构，而电镜自显影则可提高上述两者的分辨力。其主要特点为：

（1）可以显示微量放射性物质在组织或细胞内的分布，即使很低活度的放射性，只要经过较长时间的曝光，也可以显示出来。

（2）可以显示放射性物质在亚细胞结构（如线粒体、染色体等）内的精确位置。

（3）能在不破坏细胞结构完整的情况下，研究某些生物大分子在生物合成与代谢过程中的精确位置。

（4）制备过程中，核子乳胶层与超薄切片紧密接触，可减少放射性的散射损失，又可克服厚层组织出现的放射性自吸收现象。

（5）电镜的景深较大，能将显影颗粒与标本结构清楚地聚集在一个平面上。

### 6.5.2.3 制备过程

建镜自显影标本的制备，与一般的组织切片不同，其主要程序为：放射性核素标记→固定与包埋→超薄切片→电子染色→喷碳膜→覆盖核乳胶→曝光→显影→电镜观察。也可以是超薄切片后先喷碳膜→覆盖核乳胶→曝光→显影→电镜观察。

（1）放射性核素的选择与剂量：电镜自显影的常用核素是 $^{3}H$，近年亦有用 $^{125}I$。由于超薄切片太薄，如标记量不足，会使曝光时间过长，在一般情况下，如用 $^{3}H$-葡萄糖的比强为 100～500 mCi/mmol。一般说，用以研究核酸和蛋白质的 $^{3}H$ 标记化合物，整体体动物注射剂量是每克体重为 0.5～1 μCi。

（2）固定与包埋：固定是指在分子水平上，使细胞如同活体一样，精确地保存细胞超微结构的每个细节。常用的固定方法为：

①用 0.1 *N* 磷酸缓冲液稀释的 4%磷酸-戊二醛固定 2 h，边固定边抽真空。

②用磷酸缓冲液冲洗 3 次，每次 10 min。

③在 2%锇酸一磷酸缓冲液中固定 2 h，边固定边抽真空。

④用系列酒精脱水。

⑤用环氧丙烷处理 2 次，每次 15 min。

⑥在环氧丙烷：包埋剂为 1:1 的溶液中渗透 1～2 h。

⑦以环氧树脂或甲基丙烯酸酯包埋剂，37 ℃在胶囊中包埋 2～4 h。

（3）切片：超薄切片的厚度，一般根据在双筒放大镜下，直接观察浮在玻璃刀水槽液面上的干涉光颜色来估计，在电镜自显影中，通常选用银灰色到金黄色之间的厚度，相当于 500～1 000 毫微米。如做高压电镜自显影，切片可厚至 5 000 毫微米。切片放在有一层火棉胶膜的载网上，喷镀碳膜（50～60 毫微米）。

（4）乳胶薄膜的制备：应选用颗粒较小的乳胶。如 Ilford L4.中国原子能科学研究院生产的 HW-4 乳胶。为提高分辨力，必须铺成单层银颗粒的乳胶膜，以便当射线穿透溴化银晶体时，只使某颗粒曝光。

制备乳胶膜时，按试验需要量取核乳胶置于干净的小烧杯内，加入适量的重蒸馏水稀释，在 40 ℃左右的恒温水浴中溶解 5 min，溶解时用细玻棒轻轻搅拌备用。方法有：

①浸涂法：将切片放在涂有火棉胶的载玻片上；喷镀炭膜（50～60 ℃）；将乳胶在 40 ℃水浴上加温溶解。用滴管涂稀释乳胶，流去多余乳胶，使之形成薄膜。

②环套法：溶解后的乳胶，置于 40 ℃水浴上 2～3 min，再在室温下放置 15～30 min，使乳胶成为粘胶状。用全属丝做成一个直径 2 cm 的环，接头绕于玻璃棒上，将环浸入乳胶中，轻轻提起，在环内即形成一单层乳胶膜。然后把乳胶膜轻轻地直接套在置于小柱顶上的载网的切片上。或者将标本置于载玻片上，用大金属环制备或转移胶膜。

③泡盖法：将有载网的切片，置于干净的载玻片或小柱顶上，第一次用滴管吸少量乳胶，用手指捏滴管的胶头，弃掉管中的乳胶；第二次轻捏胶头，滴管下端形成一个较厚的泡，用滤纸吸掉；第三次轻捏胶头，滴管下端形成一个较薄的泡，将泡覆盖在切片上，直至这个泡自行破裂，即形成均匀的单层乳胶膜。

（5）曝光：将载网放置在塑料暗盒中，再转入有干燥剂的曝光箱中，放于冰箱中，在 4 ℃左右进行曝光，相对湿度以 45%～50%为宜。曝光时间，一般约为光学显微自显影标本的 8～16 倍。为便于准确掌握曝光时间，可每隔 1～2 周取出 1～2 个小铜网，进行显影观察，直到效果最佳时，再进行全部曝光载网显影。

（6）显影与定影：选用米吐尔-对苯二酚显影液，如 $D_{19}$ 或 $D_{19b}$ 效率较高，雾点适度。显影温度 18～20 ℃比较合适。显影时间一般为 2～4 min，也有少数需要较长的时间。定影最好在 30%硫代硫酸钠中定影两次，第一次 30 s，转到另一定影液中 5 min。后在蒸馏水中漂洗 3 次，每次 5 min。应缓慢干燥，以防标本破裂。

（7）染色与标本处理：电镜标本的染色，是指把一定区域内的高原子序数的原子沉积下来，以提高标本的反差。

常用的染色剂：以 0.1%～1%磷钨酸的 70%乙醇溶液，主要染蛋白质，染色时间为 30 min。以 1%～2%醋酸铀酰的 75%乙醇溶液，除染蛋白质外，还可染核酸，染的时间可停留几小时甚至过夜。染色时，先用 2%醋酸铀酰水溶液染色，再用柠檬酸铅染色。

标本处理是指由于在电镜下的反差常困铜网上未感光的明胶层而降低所进行的必要处理。处理时可在标本显影后去除明胶或在去除明胶后再染色，或在染色的同时兼除去明胶。方法可用 0.2%胰蛋白酶于 38 ℃处理 1 h；用 0.1～0.2 N 醋酸于 37 ℃处理 5～15 min；用 0.5 N NaOH 处理 5～15 min。处理后均用蒸馏水洗数次。

（8）电镜观察：以 $^{3}H$ 标记的化合物的β粒子，打到乳胶层显影后的银颗粒呈扭曲的丝团状。如果乳胶涂布得很薄，银颗粒是单层的，则β粒子打到乳胶的轨迹是点状，这样就可选择一定数量的细胞进行单位面积的颗粒计数。观察时，要注意电镜灯丝电流不宜过大，以免银颗粒蒸发。

### 6.5.3 自显影的几种特殊制制备方法

由于研究对象与目的不同，前述的自显影常规制备方法不能满足要求，常采用特殊的自显影制备方法，才能达到预期的效果。在此介绍自显影的几种特殊制备方法。

#### 6.5.3.1 双标记自显影

双标记自显影，指利用两种放射性核素，或其标记化合物，对同一试验对象（动植物或其他）进行示踪研究时，利用核素间理化性质的差异，制备双标记自显影，从而判断其在试验对象中分布、积累等的特点与差异。

其优点是两种核素在完全相同条件下进行试验，消除了个体之间的差异，提高试验结果的精确性，节约人力与物力。缺点是只有在两种核素的理化性质的差异足以使自显影法加以区别时，才能达到双标记自显影。

双标记自显影通过两次曝光的方法，具体如下：

①利用核素的半衰期不同：用一个长半衰期和一个相对短半衰期的核素，进行双标记时，第一层乳咬记录短半衰期核素，待其衰变后涂布第二层乳胶，记录长半衰期的核素。

②利用核素放出的射线能量不同：如 $^{3}H$ 与 $^{14}C$ 的能量不同，在双标记时，先涂一层乳胶得到 $^{3}H$ 与 $^{14}C$ 的自显影，然后加上一层薄火棉胶膜，再涂上第二层乳胶膜，由于 $^{3}H$ 的能量低，不能穿透到第二层乳胶，曝光后仅是 $^{14}C$ 的自显影。

③利用核素的生物化学特点不同：如 $^{35}S$ 主要分布在蛋白质中；$^{45}Ca$ 则主要分布在骨骼中，进行双标记时，第一层乳胶所得自显影，$^{35}S$ 与 $^{45}Ca$ 均有，然后样品以硝酸作脱钙处理，再涂乳胶。所得的自显影只有 $^{35}S$。

④利用射线的径迹不同：可以用 $^{3}H$ 与 $^{14}C$ 的径迹不同，在 30 μm 厚的乳胶层中，按其径迹加以区分。$^{3}H$ 的特点，其显影粒子都位于距源 3 μm，大多在 1 μm 之内，而 $^{14}C$ 在距源 40 μm，大部分位于 10 μm 范围。乳胶中出现延伸 5 μm 以上的径迹，只能来自 $^{14}C$。

### 6.5.3.2 彩色自显形

彩色胶片通常由感受蓝、绿、红色的三层乳胶组成。不同能量的放射性核素，进入乳胶中的深度是不同的。如 $^{3}H$ 只能进入第一层；$^{14}C$ 可穿过第一层而进入第二层或第三层；$^{32}P$ 则可穿过第一、二层。甚至穿过第三层。因而经过曝光，按彩色胶片显、定影后，由于两种或三种射线进入不同层次而呈现出不同颜色。

### 6.5.3.3 快速自显影

切片涂乳胶后，再用液体闪烁液浸泡，射线除直接作用于乳胶外，与闪烁液作用可激发出可见光，增强了乳胶中潜影的形成。这样，使放射性剂量低的自显影制备中，曝光时间可从数十天缩短到几天。这种方法，也有称为闪烁放射自显影。

### 6.5.3.4 层析谱自显影

一般采用接触法制备，过程中要注意使层析纸条或薄层硅胶板与乳胶紧密接触。可加以均匀的压力，但要防止滑动。可采用医用 X 射线暗盒进行曝光。对于

像 $^{32}P$ 或 $^{36}Cl$ 等核素，用普通 X 射线胶片，并在胶片背面垫一层密度大的板材（铅板、钢板等）作为反射层。可以防止标本之间的干扰，同时可利用它对标本中放射性的反射，而提高自显影的效率。层析谱上的化学物质，常能引起化学假象，除设置必要的对照，以检查和发现正、负假象外，可在乳胶和标本之间，插入一层惰性隔离膜。在标本上被覆一层聚氯乙烯，不仅起到隔离作用，对硅胶板上的硅胶层，能起到固定作用，防止暗室操作时被磨擦散落。

#### 6.5.3.5 不规则标本自显影

不规则的标本，又不能磨平，如骨骼、头颅等的自显影，只能用浸沾液体乳胶的方法，经曝光、显影、显影后，用肉眼或放大镜，观察标本表面的黑度。

### 6.5.4 影响自显影质量的有关因素

影响自显影质量的因素较多，其中主要的有下列 3 种。

#### 6.5.4.1 自显影的分辨力

自显影象中，能把邻近两点分开的最小距离，称为分辨力。距离越小，分辨力越大。所得影象越清晰。其影响因素有以下 7 种。

（1）射线的能量：能量越大，在乳胶中的射程越长，自显影象的分辨力越差。$^{3}H$ 和 β 能量低，制备的自显影影像分辨率高，当其他条件相同时，$^{3}H > ^{14}C > ^{32}P$，微观自显影多用 $^{3}H$。

（2）标本的厚度：越薄分辨力越大。

（3）标本与乳胶的距离：距离越近，分辨力越大，标本与乳胶间如加入隔离膜，必然会减小分辨力，因此，所用的膜越薄越好。

（4）乳胶层厚度：薄的分辨力大，电镜自显影要求单分子层乳胶膜。

（5）核乳胶溴化银晶体体积：越小分辨力越大。

（6）曝光与显影时间：要适时，过长会减小分辨力。

（7）本底：本底增高使影象界限不清，而使分辨力下降。

#### 6.5.4.2 自显影的效率

样品在曝光期间，由射线所产生的乳胶效应，称为自显影效率。亦可以说曝光期间，由射线对乳胶所造成的黑度，或每个衰变粒子所造成的显影银颗粒的数目，或 100 次衰变所能给出的显影银颗粒的数目。计算时，以银颗粒数或径迹数占标本核衰变数的比例。制备时，希望能获得尽可能高的效率。影响效率的因素有：

（1）射线的能量：能量低的核素，穿透能力弱，深层的放射性常被浅层的组织所吸收，而达不到乳胶层，这便是自吸收。自吸收会使自显影的效率下降。

（2）标本的厚度：切片厚了，放射性增强，但自吸收也增强，自吸收的大小，主要由射线能量决定。自吸收会降低自显影的效率。

（3）标本与乳胶的距离：距离愈大，效率愈低。

（4）乳胶层的厚度：当乳胶层厚度小于核射线在乳胶中的射程时，随着乳胶的增厚，显影的银粒也增多，效率增高。但乳胶层的厚度超过核素在乳胶中的最大射程时，射程以外的乳胶，则不起作用。

（5）溴化银晶体体积：当乳胶灵敏度相等时，溴化银晶体愈小，效率愈高。

（6）乳胶的敏感度：一般而言，敏感的效率高。

（7）曝光时间和温度：一般而言，曝光时间充分，会提高效率。曝光时温度低，效率也低，当然，本底也会低些。

### 6.5.4.3 自显影的本底

在制备自显影过程中，由于非标本放射源而引起乳胶显影的均称为本底。本底高低会影响自显影的分辨能力。必须避免人为因素造成的本底。本底的来源大体是：

（1）曝光：对乳胶的任何曝光，都会增加本底，甚至毁坏全部试验。当然乳胶的类型和状态不同，对光的敏感程度亦不同。操作时红灯过亮，常常是造成本底高的原因。

（2）过度显影：显影时，由于显影剂过强、温度过高与时间过长等会造成显影过度而增加本底。要通过预备试验，掌握适度显影，而减少本底。

（3）化学假象：当标本与乳胶直接接触时，标本中的活性基团与乳胶作用，能引起化学假象。由于学化过程与温度有关，在低温（–20～30 ℃）下曝光，能减少这种本底。

（4）压力和张力：压力和张力均能引起潜影的形成。如器械、指甲的划痕，乳胶片的弯折等。

（5）环境辐射和天然本底：乳胶贮放、操作必须远避 X 射线室、放射源贮藏室。要尽量降低天然本底。乳胶要贮藏在略高于冰点（不使结冰）的温度下。乳胶不宜久藏，在良好条件下，也不要超过两个月。

# 6.6 放射自显影实例

## 6.6.1 骨髓显像

人体内主要造血器官红骨髓是由红细胞生成细胞、髓细胞生成细胞和单核巨噬细胞等组成。骨髓的红细胞生成的铁蛋白，可用 $^{59}Fe$、$^{52}Fe$ 作为显像剂来反映红细胞生成细胞的功能及分布情况，$^{111}In$ 与血清输铁蛋白结合，可作为显像剂反映红细胞生成细胞的功能和分布；单核巨噬细胞吞噬的放射性胶体如 $^{99}Tc^{m}$-SC、$^{99}Tc^{m}$-phytate 等作为显像剂来反映单核巨噬细胞的功能及分布情况。临床上常用的显像剂为 $^{99}Tc^{m}$-SC 和 $^{99}Tc^{m}$-phytate，静脉注射 370～555 MBq（10～15 mCi）后 30 min 进行前、后位全身或局部骨髓显像。

正常成人可见中心性骨髓包括躯干骨和颅骨对称性的影像，下段胸椎和上段腰椎因肝、脾摄取放射性的干扰而显示较强信号；外周骨髓通常只有肱骨和股骨上 1/3 轻微显影，影像基本左右对称；儿童除中心性骨髓显影外，整个四肢骨髓也可清晰显影，至 10 岁左右与成人分布相同（见图 6-3）。

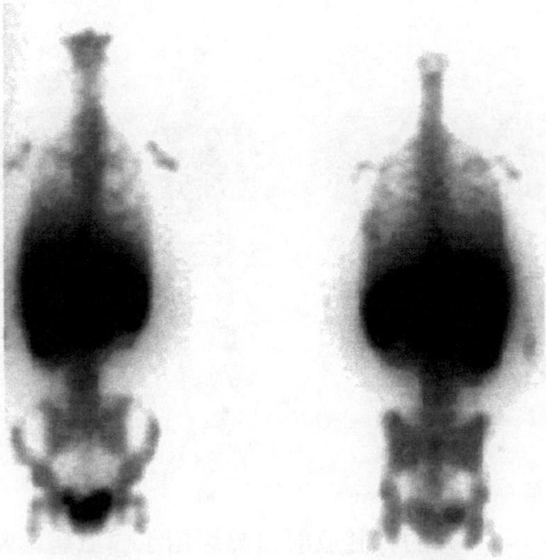


图 6-3 正常人的骨髓放射自显影图片

再生不良性贫血的诊断：其骨髓影像表现多样，轻者与正常影像接近，属轻型再生不良性贫血，重度再生不良性贫血可出现全身骨髓不显影（见图 6-4）。

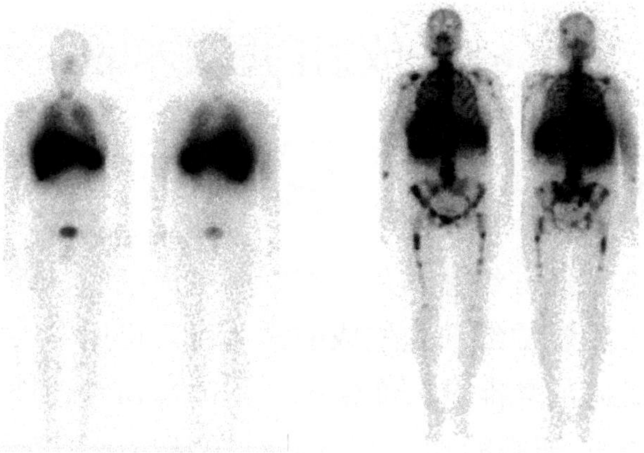


图 6-4 人的骨髓放射自显影用于再生型贫血与骨髓增生的诊断

骨髓增生性疾病的诊断与鉴别诊断：白血病尤其是急性白血病患者表现多样，常因中心性骨髓中白血病细胞增生而呈现中心性骨髓受抑、外周骨髓扩张的影像；慢性白血病者除外周骨髓扩张外，常可见脾肿大；如影像表现为中心性骨髓摄取正常或增多，外周骨髓对称性扩张，常提示为真性红细胞增多症；骨髓纤维化早期表现为中心性骨髓摄取减少，外周骨髓扩张（见图 6-5）。

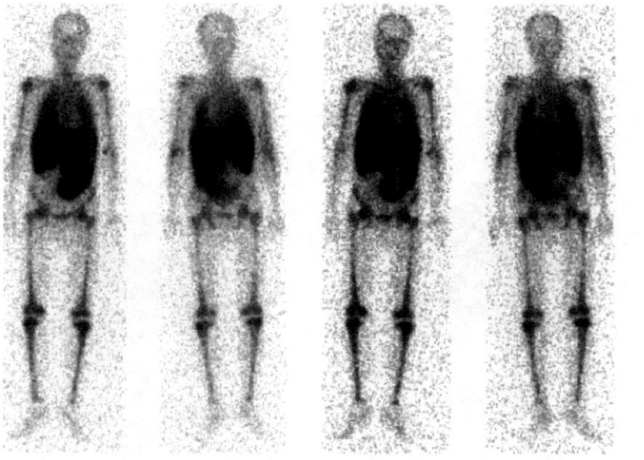


图 6-5 人的骨髓放射自显影用于白血病诊断

## 6.6.2 放射自显影技术观察抽烟者脑部的尼古丁受体变化

利用 $^{3}H$ 标记的地棘蛙素（tritiated epibatidine，$^{3}H$-EB）作为尼古丁受体的标志物。结果表明在慢性吸烟者中，尼古丁受体的表达水平增加了 160%～400%（见图 6-6）。

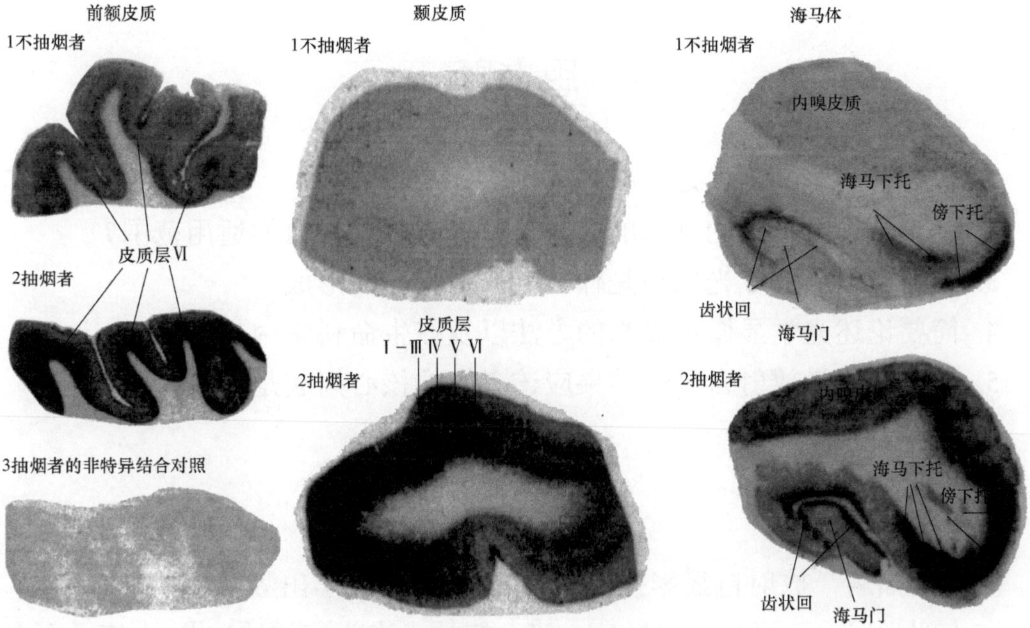


图 6-6　放射自显影技术观察长期吸烟与不吸烟者脑部尼古丁受体表达变化

## 6.6.3　福岛核电站周围环境中生物体内的放射性

在日本福岛核电站事故发生 5 年以后，在其周围 10～20 km 范围内，对其周边环境以及生物体内的放射性污染进行了调查分析。发现放射性物质在自然环境以及各种生物物种中污染广泛存在，是一个值得研究的科学问题（见图 6-7）。

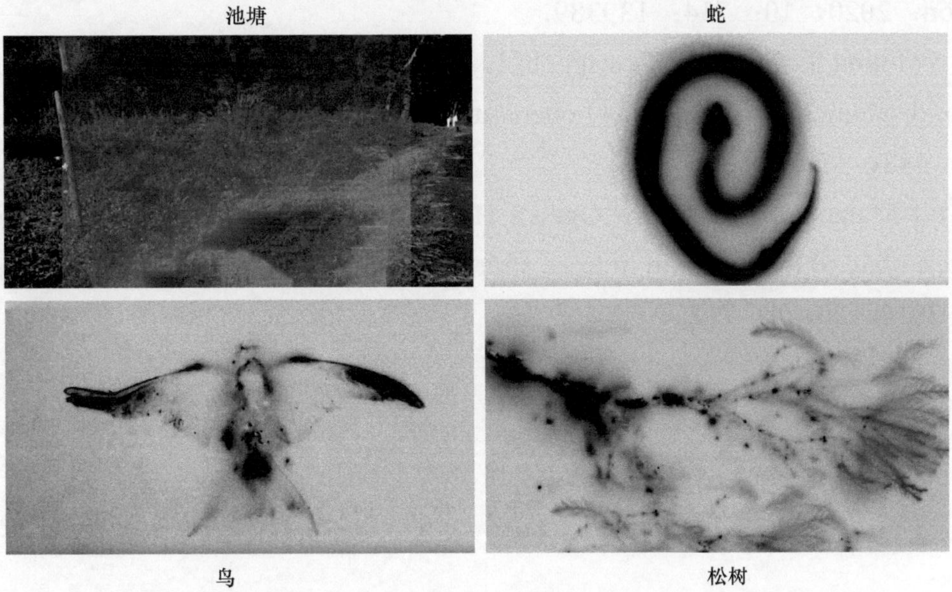


图 6-7　福岛核电站周围环境和生物体内的放射性污染（事故 5 年后）

## 思考题

1. 放射自显影的定义是什么？其具有什么特点？
2. 用于放射自显影的常用的感光材料有哪些？各自的适用范围？
3. 放射自显影的曝光原理是什么？何谓潜影的形成？
4. 简要论述光学显微自显影的方法以及在生命科学中的应用。
5. 获得高质量放射自显影结果应该考虑的核心问题是什么？

## 参考文献

［1］刘鼎新．放射自显影技术［M］．北京：科学出版社．1986．

［2］谢学民，王寿祥，张勤争，等．核技术农学应用［M］．上海：上海科学技术出版社．1989．

［3］D C Perry 1，M I Dávila-García，C A Stockmeier，et al．Increased nicotinic receptors in brains from smokers：membrane binding and autoradiography studies［J］．J Pharmacol Exp Ther．1999，289（3）：1545-52．

［4］Hannah C Gerke，Thomas G Hinton，Tsugiko Takase，et al．Radiocesium concentrations and GPS-coupled dosimetry in Fukushima snakes［J］．Sci Total Environ．2020，10；734：139389．

［5］Fuma S，Ihara S，Kawaguchi I，et al．Dose rate estimation of the Tohoku hynobiid salamander，Hynobius lichenatus，in Fukushima[J]．J Environ Radioact．2015，143：123-134．

［6］Mahara Y，Ohta T，Ogawa H，et al．Atmospheric direct uptake and long-term fate of radiocesium in trees after the Fukushima nuclear accident［J］．Sci Rep．2014，20；4：7121．

# 7　细胞的示踪技术

总所周知，细胞是生命的基本单位。这些生命个体的微小单元的大多数基本功能都采取相同的运行模式。生物个体虽然在外表上千差万别，但在本质上却都大同小异。即生物个体的多样性与其基本机制的稳定型之间存在相互、直接的关联。因此，利用分子标记分析技术，研究生物体内各种细胞群体的增殖、分化、侵袭、转移、凋亡、衰老、细胞的代谢等规律以及各种因素对它们的影响与调控，可以进一步揭示一些未知的生命现象，从而明晰诸如病毒、肿瘤的发生、发展机制，改善或解决临床疾病的诊断、治疗等实际问题。

## 7.1　细胞示踪技术的原理

从胚胎发育开始，细胞就在不断地迁移、分化，以实现协调、稳定的生命活动。细胞示踪技术在细胞或亚细胞水平上，通过观察示踪细胞动态发生的活动过程，研究细胞在其原生环境中的结构和功能。同时，进一步分析实时追踪细胞生物大分子和结构的变化，以及细胞之间的相互作用。该技术对于研究细胞起源、了解组织器官发育过程以及探讨疾病的发生和发展机制都具有重要的意义，在医学、组织工程和发育生物学领域有着广泛的应用。

### 7.1.1　细胞的结构

细胞（Cells）是由英国科学家罗伯特·胡克（Robert Hooke）于 1665 年发现的。19 世纪开始，随着显微镜技术的提升以及同位素示踪技术/或其他分子标记技术的开发，显微镜技术使人们能够分辨出细胞以及细胞内各个细胞器，进一步结合分子标记技术，人们不仅可以在体内追踪目标细胞在生物个体内的运动过程与归宿，而且可以观察细胞内少量表达的大分子的在细胞内的分布与功能。显微镜技术与分子标记技术在分子细胞生物学的前沿研究以及一些重大发现中始终扮演着非常重要的作用，参见表 7-1。

**表 7-1 光学显微镜技术发展史与细胞的重要发现**

| 时间 | 光学显微镜技术与细胞功能 |
|---|---|
| 1611 年 | 开普勒提出一种复杂显微镜的制作方法 |
| 1655 年 | 胡克利用显微镜在橡木中观察到细胞的结构 |
| 1674 年 | 列文虎克发现了单细胞，9 年后发现了细菌 |
| 1833 年 | 布朗用显微镜观察兰花并首次发现了细胞核 |
| 1838 年 | 施莱登和施旺提出细胞理论，细胞的核的是动植物细胞完整功能的一个单元 |
| 1857 年 | 克里克在肌肉细胞中发现了线粒体 |
| 1876 年 | 阿贝发现了影响显微镜成像的衍射的原因，并提出改进显微镜设计的方法 |
| 1879 年 | 弗莱明发现并描述了在细胞有丝分裂期巨大透明的染色体 |
| 1881 年 | 勒兹用普通显微镜描述了多种组织的细微机构，并与卡哈在 20 多年后用染色法奠定了显微解剖学基础 |
| 1882 年 | 高柯发现苯胺染料可以用于观察细菌、结核病和霍乱菌，随后与克雷氏和巴斯德通过组织显微观察分析引起上述疾病的原因 |
| 1886 年 | 蔡司制作了系列镜头，基于阿贝的建议，使得显微镜分辨率达到光学的极限 |
| 1898 年 | 高尔基利用硝酸银染首次观察到高尔基体的结构 |
| 1924 年 | 兰卡辛与其实验工作伙伴共同发展出放射线照相法，这项发明便是利用放射性钋元素来探查生物标本 |
| 1930 年 | 莱比戴卫（Lebedeff）设计并制作了干涉显微镜。卓尼柯（Zernicke）发明出相位差显微镜，使生物学家不用染色即可观察活细胞上的种种细节 |
| 1941 年 | 昆氏（Coons）将抗体加上萤光染剂用以侦测细胞抗原 |
| 1952 年 | 诺马斯基（Nomarski）发明了干涉相位差光学系统 |
| 1968 年 | 彼得兰与其同事共同制作了共聚焦扫瞄显微镜 |
| 1981 年 | 艾伦与艾纽（Allen，Inoue）将光学显微原理上的影像增强对比发展到接近极限 |
| 1984 年 | 阿加德与塞达特（Agard，Sedat）应用计算机反褶积重建果蝇核结构 |
| 1988 年 | 商业化的共聚焦扫瞄显微镜开始大量使用 |
| 1994 年 | 查尔菲与其同事引入 GFP 荧光蛋白可以用来标记蛋白 |

动物细胞由细胞膜、细胞质和细胞核三部分组成，如图 7-1 所示。细胞质中存在多种细胞器，主要有内质网、线粒体、高尔基体、核糖体、溶酶体、中

心体。多数细胞只有一个细胞核，有些细胞没有细胞核，如人体内成熟红细胞等。有些细胞含有两个或多个细胞核，如肌细胞、肝细胞等。细胞核可分为核膜、染色质、核液和核仁四部分。核膜与内质网相通连，染色质位于核膜与核仁之间。染色质主要由蛋白质和 DNA 组成。DNA 是一种有机大分子，叫脱氧核糖核酸，是生物的遗传物质，其中的片段叫做基因。在有丝分裂时，染色体复制，DNA 也随之复制为两份，平均分配到两个子细胞中，使得后代细胞染色体数目恒定，从而保证了后代遗传特性的稳定。尽管细胞之间存在巨大差异，但其都存在一些共性：细胞表面均有由磷脂双分子层与镶嵌蛋白质构成；细胞都有 DNA 与 RNA，作为遗传信息复制与转录的载体；都具有蛋白质合成的细胞器——核糖体；基本上所有细胞的增殖都以一分为二的方式进行分裂；部分细胞能进行自我增殖和遗传（高度分化的细胞无法自我增殖）；新陈代谢；细胞都具有运动性，包括细胞自身的运动和细胞内部的物质运动。

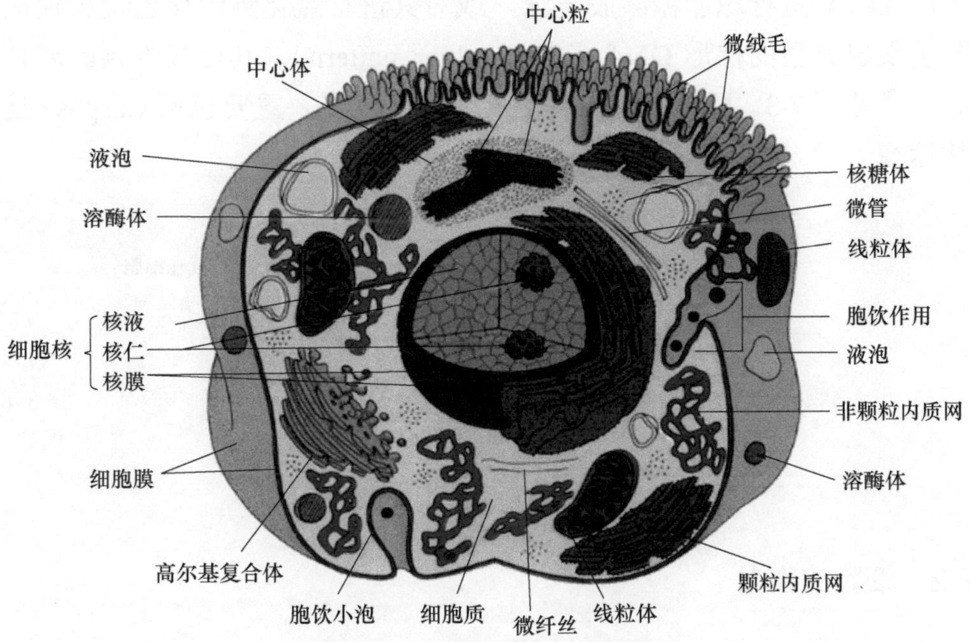


图 7-1 细胞结构示意图

### 7.1.2 细胞的功能

随着各种标记技术的进步，人们对细胞的功能也日益了解。除了上述的基本生长、增殖、分裂与代谢基本功能外，人们还发现了细胞与其组织与个体之间的重要生理功能，如细胞的凋亡、衰老、自噬、修复与自我更新功能。

### 7.1.2.1　细胞的凋亡

细胞凋亡（cell apoptosis）又称程序性细胞死亡（programmed cell death，PCD），它是指为维持内环境稳定，由基因控制的细胞自主的有序性死亡。细胞凋亡涉及系列基因的激活与表达、蛋白激酶的激活、凋亡蛋白的调控作用，是细胞长期进化获得的一种自我保护机制，因而具有生理性和选择性。其在维持细胞数量平衡、清除病毒感染的有缺陷的细胞以及预防肿瘤发生等方面具有非常重要的作用。

细胞凋亡具有明显的形态学特征，包括细胞变圆、细胞膜出现皱褶、染色质凝聚、分块，最终形成凋亡小体，见图 7-2。此外，细胞凋亡最明显的生化特征是染色质 DNA 的调控裂解，且这种 DNA 降解是由内源性核酸内切酶基因的活化和表达产生的，可在核小体的连接处随机的切断染色体 DNA。提取凋亡细胞中的 DNA 进行琼脂糖凝胶电泳，或对其进行氯化铯溴化乙锭超速离心，可得到呈现出典型的梯形 DNA 条带（ladder pattern），其已成为判断凋亡的生物标志物，见图 7-3。凋亡的信号通路相对较为清楚，重要包括 Caspase 途径和线粒体途径。

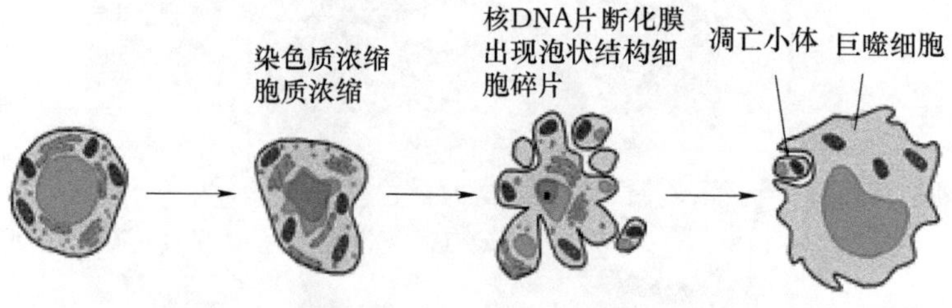


图 7-2　细胞凋亡过程中的形态结构变化

### 7.1.2.2　细胞的衰老

细胞是生命活动的基本单元，在维持组织功能完成性上具有非常重要的作用。其在辐射、原癌基因、表观遗传学、端粒酶活性降低以及化学损伤等内、外胁迫作用诱导的细胞周期永（持）久性阻滞细胞被称为细胞衰老（Senescence）。

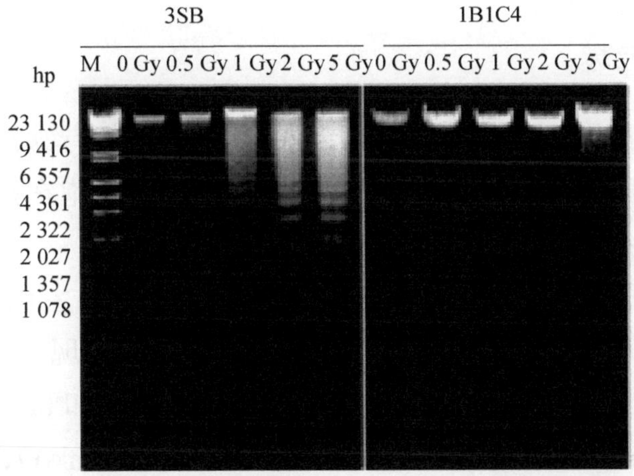


图 7-3 凋亡的淋巴瘤细胞中（3SB）出现梯形电泳条带

细胞衰老在胚胎发育、伤口愈合、宿主免疫、肿瘤抑制以及机体衰老中具有非常重要的功能。受到损伤的细胞通过衰老机制促进伤口愈合，抑制肿瘤的发生，调节宿主的免疫能力。细胞衰老与动脉硬化、二型糖尿病、疲劳症、头发花白、青光眼、弱肌症、肥胖（脂肪症）、肺组织纤维化等疾病的发生发展密切相关。适度的细胞衰老有助于维护器官/组织的功能，而过度的细胞衰老导致组织/器官功能的丧失，进一步导致机体的死亡，如图 7-4 所示。

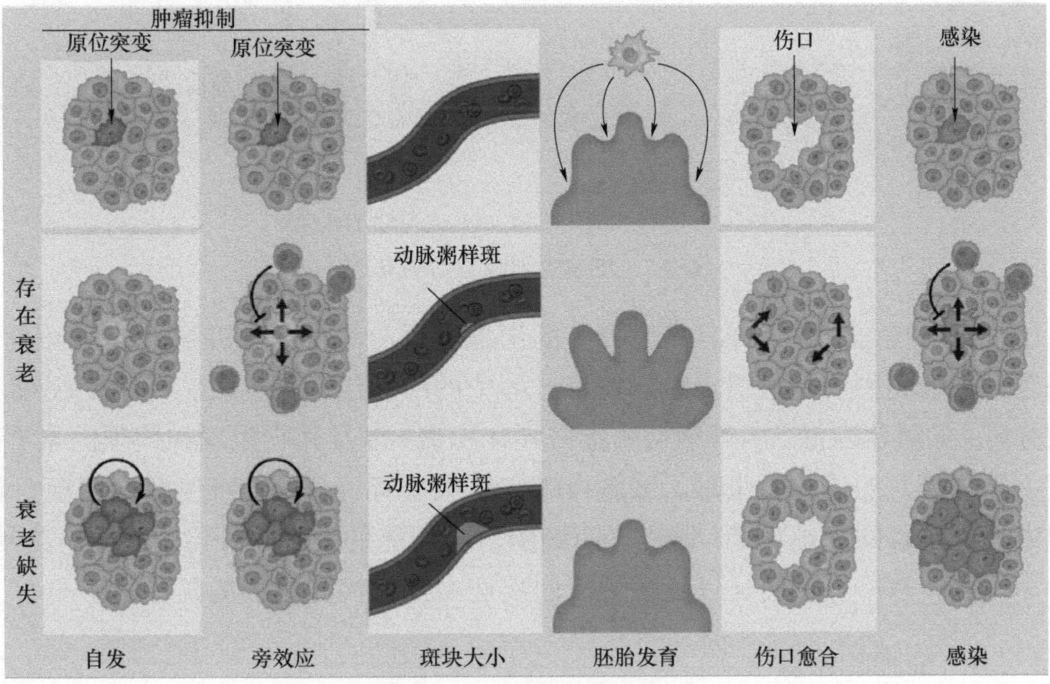


图 7-4 细胞衰老的功能

### 7.1.2.3 细胞的自噬

细胞利用溶酶体的分解作用，大量去除长寿命、有缺陷的蛋白质、核糖体蛋白以及细胞器如内质网、高尔基体和线粒体等细胞在进化过程中获得的高度保守的一种生理现象。

在细胞自噬研究的早期阶段，诺贝医学生理学奖得主比利时学者 Cristian de Duve（1917—2013 年）在 1955 年研究溶酶体时，发现在细胞中存在许多囊泡结构，定义为自噬（Autophagy）。在 20 世纪 70 年代和 80 年代，阿龙切哈诺沃（Aaron Ciechanover）、阿夫拉姆赫什科（Avram Hershko）、欧文罗斯（Irwin Rose）发现了泛素化介导的单个存在缺陷的蛋白质快速降解的分子机制，从而荣获 2004 年诺贝尔化学奖。大偶良典（Yoshinori Ohsumi）利用各种突变酵母发现了 ATG（Autophagy related gene）基因（见图 7-5），其在 1997 年首先克隆的 ATG1，并与其他学者陆续发现了 30 多种 ATG 基因，该研究解释了大量蛋白质复合物以及受损的细胞器降解机制，因而获得了 2016 年诺贝医学生理学奖。

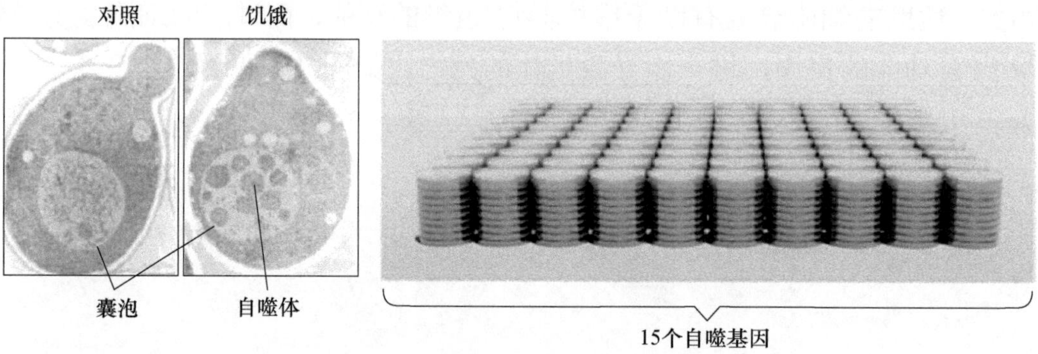


图 7-5　细胞的自噬与自噬基因

细胞自噬是进化保守且高度调节的生理过程，其在细胞饥饿时、生长因子缺乏时、较高生物能量需求时、发育过程中的细胞结构重构时、清除受损细胞成分时（如氧化应激、病毒感染或蛋白异常积聚）以及其它生理和病理因素（激素、药物等）的诱导发生时。细胞自噬在组织发育、分化、细胞数量平衡、代谢中具有重要的生理功能，研究表明细胞自噬功能的失衡在肿瘤的发生、发展、神经退化、感染、老龄化以及各种代谢疾病中都扮演着重要的角色。

### 7.1.2.4 细胞的修复

在生理条件下，我们的细胞在代谢过程中，由于体内的一些生化反应。

自发的衰退，不可避免地产生过度的 ROS 和 DNA 复制错误等。由此带来的 DNA 复制错误导致体内大约有 $10^5$ DNA 损伤/天。在外界因素如 UV、热辐射、辐射、重金属污染、空气污染、病毒感染等损害作用。使得我们的基因组 DNA 同样会受到损伤。然而，我们的细胞在长期的进化过程中，已经拥有了一套完整的修复体系来应对环境的变化（见图 7-6）。这些主要的修复作用包括：DNA 同源重组修复、非同源重组修复（NHEJ）、DNA 错配修复、DNA 的碱基切除修复、光修复等。正是存在这样完整的修复机制，使我们的基因组 DNA 得以忠实地延续下去，从而避免一些疾病的发生与发展。

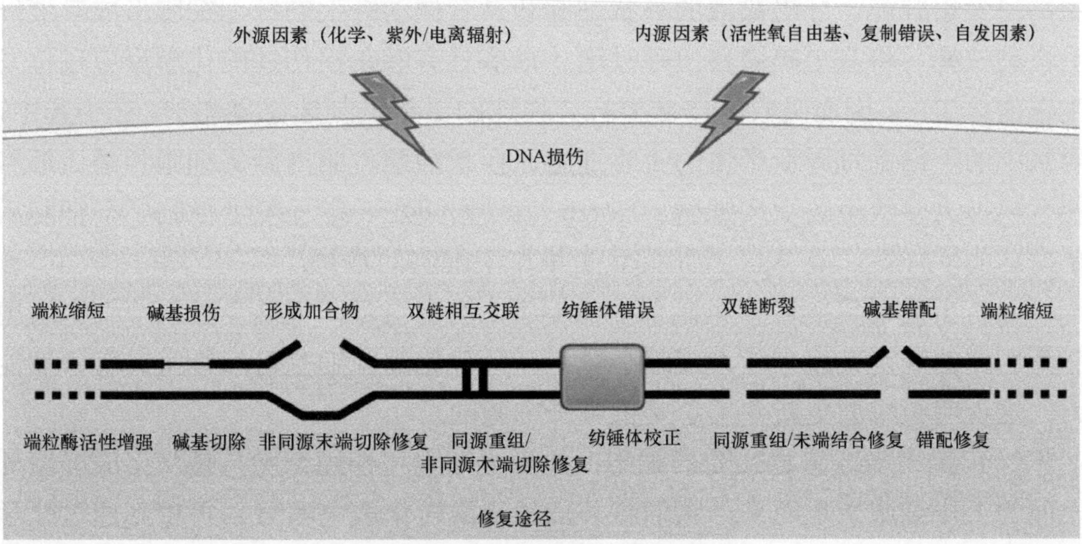


图 7-6　DNA 的损伤与修复途径

### 7.1.2.5　细胞的自我更新

细胞作为生命的最小单位，其也决定了机体的命运。为了长期面对周围的各种复杂与恶劣的环境，细胞进化出了一种自我更新的方式来维持机体的完成性。

（1）皮肤由强韧的结缔组织（即真皮）和覆盖其上的复层防水皮组成。表皮干细胞不断更新，更新周期大约是一个月。干细胞是一类未分化、具有无限分裂能力，可产生分化细胞后代和干细胞后代的细胞。表皮干细胞在表皮的基底层，附着于基膜上，其产生的可分化细胞后代首先在基底层快速分裂几次，然后停止分裂向皮肤表面迁移，并在次过程中逐渐分化，其细胞内表达的角质素也不断地转变未另一种，直至细胞核退化，成为最外层的死亡角质化细胞并最终从皮肤表面脱落。干细胞后代的命运一部分由子细胞是否和基膜接触决定，一部分由相邻细胞分泌的多种信号控制。这种控制机制使得在修复过程中，一个干细胞可以分类两个干细胞后代，也可以根据需要调节基底层细胞的分裂速度和表皮相连接的腺体（如乳腺），具有自己的干细胞和自身独特的被其他条件控制的细胞更新模式。乳房中流通扩散的激素会刺激细胞增殖、分化、产生乳汁；吮吸的停止会导致乳汁积存、TGF β 3 的浓度升高，最终引起泌乳细胞凋亡。

（2）肺行使的功能看似简单（即气体交换），但是它的主要结构系统相当复杂。表面活性剂分泌细胞可以防止肺泡的塌缩。巨噬细胞不断地将灰尘和微生物清除出肺泡。分泌黏液的杯状细胞和具有摆动纤毛的纤毛细胞形成黏液纤毛自动扶梯，将灰尘碎屑移出呼吸道。很多具有潜在损伤性的化学反应过程发生在消化道中，因而吸收上皮需要持久快速的更新机制地修复和护。在小肠中，隐窝中的干细胞每周新产生的吸收细胞、杯状细胞、肠内分泌细胞和潘氏细胞将替换掉大多数小肠上皮细胞。Notch 信号通路在一定程度上控制了干细胞后代命运的多样性，而 Wnt 通路则负责维持干细胞的数量。

（3）肝脏是受到较多机制保护的器官，但它也可以根据需要调节细胞增殖和死亡间的平衡关系来增大或缩小体积。已分化的肝细胞仍然终生具有分裂能力，这说明组织的更新并不总是依赖干细胞的。

（4）绝大多数感觉感受器细胞，如表皮细胞和神经细胞，是从形成胚胎外表面的上皮细胞衍生而来。它们将外部的刺激转化成电信号，再将其通过化学突触传递给神经元。鼻中的嗅觉感受器细胞（嗅觉神经元）是已经完全发育成熟的神经元，其轴突一直延伸至大脑。它们的生命周期通常只有一两个月，需要不断地被嗅上皮中千细胞产生的新细胞取代。每一嗅觉神经元只表达基因组中几百个不同的气味受体基因中的一个，但表达同种气味受体蛋白的嗅觉神经元轴突都会连接到大脑嗅球中的同一神经纤维球上。听毛细胞是听觉感受器细胞，和嗅觉感受器细胞不同，它必须维持动物的终生使用（至少在哺乳动物体内）。听毛细胞没有轴突，但是也和听上皮中的神经末梢形成突触连接。它们在自由表面上拥有毛发状的硬纤毛束，听觉细胞也因此得名。声波的振动使硬纤毛束倾斜牵拉使硬纤毛上的机械门控离子通道处于打开的构象，从而引起细胞的电兴奋。眼球中的视网膜感光细胞利用外节中多层内膜上的视紫红质分子吸收光子，通过间接的细胞间信号通路引起电兴奋。虽然感光细胞自身是永久使用不可替换的，但其胞内富含视紫红质的内膜是被不断更新的。

（5）内皮细胞形成单层细胞内皮排布于所有血管的腔面，并且调节着血流和其周围组织间的交流。内皮细胞发出的信号促使形成血管壁的结缔组织细胞生长和发育。新生血管通过内皮细胞的向外生长和中空管腔的形成，从前已存在的小血管的管壁上发生。内皮细胞甚至可以在体外培养的条件下形成中空的毛细血管。正在发育的动脉和静脉的内皮细胞表达不同的细胞表面蛋白，这可能对它们的连接形成毛细血管床起到了控制的作用。一种稳态机制确保血管可以渗透到机体的各个区域。缺氧的细胞提高缺氧诱导因子 1（HIF-1）的浓度，以刺激血管内皮生长因子（VEGF）的表达。VEGF 作用于内皮细胞，导致它增殖并侵入低氧组织，产生新的血管为其提供氧气。

（6）多种细胞，包括红细胞、淋巴细胞、颗粒细胞和巨噬细胞，都源自多功能干细胞。在成年个体内，造血干细胞存在于骨髓中。它们依赖骨髓间质（结缔组织）细胞发出的接触介导信号来维持自身的干细胞特性。干细胞一般以很低的频率产生更多的干细胞（自我更新）和多种定型祖代细胞（短暂扩充细胞），并且每个干细胞只能产生一种或很少几种血细胞。定型祖代细胞的进一步更广泛的分裂受到各种蛋白质信号分子的影响（集落刺激因子或 CSF），最终产生成熟的血细胞。这些新产生的终末分化血细胞通常几天或几周之后死亡。对造血系统的研究得到体外分析的很大帮助，这些分析实验往往用半固体培养基培养干细胞或定型祖代细胞产生集落。实验中发现干细胞的后代在选择各种发育的方向时具有一定的随机性。由集落刺激因子调控的细胞凋亡在调节成熟分化血细胞的数量方面扮演了相当重要的角色。

（7）骨骼肌纤维是 4 种主要专职收缩的脊椎动物细胞之一，它们负责所有随意运动。每个骨骼肌纤维都是一个合胞体，由多个肌原细胞融合发育而来。肌原细胞可以大量增殖，但是一旦发生融合，它们将不再分裂。肌原细胞刚刚开始分化就进入了融合过程，在分化时，很多编码肌肉特异性蛋白的基因协调打开。一些肌原细胞以静息的卫星细胞状态存在于成体肌肉内，当肌肉受到损伤时，这些细胞将被激活增殖并且融合修复缺失的肌细胞。肌内的体积被一种负反馈机制调节在稳态，在该机制中，现有的肌肉分泌筒箭毒碱，阻碍肌肉的进一步生长。

（8）结缔组织家族细胞包括成纤维细胞、软骨细胞、骨细胞、脂肪细胞和平滑肌细胞。成纤维细胞中的一些种类似乎具有转变成为同家族其他成员的能力。这种结缔组织细胞类型的转变受到周围细胞外基质的成分、细胞形状、激素和生长因子等多种因素的调节。这一家族大多数成员的主要功能是分泌细胞外基质，而脂肪细胞则是脂肪储存的场所。脂肪组织的总量部分受到负反馈的调节：脂肪细胞分泌一种激素——瘦素，作用于脑部以降低食欲，导致脂肪组织的减少。软骨和骨骼都是由埋入固体基质的细胞组成。软骨基质可以发生形变因而软骨组织可以通过膨胀扩充生长，而骨骼十分坚硬因而只能通过外加的形式生长。骨骼持续不断的重建可以使其适应它所承受的负荷。重建过程依赖于侵蚀基质的破骨细胞以及分泌基质的成骨细胞的协同作用。一些成骨细胞逐渐被基质包围后成为骨细胞，在调节骨基质更新过程中起到调节作用。大多数长骨从软骨的“微缩模型”发育而来，在模型生长的过程中，它们成为成骨。细胞和破骨细胞共同作用沉积骨基质的模板。相似地，在修复成体内骨折的过程中，缺口先由软骨接好，然后被骨骼替代。

当细胞从机体中转移出来在体外培养，它们一般会维持自身原有的性质：角质化细胞仍然是角质化细胞，软骨细胞仍然是软骨细胞，肝细胞仍然是肝细胞等。即使在完整无伤组织中可发生有限的转化，每种专职细胞都能记忆自己的发育史并且沿确定的专门分化途径发育。体外培养的干细胞和在体内一样仍可以继续分裂，或分化为一种或几种细胞，但可产生的细胞类型受到一定限制。每一种干细胞负责更新一种特定的组织。对于某些组织，如脑，由于没有干细胞存在，很长一段时间以来一直被认为在成年个体内无法再更新。因此，几乎不可能通过产生新的神经细胞来替代哺乳动物脑内丢失的神经细胞，同样，已经不存在正常祖细胞的其他细胞也不可能再生。但是近期的发为干细胞的功能及其利用提出了更乐观的观点，推翻了以前悲观的论调。导致这种观念转变的研究表明干细胞的多能性中存在一些例外的形式，它们在改善机体的自身修复机方面同样具有非常重要的功能。

## 7.2　细胞示踪技术的方法

可以把组织分离成细胞，从中纯化出单一的细胞种类，用于生化分析或进行细胞培养。给动物和植物细胞提供含有营养和特异蛋白质生长因子的合适的培养基时，它们大多数都能够生存和增殖。尽管大多数动物细胞会在有限次分裂之后死亡，能在培养基中自发繁殖的永生细胞（或者通过基因操作加入某些基因产生的细胞）可以作为细胞系永久保存。从单个细胞祖先可以得到的细胞克隆，用这种方式能够获得单个蛋白质缺陷的均一突变细胞群。两个细胞可以融合成含有双核的异核体，用于研究原来分属两个细胞的细胞组分相互作用。异核体最终形成核融合的杂交细胞。因为这些细胞会丢失染色体，它们提供了把特定基因定位在染色体上的捷径。杂交瘤细胞，被广泛用于无限量地生产可以探测和纯化细胞蛋白质的单克隆抗体。

### 7.2.1 细胞的来源

#### 7.2.1.1 真核细胞系

是均质细胞的重要来源。大多数脊椎动物的细胞在培养基中分裂一定的次数之后就会停止，这个过程叫做细胞衰老。例如，正常的人类成纤维细胞通常在培养基中分裂 25～40 代就会停止。在这些细胞中，有限的分裂次数是细胞端粒不断变短的结果。细胞端粒指的是覆盖在细胞的每条染色体末端的重复性 DNA 片段及其结合蛋白质。在人类的体细胞中，由于起着保持端粒的作用的端粒酶的失活，端粒在每一次分裂中都会缩短。如果为人类成纤维细胞提供编码端粒酶催化亚基的基因，它们将永远分裂下去，成为永生的细胞系。

不过有些人类细胞不是通过这种方式获得永生的。尽管它们的端粒保持了长度，它们仍然会在有限次的分裂之后停止下来，这是因为它们在细胞周期控制点机制中被停滞了。为了使这些细胞永生，人们需要提供比端粒酶更多的东西。人们必须通过介导某些来自肿瘤细胞的癌症激活因子使控制点机制失去活性。与人类细胞不同，大多数啮齿类动物细胞的端粒酶在分裂中不失活因此它们的端粒在分裂中不变短。此外，啮齿类动物的细胞在培养过程中可以通过遗传性质的改变使控制点机制失活，自发产生永生的细胞系。从癌细胞中获得细胞系通常是最简单的办法，但是这样产生的细胞在很多方面都与正常的细胞不同。例如，癌细胞在生长中不需要附着在表面上，可以在培养基中生长达到高得多的浓度。通过病毒或化学物质的改造也可以使正常细胞获得相似的性质。相应地，这样产生的细胞系，再注入易感动物的体内常常会引起肿瘤。改造的和永生的细胞系在细胞研究中都非常有用，它们提供了大量单一类型的细胞，并且可以无限期地保存在 $-196$ ℃的液氮中，一旦解冻又能恢复活性。但是必须明确的是，这两种细胞系与它们组织中的祖先相比有着极大的不同。

尽管一个细胞系中的细胞非常相似，它们并非完全相同。细胞系的遗传一致性可以通过细胞克隆得到改进，即分离单个细胞让其繁殖成大细胞群体。在这样的细胞群或称克隆中，所有的细胞都是一个共同祖先的后代。细胞克隆最大的用途之一是分离具有特异基因缺陷的细胞系。通过研究特定蛋白质缺陷的细胞可以了解这种蛋白质在正常细胞中的功能。一些细胞培养中的重大进展在

表 7-2 中列出。

**表 7-2　细胞培养中的重要事件**

| | |
|---|---|
| 1885 年 | Roux 指出鸡胚胎细胞可以在动物体外的盐溶液中存活 |
| 1907 年 | Harrison 在淋巴结中培养出了两栖动物脊髓，从而证明轴突是单个神经细胞延伸产生的 |
| 1910 年 | Rous 用鸡肿瘤细胞的提取物滤液诱导出了肿瘤，后来发现其中含有 RNA 病毒（劳氏肉瘤病毒） |
| 1913 年 | Carrel 证明细胞可以在定期补充营养的无菌培养基中长期培养 |
| 1948 年 | Earle 和同事分离出了单个 L 细胞系的细胞，并证明它们在组织培养中形成细胞克隆 |
| 1952 年 | Gey 和同事从人的宫颈癌细胞中建立了连续的细胞系，后来成为著名的 HeLa 细胞系 |
| 1954 年 | Levi-Montalcinci 及其合作者证明神经生长因子（NGF）在培养中促进轴突的生长 |
| 1955 年 | Eagle 首次对细胞培养必需的营养成分进行了系统的研究，发现动物细胞可以在添加了少量血清蛋白的成分确定的小分子混合物培养基中繁殖 |
| 1956 年 | Puck 及其合作者从 HeLa 细胞培养中筛选对生长条件要求不同的突变体 |
| 1958 年 | Temin 和 Rubin 发明了一种用纯化的劳氏肉瘤病毒大量感染培养的鸡细胞的方法。在接下来的 10 年中，Srocker、Dulbecco、Green 和其他的病毒学家建立了这种病毒和其他病毒改造细胞的典范 |
| 1961 年 | Hayflick 和 Moorhesd 表明培养中的人类成纤维细胞在进行有限次数的分裂之后死亡 |
| 1964 年 | Littlefield 将 HAT 培养基用于杂种体细胞的选择性培养，与细胞融合技术一同，使这些体细胞具有遗传上的易感性<br>Kato 和 Takeuchi 从胡萝卜的根细胞组织培养得到了整株的胡萝卜 |
| 1965 年 | Ham 使用成分确定的无血清培养基克隆培养某些哺乳动物细胞<br>Harris 和 Watkins 用病毒诱导的人类细胞和小鼠细胞首次造出了哺乳动物异核体 |
| 1968 年 | Augusti-Tocco 和 Sato 采用小鼠神经细胞瘤（成纤维细胞）进行组织培养，并分离出具有电易感性和使神经进程延长的克隆。一些其他的分化细胞也在这时期分离出来，包括骨骼肌细胞和肝细胞系 |
| 1975 年 | Köhler 和 Milstein 制造出第一个分泌单克隆抗体的杂交瘤细胞系 |
| 1976 年 | Sato 及其合作者发表了最初的一系列论文，提出不同的细胞系需要不同的激素和生长因子混合物以在无血清培养基中生长 |
| 1977 年 | Wigler、Axel 及其合作者在 Graham 和 van der Eb 的方法基础上，发展出一种将单拷贝的哺乳动物基因诱导入培养细胞的有效方法 |
| 1986 年 | Martin、Evans 及其合作者分离并培养出小鼠多功能胚胎干细胞 |
| 1998 年 | Thomson、Gearhart 及其合作者分离出人类胚胎干细胞 |

### 7.2.1.2　干细胞

在医学上最有前景的细胞系是干细胞。其包括人类的胚胎干细胞（ES）、成体干细胞（somatic stem cell）、人工可诱导干细胞（IPS）和其它类型的干细胞。胚胎干细胞是从人类早期胚胎的内部细胞团中获得的，可以永久地增殖并能生成身体的任一部分。经过数十年的研究。干细胞取得巨大的进步和发展。基于胚胎干细胞可以取代或修复损伤或病变的组织，研究结果与临床实践均表明，干细胞在抗衰老、人工角膜、受损脊髓的修复、造血功能、软骨、血管重建等等诸方面均其具有重要的潜能。在尖端先进医学发展重将扮演非常重大的角色。

#### 7.2.1.3 杂交细胞

细胞另一个细胞可以融合形成杂交细胞,其可以形成具有两个独立的核的异核体。通常，把细胞悬液用灭活的病毒或者聚乙二醇处理可以改变质膜的性质，诱导它们融合。例如，无活性的鸡红细胞核融合后暴露于长期培养细胞的胞质中时，被激活产生 RNA，并最终进行 DNA 的复制。膜蛋白能够在内质网面上移动的第一个直接证据来源于小鼠细胞与人细胞融合的实验。尽管小鼠细胞与人细胞的细胞表面蛋白在开始的时候位于它们的半个细胞所属的一侧，但是它们很快就混合分布在了整个细胞的表面。最终，异核体进入有丝分裂，两个独立细胞核的核膜解体，所有的染色体合并在一起产生杂交细胞（见图 7-7）。尽管这样的杂合细胞也可以进行克隆产生杂交细胞系，但是它们倾向于丢失染色体，因而在遗传上是不稳定的。由于未知的原因，小鼠一人的杂交细胞系总是倾向于丢失人的染色体。随机的丢失产生了只含有一条或者几条人染色体的多种杂交细胞系。这种现象被应用于在人类基因组中对基因进行定位。例如，只有含有 11 号人类染色体的杂交细胞能够合成胰岛素，说明编码胰岛素的基因位于 11 号染色体上。同样的杂交细胞还可以作为染色体特异性人类 DNA 文库的 DNA 来源。

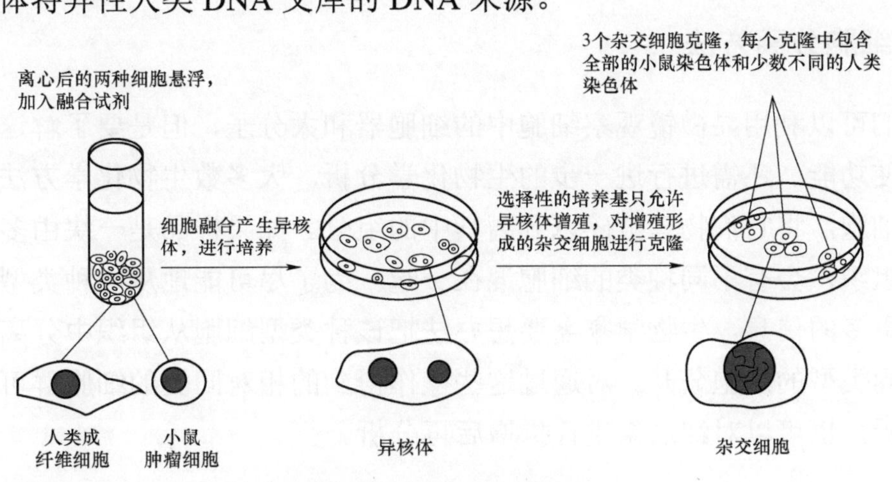


图 7-7 杂交细胞的制备

杂交瘤细胞系是单克隆抗体的持久来源。1975 年，一种特殊的杂交细胞的产生使得作为细胞生物学工具的抗体的生产发生了革命。这项技术通过扩增从分泌单一抗体的 B 淋巴细胞得到的细胞克隆可以得到大量的单一抗体。但实际的问题是，B 淋巴细胞通常在细胞培养中只有有限的寿命。为了打破这个限制，人们把从免疫过的小鼠或家鼠中获得的单个 B 淋巴细胞与“永生的”B 淋巴瘤细胞融合在一起，通过选择产生了既能产生特异抗体又能无限制地繁殖的杂交细胞。这些杂交瘤细胞被作为一个个细胞克隆，每一个克隆都可以是一种单克隆抗体的稳定来源（见图 7-8）。这些抗体可以识别单一种类的抗原位点。例如，蛋白质表面特定的五六个氨基酸侧链的丛。一致的特异性使单克隆抗体对于大多数研究比传统的抗血清有用得多，因为抗血清中通常含有识别大分子上不同抗原位点的多种抗体。

杂交瘤技术最大的优点是可以制造复杂混合物中少量组分分子的单克隆抗体。在这种混合物普通的抗血清中，识别这种少量组分的抗体因含量太少而难以使用。但是如果把产生抗血清的各种组分的 B 淋巴细胞做成淋巴瘤，就可以对混合体系中的单个淋巴瘤克隆进行鉴别，筛选出产生所需单克隆抗体的一类，进行持续的扩增，获得无限量的抗体。所以，在理论上，生物样品中任一种蛋白质的单克隆抗体都可以得到。抗体一旦获得，可以用作特异性探针，既可以用于追踪和对其抗原蛋白进行定位，也可以用于纯化蛋白质以研究其结构和功能。因为迄今为止，一个普通哺乳动物细胞中预计的 10 000～20 000 种蛋白质中只有一小部分被分离出来了，许多从破碎的细胞提取物得到不纯的蛋白质混合物，它们的单克隆抗体鉴定出了新的蛋白质。

### 7.2.2 细胞分离方法

我们可以利用显微镜观察细胞中的细胞器和大分子，但是要了解这些组分如何行使功能，还需进行进一步的生物化学分析。大多数生物化学方法都需要大量的细胞，将它们物理破碎以分离其中的组分。如果样品是一块由多种细胞组成的组织，会有不同种类的细胞混在一起。为了尽可能地从一种类型的细胞中获得更多的信息，生物学家需要想办法把该种类型细胞从组织中分离出来，并把不同类型的细胞分开。对通过这些操作得到的相对同类的细胞群可以直接进行分析，也可以对纯品系进行扩增后再分析。

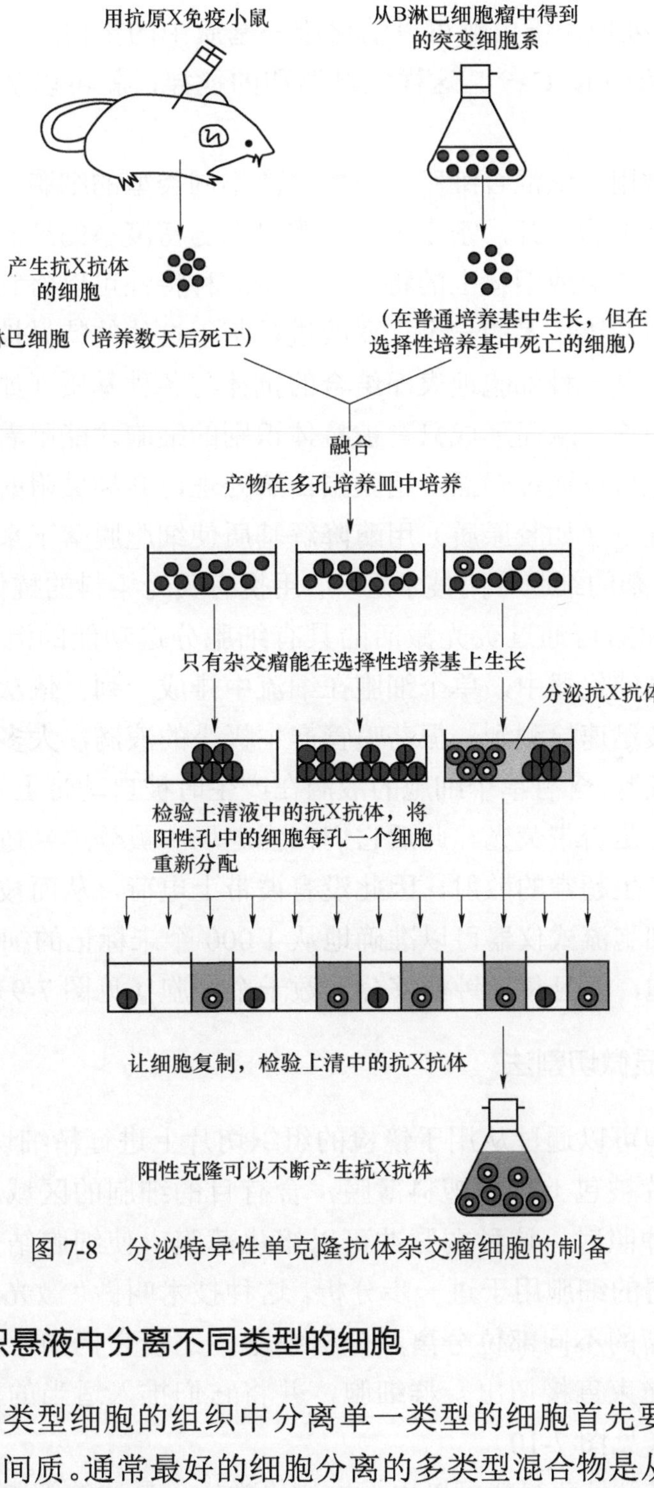


图 7-8　分泌特异性单克隆抗体杂交瘤细胞的制备

#### 7.2.2.1　从组织悬液中分离不同类型的细胞

从含有不同类型细胞的组织中分离单一类型的细胞首先要破坏使细胞连接在一起的细胞间质。通常最好的细胞分离的多类型混合物是从胚胎或新生幼体组织中得到的。组织样品在无菌环境中，用手术剪刀尽可能剪成小的碎片，再经过蛋白水解酶（如胰蛋白酶和胶原蛋白酶）和化学试剂（如乙二胺四乙酸，EDTA）的处理。蛋白酶可以消化胞外基质中的蛋白质，化学试剂可以螯合细胞连接所依赖的 $Ca^{2+}$。这样经过温和的搅拌，就可以从组织中分离单独的活细胞。

多种方法被用于从混合细胞悬液中分离不同类型的细胞。（1）通过离心，大细胞可以与小细胞分开，密度大的细胞可以与密度小的细胞分开；（2）基于某些细胞倾向于玻璃或塑料上的特性，利用这种特性可以将它们与黏附性较弱的细胞分开；（3）该技术的一个重要改进是基于抗体的特异性结合。可以把特异性地与组织中某一种细胞地表面结合的抗体与各种基质（如胶原质、多聚糖颗粒或塑料）相连，从而形成只有被抗体识别的细胞才能附着的亲和表面。然后，结合的细胞可以通过轻摇，用胰蛋白酶处理，介导黏附的蛋白质或者在基质可降解的情况下（如胶原质）用酶降解基质使细胞脱落下来；（4）细胞流式技术：也是最复杂的细胞分离技术之一，用携有荧光染料的抗体标记特定细胞。被标记的细胞随后可通过荧光激活的具有细胞分选功能的流式细胞分析仪分选。在这种先进的仪器中，单个细胞在细流中排成一列，依次通过一束激光，细胞上的荧光被迅速检测到。振荡喷管产生极小的液滴，大多数液滴只含有一个细胞或不含细胞。含有单个细胞的液滴在产生时被自动带上正电荷或负电荷，电性取决于细胞是否带荧光。此后它们在强电场中被分选到适当的容器中。偶然聚集的细胞产生超常的散射，因此没有被带上电荷，从而被分选到盛废液的容器中。这种细胞流式仪器可以准确地从 1 000 个未标记的细胞中分选出 1 个荧光标记的细胞，并且每秒钟能够分选数千个细胞（见图 7-9）。

### 7.2.2.2 激光显微切割法

选定的细胞可以通过从用于镜检的组织切片上进行精细切割得到。这种方法是将组织切片被包上一层塑料薄膜，含有目的细胞的区域用红外线激光仪发出的聚焦脉冲照射。这种弱脉冲可以熔化薄膜，使细胞结合在底面上，然后分离这些获得的细胞用于进一步分析。这种技术叫做“激光获取显微切割”，可以用于从肿瘤的不同部位分离和分析细胞，比较它们的性质。同样类似的方法可以用激光束直接切出一群细胞，并将它们推入适当的容器中用于进一步培养和分析（见图 7-10）。

单一细胞群一旦获得就可以用于生物化学析。异质的细胞样品也可以用于细胞培养，能使细胞数量得到极大扩增，并可以在严格限制生长条件的细胞培养皿中研究它们的复杂行为。

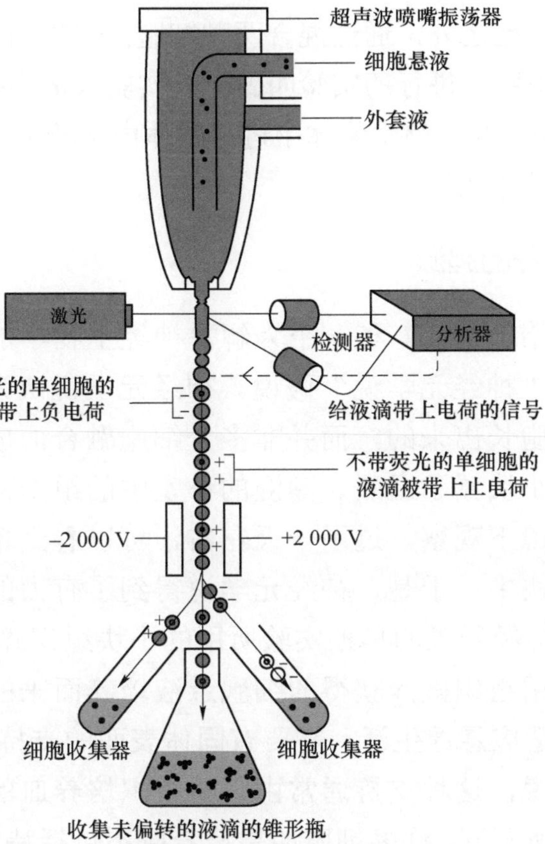


图 7-9 细胞流式技术分选细胞的示意图

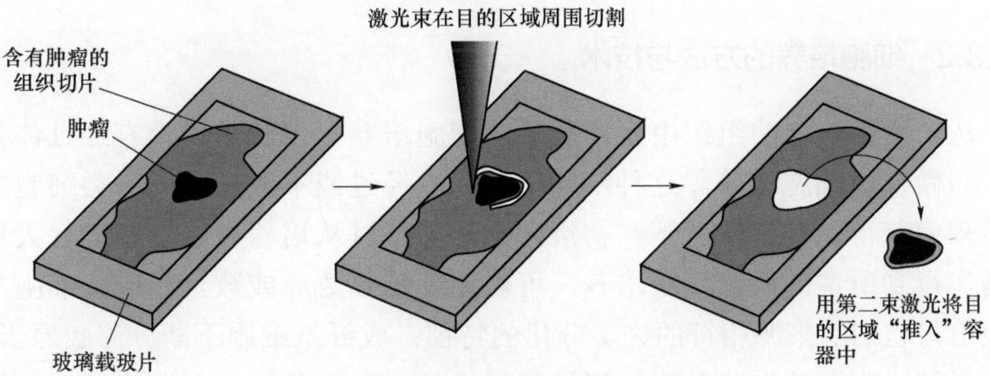


图 7-10 激光显微切割分离细胞的方法

### 7.2.3 细胞的培养

在合适的环境中，大多数植物和动物细胞都能够生存、复制，甚至可以在组织培养皿中表现出各种分化的性质。可以在显微镜下连续观察细胞，或者分析它们的生物化学性质，研究加入或除去像激素、生长因子这样的小分子对它们产生的影响。除此之外，通过混合两种细胞，可以研究它们的相互作用。有时候，在培养的细胞上进行的实验叫做体外实验（in vitro，字面意思是“在玻璃仪器中”），以便与在完整生物体中进行的体内实验（in vivo，字面意思是“在活的生物体内”）相区别。

### 7.2.3.1 细胞培养的起源

组织培养开始于 1907 年一个为解决神经生物学的一场争论而进行的实验，目的是检验“神经元学说”假说。神经元学说认为每一条神经纤维都是一个单个神经细胞长出来的，而并非多个细胞融合而成的。为了检验这个观点，人们把脊髓小块置于温暖、潮湿的小室中的组织液凝块上，按照固定的时间间隔在显微镜下观察。过了一天左右，可以看到单个神经细胞伸出细长的纤维，伸入凝块中。于是，神经元学说得到了有力的支持，细胞培养的基础也由此建立。神经纤维的早期实验所用的小块组织碎片叫做外植体。今天，细胞培养更多是用组织破碎获得的细胞悬液培养而来的。与细菌不同，大多数组织细胞不能适应悬浮生活，需要有固体表面的支持才能进行生长和分裂。对于细胞培养来说，这种支持通常由塑料组织培养皿的表面提供。不过，不同细胞的要求有所不同，许多细胞如果培养皿不包括特定的细胞间质组分（如胶原蛋白或层粘连蛋白），就不能生长和分化。

### 7.2.3.2 细胞培养的方法与技术

从一个生物体的组织中直接制备的细胞培养，也就是说没有经过体外增殖，叫做初级细胞培养。这种细胞培养可以经过或不经过不同种类细胞的分选步骤而获得。多数情况下，初级细胞培养可以从培养皿中转移进行大量的扩增，得到所谓的次级细胞培养，可以连续培养数周或数月。这些细胞常常表现出与它们的来源相符的许多分化的特征：成纤维细胞不断分泌胶原蛋白；胚胎骨骼肌来源的细胞融合，形成肌纤维就能在培养皿中自发收缩；神经细胞生长出具电敏感性的轴突，并与其他神经细胞建立突触联系；上皮细胞形成大量具有很多完整表皮形状的片层。因为这些现象发生在培养过程中，所以可以对它们进行对完整的组织无法进行的体外研究。尽管液体凝块已被含有特定含量的食盐、葡萄糖、氨基酸和维他命等小分子的液体培养基所取代，但大多数培养基中仍然或是含有没有很好地被鉴定的大分子混合物，如马或胎牛血清或鸡胚胎的粗提物。这些培养基今天仍然在常规的细胞培养中使用。

但是它们使得研究者很难弄清究竟是哪一种大分子成分是某种细胞生存和正常行使功能所需要的。除了常规的小分子之外，这些化学成分已知的培养基含有一种或多种细胞生存和增殖所需要的蛋白质。加入的这些蛋白质包括促进细胞增殖的生长因子，把铁送到细胞的铁转移蛋白。许多对特定细胞类型的生长、发育和增殖必不可少的细胞外的蛋白质信号分子是在寻找使细胞正常生活所需的最少物质条件的过程中发现的。因此，化学成分已知的培养基使得寻找新的信号分子的工作更加容易了。

#### 7.2.3.3 细胞的培养方法

细胞培养是指从体内组织取出细胞，模拟体内生存环境，在无菌、适当温度及酸碱度和一定营养条件下，使其生长繁殖并维持结构和功能的一种培养技术。目前细胞培养方式主要包括：

①贴壁培养：主要适用于贴壁依赖性细胞。此类需要相互依赖，需贴附于不起化学作用的物质（玻璃或塑料等无活性物质）的表面生长、生存和维持，并最终在附着面生长至单层，铺满平面时便会发生接触抑制。大多数动物细胞，包括非淋巴组织的细胞和许多异倍体体系的细胞属于这一类型，它们需要附着于适量正电荷的固体或半固体的表面生长。

②悬浮培养：来源于血液、淋巴组织的细胞，及许多肿瘤细胞（包括杂交瘤细胞）和某些转化细胞等属于悬浮培养型细胞，细胞为非贴壁依赖性细胞，无需支撑面，细胞或细胞聚集体悬浮于液体培养基中增殖。悬浮培养是大规模细胞培养的理想方式，可采用类似于微生物的方法进行悬浮培养。

（1）原代培养及其操作步骤：原代分离细胞培养是指从供体内取出组织后，经机械以及消化分离成单个细胞或单一型细胞群，使之在体外模拟人体生理环境，在无菌、适当温度和一定的营养条件下，生存、生长和繁殖。原代培养细胞常有不同的细胞成分，生长缓慢，但是更能代表所来源的组织细胞类型和表达组织的特异性特征。利用原代细胞培养做各种实验，如药物测试、细胞分化及病毒学方面的试验效果很好。其操作步骤如下。

①剪切组织：先将所取得的组织，用 D-Hanks 或 Hanks 液清洗，以去除表面血污，并用手术镊去除黏附的结缔组织等非培养所需组织。再次清洗后，用手术刀将组织切成若干小块，移入青霉素小瓶或小烧杯中，加入适量缓冲液，用弯头眼科剪，反复剪切组织，直到组织成糊状，约 1 $mm^3$ 大小。静置片刻后，用吸管吸去上层液体，加入适当的缓冲液再清洗一次。

②消化分离：消化分离的目的是将细小的组织块消化分离成细胞团或分散的单个细胞，以利于进一步的培养，常用的消化酶有胰蛋白酶和胶原酶。

③培养：细胞悬液用计数板进行细胞计数。用培养液将细胞数调整为（2～5）×$10^5$ cells/ml，或实验所需密度，分装于培养瓶中，使细胞悬液的量以覆盖后略高于培养瓶底部为宜。置 $CO_2$ 培养箱内，5%$CO_2$，37 ℃静置培养。一般 3～5 d，原代培养细胞可以黏附于瓶壁，并伸展开始生长，可补加原培养液量 1/2 的新培养液，继续培养 2～3 d 后换液，一般 7～14 d 可以长满瓶壁，进行传代。

（2）注意事项

①无菌操作：细菌或霉菌污染是培养失败的常见原因，必须加强各个环节的无菌操作观念，以预防为主，一旦污染，一般很难消除。

②培养液：所用的培养液必须满足细胞生存和生长的必要条件。由于细胞来源的动物种类、组织类型不同，对培养液的要求有一定的差异，必要时可用预实验的方法选择适当的培养液。

③小牛血清：小牛血清对于维持培养细胞的生存和促进细胞增殖起着关键性作用。可选择多种不同批号的小牛血清进行小样分析。一旦确定某一厂家的某一批号小牛血清后，就保持应用至实验完成。

④胶原酶溶液：必须新鲜配制，贮存时间过长（即使是－20 ℃低温保存），也将影响消化效力，导致消化时间过长，细胞损伤增加。

⑤L-谷氨酰胺：几乎所有细胞对谷氨酰胺都有较高的要求，细胞需要谷氨酰胺合成核酸和蛋白质，在缺少谷氨酰胺时，细胞会因生长不良而死亡。谷氨酰胺在溶液中很不稳定，加有谷氨酰胺的培养液在 4 ℃冰箱贮存两周以上时，就应重新加入原来量的谷氨酰胺。

⑥静置培养：原代细胞在消化分离后，置于 $CO_2$ 培养箱的头 24～48 h（必要时 72 h）内，应处于绝对静置状态，切忌不时地取出培养瓶观察生长状况，这将使原代分离细胞难以贴壁，更谈不上伸展和增殖，初学者尤应注意。不必担心培养液中的营养成分会消耗光，在细胞增殖之前对营养的要求并不大。原代培养初期仅加一薄层培养液的目的在于有利于细胞贴壁伸展。

⑦消化时间：一般消化至肉眼尚可见微小组织颗粒即可，因为此时组织颗粒已经松散，略经吹打即成细胞团或单个细胞，过久的消化往往导致细胞损伤加重，细胞培养成活率降低。

⑧其他生长因子：经过以上处理，一般原代分离细胞培养均可以成功。对

于少数特殊类型细胞也可以考虑加一些特殊的生长因子，如胰岛素能促使细胞摄取葡萄糖和氨基酸。另外，内毒素、EGF、FGF 等均有促有丝分裂作用，但费用较高。

（3）传代培养及其操作步骤

原代细胞培养成功以后，需要进行分离培养，否则细胞会因生存空间不足或密度过大，营养障碍，影响细胞生长。细胞由原培养瓶内分离稀释后传到新的培养瓶中培养的过程称之为传代培养。传代细胞允许培养的细胞扩增（形成细胞株），可以进行细胞克隆，易于保存，但可能丧失一些特殊的细胞和分化特征。传代细胞形成细胞株的最大利处在于提供了大量持久的实验材料，便于实验。

操作步骤：

①吸掉或倒掉培养瓶内旧培养液。

②向瓶内加入胰蛋白酶液和 EDTA 混合液少量。以能覆盖培养瓶底为宜。

③置 37 ℃孵箱或室温（25 ℃温度）下进行消化，2～5 min 后把培养瓶放在倒置显微镜下进行观察，当发现胞质回缩、细胞间隙增大后，应立即中止消化。

④吸出消化液，向瓶内加入 Hanks 液少量，轻轻转动培养瓶，把残留消化液冲掉，然后再加培养液。如果仅使用胰蛋白酶消化，在吸除胰蛋白液后，可直接加入少量含血清的培养液，终止消化。

⑤使用弯头吸管，吸取瓶内培养液，按顺序反复轻轻吹打瓶壁细胞，使之从瓶壁脱离形成细胞悬液。吹打时动作要轻柔，以防用力过猛损伤细胞。

⑥用计数板计数后，分别接种于新的培养瓶中，置 $CO_2$ 培养箱中进行培养。

⑦细胞培养换液时间应根据细胞生长的状态和实验要求来确定。一般 2～3 d 后应换一次生长液。待细胞铺满器皿底面，即可使用；也可继续传代扩大培养或换成维持液。

注意事项：掌握好细胞消化的时间，消化时间过短时，细胞不宜从瓶壁脱落，过长的消化会导致细胞脱落、损伤。此外，掌握好消化浓度，当消化液浓度过高时，消化时间应缩短，过低时细胞消化时间相对延长。

（4）培养细胞的冻存及复苏：细胞低温冻存是培养室常规工作和通用技术。细胞冻存在 −196 ℃液氮中，储存时间几乎是无限的。细胞冻存及复苏的原则是慢冻快融。

①冻存细胞：选对数增生期细胞（证明无支原体污染），在冻存前 1 d 换液。

②按常规方法把培养细胞制备成悬液，计数，使细胞密度达 $5\times10^7$/mL 左右密度，离心，去上清。

③加入配制好的冻存液（培养液 6.8 mL，小牛血清 2 mL，DMSO 1 mL，5.6%$NaHCO_3$ 0.1 mL），按与去上清相同的量一滴一滴加入离心管中，然后用吸管轻轻吹打令细胞重悬。冻存细胞时培养液中加入保护剂 10%二甲基亚砜（DMSO）或甘油，可使冰点降低，使细胞内水分在冻结前透出细胞外。

④分装于无菌冻存管中，每管加 1.5 m 悬液。

⑤旋好冻存管并仔细检查，一定要盖紧，做好标记。

⑥冻存：在特殊的仪器或简易的液氮容器中，按－1 ℃/min 的速度，在 30～40 min 时间内，下降到液氮表面，再停 30 min 后，直接投入液氮中。要适当掌握下降冷冻速度，过快能影响细胞内水分透出，太慢则促进冰晶形成。

操作时应戴防护眼镜和手套，以免液氮冻伤。

复苏细胞：

①从罐中取出冻存管。

②迅速放入 36～37 ℃水浴，不时摇动，使其急速融化，30～60 s 内完成。

③冻存管用 70%酒精擦拭消毒后，打开盖子，用吸管将细胞悬液注入离心管中，再滴加 10 mL 培养液。

④低速离心（500～1 000 r/min）5 min，去上清后再用培养液洗一次。

⑤用培养液适当稀释后，装入培养瓶 37 ℃培养，次日更换一次培养液后，继续培养。以后仍按常规进行培养。

冻存细胞数量要充分，密度应达到 $10^7$/mL，在融后稀释 20 倍时，仍能保持 $5\times10^5$/mL 数量。

## 7.3 细胞示踪的标记技术

### 7.3.1 细胞的成分

组成细胞的基本元素是 O、C、H、N、S、K、Ca、P、Mg，其中 O、C、H、N 四种元素占 90%以上。这些元素通过离子键、共价键、氢键以及范德华力形成细胞的各种化学物质。可分为无机物和有机物两大类。在无机物中水是最主要的成分，约占细胞物质总含量的 70%以上。此外，细胞中存在 4 大类主要家族的有机小分子。有机小分子是以碳为基础的化合物。相对分子量为 100～1 000，最多的含有大约 30 个碳原子。它们自由地存在于溶液中，具有不同的作用，某些被用作亚基以构建细胞的巨大的多聚体大分子-蛋白质、核酸、和长链的多糖。其它的可以充当能源，细胞细胞代谢过程中被分解转化为其它的小分子。细胞内需要的有机小分子具有多种功能，充当能源和亚基。有机小分子的含量低于有机大分子。大约占细胞内总有机物的十分之一。一个典型的细胞内可能有 1 000 中不同的小分子（见表 7-3）。

表 7-3 细胞与细菌的化学组成概要

| | 占细胞重量百分比 | 每分子的种类 |
|---|---|---|
| 水 | 70 | 1 |
| 无机离子 | 1 | 20 |
| 糖及前体 | 1 | 250 |
| 氨基酸及前体 | 0.4 | 100 |
| 核酸及前体 | 0.4 | 100 |
| 脂肪酸及前体 | 1 | 50 |
| 其它小分子 | 0.2 | ～300 |
| 大分子（蛋白质，核酸和多糖） | 26 | ～3 000 |

#### 7.3.1.1 水与无机盐

水在细胞中不仅含量最大，而且由于它具有一些特有的物理化学属性，使其在生命起源和形成细胞有序结构方面起着关键的作用。可以说，没有水，就不会有生命。水在细胞中以两种形式存在：一种是游离水，约占 95%；另一种是结合水，通过氢键或其他键同蛋白质结合，约占 4%～5%。随着细胞的生长和衰老，细胞的含水量逐渐下降，但是活细胞的含水量不会低于 70%。水在细胞中的主要作用是，溶解无机物、调节温度、参加酶反应、参与物质代谢和形成细胞有序结构。

无机盐：细胞中无机盐的含量很少，约占细胞总重的 1%。盐在细胞中解离为离子，离子的浓度除了具有调节渗透压和维持酸碱平衡的作用外，还有许多重要的作用。主要的阴离子有 $Cl^-$、$PO_4^-$和 $HCO_3^-$，其中磷酸根离子在细胞代谢活动中最为重要：①在各类细胞的能量代谢中起着关键作用；②是核苷酸、磷脂、磷蛋白和磷酸化糖的组成成分；③调节酸碱平衡，对血液和组织液 pH

起缓冲作用。此外，主要的阳离子有：$Na^{+}$、$K^{+}$、$Ca^{2+}$、$Mg^{2+}$、$Fe^{2+}$、$Fe^{3+}$、$Mn^{2+}$、$Cu^{2+}$、$Co^{2+}$、$Mo^{2+}$。这些离子与蛋白结合构成酶的活性中心。其在代谢中具有非常重要的作用。

#### 7.3.1.2 细胞的有机分子

细胞中有机物达几万种之多，约占细胞干重的90%以上，它们主要由碳、氢、氧、氮等元素组成。有机物中主要由四大类分子所组成，即蛋白质、核酸、糖类和脂类，这些分子约占细胞干重的90%以上。

（1）蛋白质：在生命活动中，蛋白质是一类极为重要的大分子，几乎各种生命活动无不与蛋白质的存在有关。蛋白质不仅是细胞的主要结构成分，而且更重要的是，生物专有的催化剂-酶是蛋白质，因此细胞的代谢活动离不开蛋白质。一个细胞中约含有104种蛋白质，分子的数量达1 011个。

（2）核酸：是生物遗传信息的载体分子，所有生物均含有核酸。核酸是由核苷酸单体聚合而成的大分子。核酸可分为核糖核酸 RNA 和脱氧核糖核酸两大类 DNA。

（3）糖类：细胞中的糖类既有单糖，也有多糖。细胞中的单糖是作为能源以及与糖有关的化合物的原料存在。重要的单糖为五碳糖（戊糖）和六碳糖（己糖），其中最主要的五碳糖为核糖，最重要的六碳糖为葡萄糖。葡萄糖不仅是能量代谢的关键单糖，而且是构成多糖的主要单体。多糖在细胞结构成分中占有主要的地位。细胞中的多糖基本上可分为两类：一类是营养储备多糖；另一类是结构多糖。它们也可以用来组装机械、支撑装置。因此地球上含量最丰富的有机化学物质是植物细胞的细胞壁中的纤维素。作为食物储备的多糖主要有两种，在植物细胞中为淀粉（starch），在动物细胞中为糖元（glycogen）。在真核细胞中结构多糖主要有纤维素（cellulose）和几丁质（chitin）。

（4）脂类：包括脂肪酸、中性脂肪、类固醇、蜡、磷酸甘油酯、鞘脂、糖脂、类胡萝卜素等。脂类化合物难溶于水，而易溶于非极性有机溶剂，脂肪酸构成细胞膜的物质。

①甘油酯：它是脂肪酸的羧基同甘油的羟基结合形成的甘油三酯（triglyceride）。甘油酯是动物和植物体内脂肪的主要贮存形式。当体内碳水化合物、蛋白质或脂类过剩时，即可转变成甘油酯贮存起来。甘油酯为能源物质，氧化时可比糖或蛋白质释放出高两倍的能量。营养缺乏时，就要动用甘油酯提供能量。②蜡：脂肪酸同长链脂肪族一元醇或固醇酯化形成蜡（如蜂蜡）。蜡的

碳氢链很长，熔点要高于甘油酯。细胞中不含蜡质，但有的细胞可分泌蜡质。如：植物表皮细胞分泌的蜡膜；同翅目昆虫的蜡腺、如高等动物外耳道的耵聍腺等。③磷脂：磷脂在细胞的结构和代谢至关重要。它是构成生物膜的基本成分，也是许多代谢途径的参与者。分为甘油磷脂和鞘磷脂两大类。糖脂，其与细胞的识别和表面抗原性有关。萜类和类固醇类：这两类化合物都是异戊二烯（Isoptene）的衍生物，都不含脂肪酸。生物中主要的萜类化合物有胡萝卜素和维生素 A、E、K 等。还有一种多萜醇磷酸酯，它是细胞质中糖基转移酶的载体。④类固醇类（Steroids）化合物又称甾类化合物，其中胆固醇是构成膜的成分。另一些甾类化合物是激素类，如雌性激素、雄性激素、肾上腺激素等。

### 7.3.2 细胞示踪的标记策略

在 20 世纪 40 年代，随着核反应堆和加速器出现，各种人工放射性核素的生产。开始供应碳-14 标记化合物（形式为 $BaCO_3$）的研制、生产和应用。以后随着 $^{3}H$、$^{125}I$、$^{131}I$、$^{35}S$、$^{32}P$ 等放射性同位素商品的问世，相应的标记化合物的研制、生产和应用也迅速发展。20 世纪 80 年代初，国际上以商品形式出售的标记化合物，包括氨基酸、多肽、蛋白质、糖类、核苷酸、核苷、嘌呤、嘧啶、甾族、类脂化合物，以及医学研究用的肿瘤抗原、激素、受体、维生素和药物等，品种已达 2 000 多种，其中以碳 14 和氚标记的化合物占多数。在细胞的同位素示踪标记中，根据细胞的构成的主要成分以及特定物质，常常利用 $^{14}C$、$^{3}H$、$^{32}P$、$^{35}S$ 和 $^{125}I$ 等作示踪原子，并且要把它们做成与体内物质相应的有机化合物而开展示踪研究。以期达到示踪的目的。下面是常见的细胞的标记方法。

#### 7.3.2.1 细胞内多肽、蛋白质的标记方法

（1）多肽、蛋白质标记的原理

大多数有机化合物分子中并没有碘原子，但由于碘原子具有高度的化学活性，所以放射性碘很容易通过置换法取代肽链上酪氨酸苯环的氢原子而得到碘标记的化合物。碘标记率与被标记的蛋白质、多肽类激素分子中酪氨酸的含量及暴露程度有关。

（2）碘标记多肽、蛋白质标记的优点

放射性比活度高，可提高分析的灵敏度；它们的半衰期不短也不长，很适于生物样品的测量；特别是 $^{125}I$ 能放出均匀的 $\gamma$ 射线，便于体外进行 $\gamma$ 计数测

量，易于推广。放射免疫测定法多半使用碘标记的化合物，可用碘-125 放免仪进行测量。$^{131}I$ 用于甲状腺疾病和各种肿瘤的治疗，$^{125}I$ 标记化合物则主要用于生物医学研究与体外示踪分析。

（3）多肽、蛋白质标记的方法

①氯胺-T（Ch-T）法：氯胺-T 是一种较温和的氧化剂，在水溶液中形成次氯酸，能连续不断地将溶液中的碘离子 $I^-$氧化为分子态的碘 $I_2$ 或 $I^+$，在 pH 为 7.5 的环境里能与蛋白质的酪氨酸残基上羟基邻位的氢原子发生置换反应，制得碘标记物。

②乳过氧化物酶法：用乳过氧化物酶（lactoperoxidase，LPO）催化过氧化氢（$H_2O_2$）释放出活泼的新生态氧，使 $^{125}I$ 离子活化并标记在蛋白质酪氨酸残基上的一种标记方法。以标记蛋白质为例，LPO 与 $H_2O_2$ 首先形成络合物，将放射性碘负离子氧化成碘分子，在 LPO 的催化下，将蛋白质碘化。此类酶催化反应速度很快，标记物比活度高，又保持其生物活性和免疫活性。特别适用于一些容易失活的多肽类的标记，如血纤维蛋白原、胰岛素、嘧啶、核苷和组氨酸等小分子化合物。

③固相氧化剂法：包括 Iodogen 标记法和 Iodo Beads 标记法两种。Iodogen（1,3,4,6-tetrachloro-3α-6α-diphenlglycoluril，氯甘脲）不溶于水，能溶于氯仿、二氯甲烷、二甲基亚砜等有机溶剂。Iodogen 在碘标记过程中起催化作用，使用时毋须新鲜配制，催化反应终止时不需加还原剂。Iodogen 和 Ch-T 同属于氯酰胺碘化反应类型，是一种不溶于水的固相氧化剂，能将放射性碘负离子氧化成碘分子，从而与蛋白质或多肽分子中酪氨酸残基上羟基邻位的氢原子发生置换反应。该法已用于单克隆抗体、多肽、生物膜和活细胞的碘标记。

④联接标记法（conjugational labeling）：这是一种间接标记方法。先使放射性碘与联接剂相结合，然后碘标记的联接剂再结合到蛋白质或多肽分子上，成为标记化合物。最常用的联接剂是 3-（对-羟基苯）丙酸-N 琥珀亚胺酯酰化剂（HPNS，即 Bolton-Hunter 试剂）。基本原理是：在 Ch-T 作用下，先用 $Na^{125}I$ 使酰化剂 HPNS 碘化。然后在弱碱性条件下，$^{125}I$-HPNS 通过一个酰氨键与蛋白质 N 末端的氨基联结，制得蛋白质标记物。此法适用于缺乏酪氨酸的蛋白质如卵清蛋白、肌红蛋白的标记。

⑤$^{35}S$ 标记方法：硫是核酸和蛋白质本身所含有的元素。在细胞培养过程中，在培养液中加入 $^{35}S$-胱氨酸或 $^{35}S$-蛋氨酸，细胞在增殖的过程中，$^{35}S$-胱氨酸或 $^{35}S$-蛋氨酸将合成掺入到多肽或蛋白质中，通过大量培养，利用免疫沉淀的方

法，运用特殊的蛋白一抗将用于示踪的蛋白完全载带下来。该标记技术大量用于研究蛋白质代谢过程。

### 7.3.2.2 细胞内核酸的标记方法

细胞内核酸标记用的同位素原子包括 $^{32}P$、$^{3}H$、$^{35}S$、$^{131}I$、$^{125}I$、$^{14}C$ 等，常用的主要有 $^{32}P$ 和 $^{3}H$。标记的方法主要有酶反应法（缺口平移法（nick translation），随机引物法（random primer 等，六核苷酸残基的引，PCR 标记法，末端标记法等），化学反应法。

（1）$^{32}P$ 标记寡聚核苷酸方法：$\gamma$-$^{32}P$-ATP（$^{32}P$-三磷酸腺苷）和 $\alpha$-$^{32}P$-dATP 的标记通常用酶促法。$\gamma$-$^{32}P$-ATP 与 5′端含有裸露羟基的寡聚核苷酸在多聚核酸激酶的作用下，$\gamma$-$^{32}P$-ATP 中 $\gamma$ 位置 $^{32}P$ 转移至寡聚核苷酸的 5′端。见图 7-11。

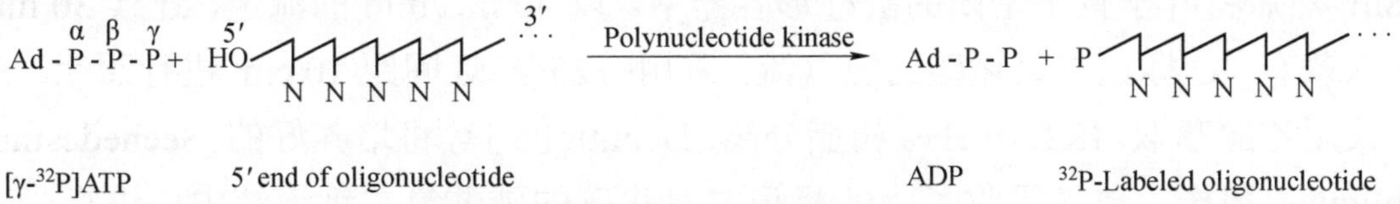


图 7-11 $\gamma$-$^{32}P$-ATP 标记寡聚核苷酸的方法

（2）胸腺嘧啶核苷的氚标记通常用生物合成法得到，即以［甲基-$^{3}H$］-胸腺嘧啶作为前体，在脱氧核糖转移酶的催化作用下，生成［甲基-3H］-胸腺嘧啶核苷。氚标记的胸腺嘧啶核苷（tritiated thymidine，$^{3}H$-TdR）可有效结合到 DNA 中，因此在体外细胞培养中可使细胞被标记，主要用于淋巴细胞的免疫功能测定、细胞转化、分裂、和增殖以及分子遗传等研究。

（3）5-$^{125}I$-2′-脱氧尿嘧啶核苷（$^{125}I$-UdR）标记技术：加热把 DNA 解析成单链，在三氯化铊（$TlCl_3$）氧化作用下，使 $^{125}I$ 原子与胞嘧啶环上 5 位碳原子以稳定的共价键相结合，而形成 5-碘胞嘧啶。

### 7.3.2.3 细胞内糖的标记方法

葡萄糖（$C_6H_{12}O_6$）是人们所熟悉的一种单糖，又称右旋糖或血糖，属于多羟基醛，是自然界中存在量最多的化合物之一。天然的葡萄糖，无论是游离的或是结合的，均属 D 构型，在水溶液中主要以吡喃式构形含氧环存在，为 α 和 β 构型的衡态混合物。由于葡萄糖是生物体内新陈代谢不可缺少的营养物质，加上羟基醛所具有的化学性质，使其在食品、医疗、生物工程、印染等行业获得了广泛的应用。葡萄糖由 C、H 和 O 元素组成，每一种元素被其相应的同位素替换，都可成为同位素标记的葡萄糖。已知的有 $^{11}C$、$^{13}C$、$^{14}C$、$^{3}H$ 等多种同位素被用于同位素标记葡萄糖的合成，其产品作为示踪剂，被广泛应用于代谢、医疗诊断等方面。

（1）生物法合成同位素标记的葡萄糖：生物法包括光合作用法和微生物法，可将同位素标记的水、二氧化碳或碳酸盐引入到葡萄糖中，获得全标记或多标记的葡萄糖。①光合作用法合成同位素标记的葡萄糖：同位素标记葡萄糖合成方面的研究源于早期放射性标记葡萄糖的合成。Lifton 和 Welch 将采集的新鲜甜菜叶处于饥饿状态，待叶子中的葡萄糖消耗殆尽，然后通入 $^{11}C$ 标记的二氧化碳，在光合作用下，将 $^{11}C$ 标记的二氧化碳转化为 $^{11}C$ 标记的葡萄糖。Ishiwata 将该合成方法加以改进，将定时器、限位开关以及光敏感器等自动化装置引入合成过程。Goulding 等将出芽二周的蚕豆叶子进行光和二氧化碳饥饿 18h，然后将叶子置于密闭的圆柱形容器中，以 40 mL/min 的流速，连续 30 min 通入载有 $^{11}C$ 标记二氧化碳的氦气流，采用 125 W 灯间距 10 cm 进行照明。然后采用乙醇萃取，IR120（H+）树脂分离。Denutte[3]等将培养好的 Scenedesmus obliquus 菌株，放入吸收了 $^{11}C$ 标记二氧化碳的磷酸氢二钾溶液中，进行光合作用，经分离纯化，合成 $^{11}C$ 标记葡萄糖。②微生物法合成同位素标记的葡萄糖：Robert 等人利用 1 或 2-$^{13}C$ 标记的醋酸盐为原料，利用酵母发酵合成了葡萄糖-D-3-$^{13}C$、葡萄-D-4-$^{13}C$ 以及葡萄糖-D-3，4-$^{13}C_2$。Ehrin 等利用绿藻中的生栅藻作为菌种，经生长和耗糖后，将菌体分别悬浮在含有 $^{11}C$ 和 $^{14}C$ 标记的碳酸氢盐溶液中，在 30 ℃下反应 45 min，间隔 25 cm，用 250 W 灯照明，并保持光强度 15 000～20 000 lux。Luthra 等在 Ehrin 实验的基础上加以改进，以丰度 90%的 $^{13}C$ 标记的碳酸盐作为唯一碳源，利用微藻合成了丰度为 60%的葡萄糖-U-$^{13}C$。李健等利用微藻进行光合作用，以 16.8 g/L $^{13}C$ 标记的碳酸氢钠作为种子标记原料，以 $^{13}C$ 标记的二氧化碳为发酵碳源，控制温度 26～28 ℃，光强度 600～1 000 μE，通气 0.4～0.6 L/min，发酵 8 d，合成了葡萄糖-U-$^{13}C$。刘占峰等以毕赤酵母为出发菌株，甲醇-$^{13}C$ 为碳源进行发酵，得到的菌体经处理获得海藻糖-$^{13}C_{12}$，再经水解和分离纯化得到葡萄糖-D-$^{13}C_6$，产品的度和丰度分别达到 98%以上，丰度几乎没有稀释。

（2）有机合成法合成同位素标记的葡萄糖：由于葡萄糖结构比较复杂，有机合成法无法将同一元素都引入其中，通常用于制备单标记或多标记的葡萄糖。Elander 等以阿拉伯糖和 $^{11}C$ 标记的氰化氨为原料，首先合成氰醛-1-$^{11}C$，再经镍催化剂的催化，合成葡萄糖-D-1-$^{11}C$。Williams 和 Whaley 以 5-氧代-1,2-O-

亚异丙基-D-木-五呋喃糖和 $Na^{13}CN$ 为原料，合成葡萄糖-D-6-$^{13}C$，产率 48%。London 等［18］以阿拉伯糖和 $^{13}C$ 标记的氢氰酸为原料，首先合成了葡萄糖腈-D-1-$^{13}C$，再经还原、水解，合成葡萄糖-D-1-$^{13}C$。

## 7.4 细胞示踪技术的特点与应用

细胞分子生物学是临床医学的基础，也是一门新兴的交叉学科，它跨越了遗传学、细胞生物学、有机与无机化学、生物化学、物理学、生物物理学等许多学科，是当代数、理、化科学广泛深刻地渗入生物学而形成发展起来的。其中，放射性核素示踪技术在其中起着里程碑性的重要作用。

利用放射性核素/稳定同位素进行的细胞示踪研究时，其具有其它方法不可比拟的优势。其灵敏度高，可探测<1 nCi，$10^{-15}$～$10^{-13}$ g 的生物标记物；测量简便、易分辨、不受非放杂质干扰，可用于活体研究，体外测量；并能够提供原子、分子水平的研究手段、微观作用机理，动态变化等；引入的放射性核素量非常少，基本不会干预正常的生理代谢，合乎生理条件；通过核显像技术，可在组织器官、细胞、亚细胞水平上进行定量和定位。非常直观地解释结构与功能之间的关系。因此，在早期阶段，无论从方法学的建立以及重大研究技术与理论的发现都离不开细胞示踪技术的应用。

### 7.4.1 PET–CT 在肿瘤诊断的应用

PET-CT 将 PET 与 CT 完美融为一体，由 PET 提供病灶详尽的功能与代谢等分子信息，而 CT 提供病灶的精确解剖定位，一次显像可获得全身各方位的断层图像，具有灵敏、准确、特异及定位精确等特点，可了解全身整体状况，达到早期发现病灶和诊断疾病的目的。

#### 7.4.1.1 PET 的原理

放射核素发射出的正电子在体内移动大约 1～3 mm 后与组织中的负电子结合发生湮灭辐射。产生两个能量相等（511 keV）、方向相反的 γ 光子。由于两个光子在体内的路径不同，到达两个探测器的时间也有一定差别，如果在规定的时间窗内（一般为 0～15 μs），探头系统探测到两个互成 180°（±0.25°）的光子时。即为一个符合事件，探测器便分别送出一个时间脉冲，脉冲处理器将脉冲变为方波，符合电路对其进行数据分类后，进行图像重建。便得到人体各部位横断面、冠状断面和矢状断面的影像。

#### 7.4.1.2　CT 的成像原理

CT（computed tomography）的全称是计算机断层扫描显像，利用人体各种组织对 X 线的吸收能力不等的特性，X 线通过人体衰减，经重建计算获得图像矩阵。CT 对组织的密度分辨率较高。

#### 7.4.1.3　$^{18}F$ 正电子的研究

目前，在医学应用的放射性核素有上百种，而能够释放正电子的核素主要有 $^{15}O$、$^{13}N$、$^{11}C$、$^{18}F$ 等。从放射性物理半衰期来看，$^{18}F$ 是临床应用的最佳核素（见表 7-4）。

**表 7-4　常用正电子放射性核素核反应过程**

| 核素 | 半衰期 | 核反应式 |
|---|---|---|
| $^{15}O$ | 2.05 min | $^{14}N(d,n)^{15}O/^{15}N(p,n)^{15}O$ |
| $^{13}N$ | 9.96 min | $^{16}O(p,\alpha)^{13}N$ |
| $^{11}C$ | 20.34 min | $^{14}N(p,\alpha)^{11}C$ |
| $^{18}F$ | 110 min | $^{18}O(p,n)^{18}F/^{20}Ne(d,\alpha)^{18}F$ |

注：$^{14}N(d,n)^{15}O$ 中，$^{14}N$ 为靶材料，$^{15}O$ 为生成的正电子放射性核素，(d,n)为氘核，中子核反应，加速粒子为氘核。

（1）$^{18}F$ 的辐射特性：γ 光子的能量 511 keV（193%），β 正电子的能量是 634 keV（97%）。物理半衰期是 1.83 h，生物半衰期是 6 h。放射性活度为 $3.52\times10^{18}$ Bq/g。γ 射线的照射率在 1 mCi 的点源未防护的条件下，照射率见表 7-5。

**表 7-5　1 mCi $^{18}F$ 点源的 γ 射线的照射率**

| 距离 | mR/h |
|---|---|
| 1 cm | 6 950 |
| 5 cm | 278 |
| 10 cm | 69.5 |
| 100 cm | 0.7 |

（2）$^{18}F$ 的医学应用：20 世纪 70 年代，美国布鲁克海文国家实验室

（Brookhaven National Laboratory）的 Tatsuo Ido 首先完成了氟代脱氧葡萄糖是 2-脱氧葡萄糖氟代衍生物（$^{18}F$-2DG）的合成。1976 年 8 月，宾夕法尼亚大学的 Abass Alavi 首次将该化合物应用于两名健康人志愿者。其采用普通核素扫描仪（非 PET 扫描仪）获得的脑部图像，显示了 FDG 在人脑的分布及浓聚。

$^{18}F$-2DG 或 FDG，最常用于正电子发射断层扫描（PET）类的医学成像设备：FDG 分子之中的氟选用的是属于正电子发射型放射性同位素的氟-18（$^{18}F$），从而成为 $^{18}F$-FDG（氟-[$^{18}F$]脱氧葡糖）。在向患者（受检者）体内注射 $^{18}F$-FDG 后，PET 扫描仪可通过扫描并重建出反映体内 FDG 分布情况的图像。核医学医师或放射医师通过阅览图像并对图像中的异常征象加以识别或鉴别，可作出精准的医学诊断。

（3）肿瘤细胞代谢与诊断的机理：与正常细胞相比较，肿瘤细胞（特别是恶性肿瘤细胞）代谢能力旺盛，特别是糖酵解过程增强。而正常组织器官中，仅有脑、肝、心肌细胞等对糖需求较高。当葡萄糖的 2 位的氧被去除变成 2-脱氧-D-葡萄糖（FDG）时，FDG 与葡萄糖结构类似，其可通过葡萄糖转运蛋白进入细胞内，经已糖激酶作用下成为 FDG-6-磷酸，无法进一步发生糖酵解而滞留在细胞内。因此，其可很好的反映人体各组织脏器（例如脑、肺、肝、心脏等）或肿瘤对葡萄糖的摄取和分布情况。

临床应用，在 PET 成像方面，$^{118}F$-FDG 可用于评估心脏、肺脏以及脑部的葡萄糖代谢状况。同时，$^{18}F$-FDG 还在肿瘤学方面用于肿瘤成像。在被细胞摄取之后，$^{18}F$-FDG 将由已糖激酶（在快速生长型恶性肿瘤之中，线粒体型已糖激酶显著升高）），加以磷酸化，并为代谢活跃的组织所滞留，如大多数类型的恶性肿瘤。因此，FDG-PET 可用于癌症的诊断、分期（staging）和治疗监测（treatment monitoring），尤其是对于淋巴瘤、黑色素瘤、肺癌、乳腺癌、结直肠癌等。另外，FDG-PET 还已经用于阿耳茨海默氏病（Alzheimer's disease，早老性痴呆）的诊断。

在 PET 肿瘤显像中，通常将 $^{18}F$-FDG 溶液（通常为 5～10 mCi，即 185～370 MBq）通过静脉注入人体。此前，患者需持续禁食至少 6 h，且空腹血糖≤11.1 mmol/L（对于血糖未控制的糖尿病患者，高血糖会影响 PET 图像质量）。在给予 $^{18}F$-FDG 后，病人须等候约 1 h，以便 $^{18}F$-FDG 在体内稳定分布；在此期间，患者须在安静、温暖、避光的环境中休息，并尽可能减少身体活动，以减少骨骼肌过多摄取 $^{18}F$-FDG 产生伪影。接着，患者将行一次或多次 PET

扫描，单次体部（扫描范围为颅底至股骨上段）扫描过程通常持续约 10～15 min 左右。

（4）$^{18}$F-FDG 的制备：医用回旋加速器（medical cyclotron）之中用于产生 $^{18}$F 的高能粒子轰击条件（bombardment conditions）会破坏像脱氧葡萄糖（deoxyglucose，脱氧葡糖）或葡萄糖之类的有机物分子，因此必须首先在回旋加速器之中制备出氟化物形式的放射性 $^{18}$F。这可以通过采用氘核（deuterons，重氢核）轰击氖-20 来完成；但在通常情况下，$^{18}$F 的制备是这样完成的：采用质子轰击富 $^{18}$O 水（$^{18}$O-enriched water，重氧水），导致 $^{18}$O 之中发生（p,n）核反应（中子脱出，或者说散裂（spallation）），从而产生出具有放射性核素标记的氢氟酸（hydrofluoric acid，HF）形式的 $^{18}$F。接着，将这种不断快速衰变的 $^{18}$F-（18-氟化物，18-fluoride）收集起来，并立即在“热室（hot cell）（放射性同位素化学制备室）”之中，借助于一系列自动的化学反应（亲核取代反应或亲电取代反应），将其连接到脱氧葡萄糖之上。之后，采取尽可能最快的方式，将经过放射性核素标记的 FDG 化合物（$^{18}$F 的衰变限定其半衰期仅为 109.8 min）迅速运送到使用地点。

（5）$^{18}$F 的毒性与防护：$^{18}$F 的防护：处理 $^{18}$F 应当穿工作服和戴手套，用铅屏阻挡减少放射性的暴露。并且尽可能用远程工具来操作。将 $^{18}$F 存储于铅罐中。

$^{18}$F-FDG 的毒性：$^{18}$F-FDG 是 PET 诊断最重要的放射性药物。一次给患者的注射活度为 185 to 370 MBq。其可被细胞迅速吸收。未被代谢的 $^{18}$F-FDG 在 60 min 内，有 16%以尿的形式被排出。135 分钟后，有 50%的被排出。$^{18}$F-FDG 的衰变主要是 γ 光子，能量为 511 keV。整个身体接受的辐射剂量为 21～27 μSv/MBq。注射 370 MBq 的 $^{18}$F-FDG，估算接受的剂量为 7.8～10 mSv。其作用器官主要是膀胱壁。有效的作用剂量约为 120～170 μSV/MBq。10 mSv 的致突变的风险系数为 1:2 000。$^{18}$F-FDG 诊断致遗传突变的风险系数为 1:100 000 至 2:100 000 之间。高于隐性突变的 5 倍。

### 7.4.2 细胞的糖代谢相关的研究

由于葡萄糖是生物体内新陈代谢不可缺少的营养物质，因此，作为示踪剂，为科学研究提供了一个方便、有效的示踪工具。主要用于代谢、临床诊断以及作为其它标记产品的原料等。

（1）糖代谢研究

石宁宁等以 Bacillus subtilis NX-2 为发酵菌株，在合成 Y-聚谷氨酸（y-PGA）过程中，利用葡萄糖-U-$^{13}C$ 作为示踪剂，研究了谷氨酸和葡萄糖两种碳源在合成过程中所起的作用。结果发现，当培养基中葡萄糖-U-$^{13}C$ 浓度为 4%时，y-PGA 的碳骨架中由葡萄糖-U-$^{13}C$ 进入的比例约为 9%，证明葡萄糖主要用于能量代谢和菌体合成，而谷氨酸为 y-PGA 单体的主要来源。为了研究苄基腺嘌呤（BA）处理后的花生叶片对葡萄糖吸收的影响，李玲等发现，通过 $10^{-5}$ mol/L BA 处理过的花生叶片可促进对葡萄糖-$^{14}C$ 的被动吸收量，减弱氯汞基苯对葡萄糖吸收的抑制作用。艾桃山等将荧光极毛杆菌在含有葡萄糖-$^{3}H$ 的培养基中培养后，获得了葡萄糖-$^{3}H$ 标记的细菌，经灭活，莨菪佐剂浸泡后，可不同程度进入鱼体，发现莨菪佐剂能明显促进鱼体对标记细菌抗原的吸收，标记抗原在鱼体各组织器官的分布由大到小依次为肝、脾、前肠、肾、血液、肌肉。Gay 等通过给健康女性进食 $^{13}C$ 丰度为 1.083 以及含糖 55%的食物，时间为 3 d，然后改为进食 $^{13}C$ 丰度为 1.093 的食物，时间为 5 d，实验期间每天对尿氮、呼出的 $^{13}CO_2$ 以及血浆中的 $^{13}C$ 标记葡萄糖进行分析，研究肝糖原的代谢动力学和糖质新生。杨月欣等以荷兰产品 Custard、Hylon VII 和 Novelose 为试验食物，测定 7 个受试者在 6 h 内血清中总糖和血清中同位素标记的 $^{13}C$ 标记葡萄糖的水平，比较普通淀粉、抗性淀粉 2 型和抗性淀粉 3 型在小肠中的消化吸收，获得试验食物在小肠中的消化吸收率分别为 82%、44%和 43%。Hawkins 等利用 Glucose-6-$^{14}C$ 作为示踪剂，研究了老鼠大脑葡萄糖的代谢速率。Peronnet 等选取 5 个年龄在 25.5～36.5 岁，体重在 74.8～99.8 kg 的人，在摄入葡萄糖-$^{13}C$（1.5 g/kg）前后进行 20 d 415 km 的滑雪运动，通过呼吸的热量、排泄物、呼出的二氧化碳以及血糖的分析，进行养分的选择。Caron 等通过锻炼前摄入 $^{13}C$ 标记的葡萄糖，研究了锻炼前和锻炼期间葡萄糖的氧化效果，发现摄入的外源葡萄糖在锻炼 30 和 60 min 期间氧化并未增加［0.36（0.03）对 0.30（0.02）g/min］，90 min 后氧化速度加快。锻炼前摄入的 50 g 葡萄糖有 26.7（2.1）g 被氧化，锻炼期间摄入的 110 g 葡萄糖有 39.0（2.4）g 被氧化。Riddell 等利用健康且未参加锻炼的青少年志愿者摄取 $^{13}C$ 标记的葡萄糖，研究锻炼期间体内食物的利用。通过四次锻炼（每次 30 min，休息 5 min），完成控制实验（锻炼期间适量饮）和葡萄糖试验（锻炼期间间歇食用 3 g$^{13}C$ 标记的葡萄糖/kg 体重）。在锻炼 5－10 min 和 25－30 min 时通过热量以及呼气测定，120 min CT 和 GT 的氧化结果分别为：碳水化合物 169.1

（12.9）g 和 203.1（15.9）g（$p<0.01$）；脂肪酸 31.0（4.2）g 和 17.1（2.5）g（$p<0.01$）；体内的葡萄糖 169.1（12.9）g 和 145.3（11.9）g（$p<0.01$），而摄取的葡萄糖在 GT 中为 57.8（4.3）g。Jin 利用［3,4-$^{13}C_2$］葡萄糖和［6,6-$^{2}H_2$］葡萄糖作为示踪剂，分析大鼠体内葡萄糖的转化率。在大鼠分别摄食［3,4-$^{13}C_2$］葡萄糖、［6,6-$^{2}H_2$］葡萄糖以及［3,4-$^{13}C_2$］葡萄糖和［6,6-$^{2}H_2$］葡萄糖混合物的实验中，经 $^{13}$CNMR、$^{1}$H 和 $^{2}$H NMR 分析，葡萄糖转化率均为 42±4 μmol/kg/min，但以［3,4-$^{13}C_2$］葡萄糖和［6,6-$^{2}H_2$］葡萄糖混合物作为示踪剂，更有利于对多条代谢途径进行分析。Shew 等对 12 例极低出生体重儿（VLBW）的早产儿，分别给与静脉滴注 $^{13}C_6$ 葡萄糖 4 h，静脉给药前后分别采取血样，利用气体色谱分析质量光谱对 $^{13}C_6$ 标记的半胱氨酸进行分析，证明 LBW 的早产儿可合成半胱氨酸。

（2）临床诊断研究

临床诊断是 $^{13}$C 标记葡萄糖的主要应用之一，如糖尿病、老年痴呆症、帕金森氏症、阿兹海默氏症以及脑癌的诊断等。呼气诊断是糖尿病临床诊断的一种新方法，此法无创伤、安全、简便、准确。只需测试者将 25 mg 的葡萄糖-$^{13}$C 与 15 g 普通葡萄糖混合，用水溶解后喝下，被吸收后，将含有 $^{13}CO_2$ 的气体呼出，用同位素分析仪检测。葡萄糖进入人体后经糖酵解，然后进入三羧酸循环。二氧化碳经肺部排出体外。2 型糖尿病和其他胰岛素抗性，葡萄糖的吸收将被削弱，产生的 $^{13}CO_2$ 将减弱，呼吸样品的基线与常规基线进行比较，就能诊断糖尿病。与高胰岛素葡萄糖钳夹技术相比，葡萄糖-$^{13}$C 呼吸实验的技术指标与 QUICKI 类似（$r=0.69$，$p<0.000\,1$），优于 HOMA 的指标（$r=0.85$，$p=0.027$），检测方法快速、简单，无需抽血，因此对机体无损伤。与家庭使用的检测试剂盒相比，不仅准确度更高，而且能够确定糖尿病类型。张敏等给糖尿病小鼠灌胃葡萄糖-$^{13}$C 或葡萄糖-$^{11}$C（5 mg/kg），利用红外线同位素能谱仪测定经多时间点采集的小鼠后呼出的气样，以 90 min $^{13}CO_2$ 丰度变化值（C90 min）作为 IR 参数，得出葡萄糖-$^{13}$C 或葡萄糖-$^{11}$C 呼气试验能够灵敏反映糖尿病小鼠的 IR 变化，其检测结果与目前临床 IR 指数有良好的相关性。张昊文等通过细胞培养液中加入葡萄糖-$^{3}$H，准确测量肿瘤细胞中葡萄糖代谢率，进而为药物干预肿瘤细胞能量的获取，和抑制肿瘤细胞对辐射损伤的修复提供了可靠的实验方法。Lefebvre 等利用 $^{13}$C 天然标记的葡萄糖，通过 10 个对葡萄糖不耐受的病人呼气试验，观察到降糖药丁基缩二胍与缩二胍相比，能更有效的抑制或延迟小肠对葡萄糖的吸收。Vonk 等［为了准确诊断肠乳糖

酶缺乏，建立了 $^{13}C/^{2}H$ 标记葡萄糖测试的新方法。将乳糖耐受者和非耐受者同样摄食 25 g 天然丰度的乳糖和 0.5 g$^{2}H$ 标记葡萄糖，在 45－75 min，分析血浆中 $^{13}C/^{2}H$ 标记葡萄糖比率，二者分别为 0.93±0.17 和 0.26±0.09。检测结果与乳糖氢呼气检测法、乳糖 $^{13}CO_2$ 呼气检测法以及 $^{13}C$ 标记的乳糖消化检测法相比较，此方法精确度更高。

（3）分析检测应用

王建等用含 20%葡萄糖-U-$^{13}C$ 和 80%天然葡萄糖的合成培养基喂养维生素 B12 生产菌（pseudomonas denitrifican），然后将 20mg 带 $^{13}C$ 标记菌体用 1 mL 6 mol/L 盐酸在 95 ℃下水解 24 h，经分离、浓缩、真空干燥，得到带 $^{13}C$ 标记的菌体蛋白氨基酸。经 MBDSTFA 衍生化后得到的 TBDMS 衍生物，用气相色谱-质谱（GC-MS）进行分析，得到 15 种菌体蛋白氨基酸的 $^{13}C$ 标记丰度信息，为 $^{13}CMFA$ 在国内进一步发展提供了参考意义。何红波等利用微生物将 $^{13}C$ 标记葡萄糖转化为氨基酸碳骨架，借助于质谱技术检测同位素的富集强度的变化，研究氨基酸分子中碳素转化，建立了稳定同位素培养-气相色谱/质谱联机测定土壤氨基酸手性异构体 $^{13}C$ 富集比例的方法，确定氨基酸手性异构体的转化与更新程度在表征土壤有机质的循环转化机制。钟燕等应用双标稳定同位素乳糖-$^{13}C$ 和葡萄糖-$^{2}H$ 负荷试验对乳糖酶缺乏者小肠粘膜乳糖酶活性进行定量分析，他们选用 43 名乳糖酶缺乏者作为实验对象，根据乳糖不耐受症状记录分为乳糖吸收不良组（LM）和乳糖不耐受组（LI），以 25g 乳糖-和 0.5 g 葡萄糖-$^{2}H$ 作为受试底物，分析受试者摄入底物之后各时点血浆中总葡萄糖、葡萄糖-$^{13}C$ 和葡萄糖-$^{2}H$ 浓度，并计算各时点 $^{13}C$-葡萄糖-$^{13}C$ 和葡萄糖-$^{2}H$ 吸收百分率的比值，以 45 min、60 min、75 min 时点所得比值的均值作为乳糖消化指数（LDI）来反应小肠乳糖酶活性。Tissot 等利用 $^{13}C$ 标记的葡萄糖作为示踪剂，借助于气相色谱-同位素比率质谱仪，研究了葡萄糖在人体中的代谢，检测精度可达到 0.001 mol%。相对比，葡萄糖-D-[1-$^{13}C$]的检测结果要比葡萄糖-D-[6,6-$^{2}H_2$]的值低一些，而采用葡萄糖-D-U-$^{13}C$，检测结果与放射性标记葡萄糖的结果类似。

### 7.4.3 分子生物学研究中的应用

#### 7.4.3.1 DNA 是遗传信息的载体

1952 年，Hershey 和 Chase 用大肠杆菌的 T2 噬菌体繁殖实验，证实了从噬菌体颗粒注入到细菌中去的 DNA 含有繁殖后代噬菌体所需的全部信息。T2 噬菌体颗粒由蛋白质外壳包裹的 DNA（单链）核所组成。在 DNA 核与蛋白质外壳中，只有 DNA 含有磷原子，只有蛋白质中的甲硫氨酸和半胱氨酸含有硫原子，把 T2 噬菌体放在以放射性磷（$^{32}PO_4^{3-}$）为唯一磷源和以放射性硫（$^{35}SO_4^{2-}$）为唯一硫源的培养基中培养时，即可获得 $^{32}P$ 标记的 DNA 和 $^{35}S$ 标记的蛋白质的噬菌体。用这种双标记的噬菌体去感染大肠杆菌寄主，结果发现只有 $^{32}P$ 标记的 DNA 注入到寄主细胞内部并繁殖出具有蛋白外壳的子代噬菌体。在这些子代噬菌体中，有少量的 DNA 带有标记 $^{32}P$，但没有一个蛋白外壳带有标记 $^{35}S$。$^{35}S$ 和 $^{32}P$ 双标记噬菌体感染实验证实了 DNA 是遗传信息的携带者。

### 7.4.3.2 DNA 的半保留的复制

1957 年，Meselson-Stahl 用放射性标记技术，实验证明了 Watson 与 Crick 提出的双链 DNA 半保留复制理论。在半保留复制中，亲本双链 DNA 的两条链分开，它们根据碱基配对原则各自以自己为模板，选取适当的碱基组成两条子代双链，完成复制过程。实验是这样进行的：先使细菌培养物（E.Coli）在以 $^{15}N$ 标记的 $^{15}NH_4Cl$ 为唯一氮源的培养基中生长许多代，使 DNA 分子都标记上重同位素 $^{15}N$。再把细胞转移到含普通同位素 $^{15}N$ 的培养基上。在转移后不同时间收集细胞样品，提取 DNA 并作 CsCl 密度梯度离心。结果发现有密度介于重的［$^{15}N$，$^{14}N$］和轻的［$^{15}N$，$^{14}N$］DNA 之间的杂化分子［$^{15}N$，$^{14}N$］DNA 出现。这种杂化分子随着培养时间的增加逐渐增多。当培养到 E.Coli 繁殖第一代的时间时，杂化分子成为主要成分。尔后即有轻的［$^{15}N$，$^{14}N$］DNA 分子出现。当培养到 E.Coli 第二代时，杂化 DNA 与轻 DNA 各占一半。取杂化 DNA 分子在 100 ℃下作热变性处理后于 CsCl 中离心，可以出现两条区带，它们分别为［$^{14}N$］单链 DNA 和［$^{15}N$］单链 DNA。Meselson-Stahl 实验证实了 E.Coli 繁殖中，亲代 DNA 分为两条单链，各自成为子代双链 DNA 的模板，$^{15}N$、$^{14}N$ 标记 E. Coli 繁殖实验证明双链 DNA 具有半保留复制机制。

### 7.4.3.3 遗传信息从 DNA 到 mRNA 的转录

Spiegelman 利用人工合成 RNA-DNA 杂种分子的实验证明 RNA 分子的核苷酸顺序由 DNA 转录决定，RNA 分子的生物信息来自 DNA。把双链 DNA 加热，使产生单链 DNA 分子，若在热溶液逐渐冷却过程中加入与该 DNA 链互补的单链 mRNA，则在形成复性 DNA 分子的同时会有 DNA-RNA 杂种分子形成。形成杂种分子的条件是这种 RNA 分子的核苷酸顺序与 DNA 分子中某些核苷酸顺序互补。利用这个原理，可以鉴别 RNA 与 DNA 碱基顺序是否有互补的特性。实验也可采用放射性标记技术进行。将 $T_4$ 噬菌体感染的大肠杆菌（E. Coli）放在含 $^{32}PO_4^{3-}$ 的培养基中培养，提取 $^{32}P$ 标记的 RNA，将 $^{32}P$-RNA 分别加到 E. Coli 的 DNA 热溶液和 $T_4$ 噬菌体的 DNA 热溶液中，溶液慢慢冷却后上膜过滤，除去游离 RNA，测量膜上物质的 $^{32}P$ 放射性活度。结果发现加到 $T_4$ DNA 溶液中的 $^{32}P$-RNA 大部分已和 $T_4$ DNA 形成杂交分子并留在膜上，而加到 E. Coli DNA 溶液中的 $^{32}P$-RNA 很少与 E. Coli DNA 形成杂交分子因此很少留在膜上。这个实验证明了感染后合成的 RNA 和噬菌体 DNA 的碱基顺序互补，前者的碱基顺序由后者决定，同时感染后合成的 RNA 并下与宿主细胞 DNA 互补。这个结果和关于噬菌体 DNA 是合成噬菌体 mRNA 的模板这一早期推测完全一致。

## 思考题

1. 细胞的基本生物特征与功能是什么？
2. 常见细胞分离、培养的技术要点是什么？
3. 细胞示踪的技术的原理与特点是什么？
4. 细胞示踪的技术中，常用的标记核素与生物中间体有哪些？
5. 请简述细胞示踪的技术在生命科学研究中的应用。

## 参考文献

［1］刘占峰，李良君，任征，等. 同位素标记葡萄糖的研究进展［J］. 核技术. 2013，36（1）：53-59.

［2］Bruce Alberts，等. 细胞的分子生物学［M］. 张新跃，钱万强，等，译. 北京：科学出版社 2008 年.

［3］僉民谢. 医学分子遗传学［M］. 北京：科学出版社. 1990.

［4］López-Otín C，Blasco MA，Partridge L，et al. The hallmarks of aging［J］. Cell. 2013 6；153（6）：1194-217.

［5］Jasvinder Kaur，J ayanta Debnath. Autophagy at the crossroads of catabolism and anabolism［J］. Nat Rev Mol Cell Biol. 2015，16（8）：461-72.

# 8 药物动力学示踪

药物动力学示踪技术是以放射性核素示踪技术为定量手段，研究药物进入体内的吸收、分布、代谢和排泄等过程的量变规律的核分析技术。对于在体内浓度较高，且有特异性检测方法的药物可以直接测定。但体内的药物浓度极低，常规药理学方法的灵敏度相对就很差，而且也难区别原药和其代谢产物，则应用放时性核素示踪技术。它具有灵敏度高，特异性强，精确度佳等优点，且可在很大程度上简化实验的步骤。放射免疫分析法是一种超微量药物分析法，对体内的活性物质（包括药物）可测灵表度达 $10^{-12}$～$10^{-9}$ g。目前标准化、商品化的 RIA 试剂盒不断出现，可测项目已过 300 余种，作为血浆药物浓度监测的试剂盒也逐渐增加。因此，放射性核素示踪技术在药物动力学研究中发挥着愈来愈重要的作用。

## 8.1 药物动力学概述

### 8.1.1 药物动力学的概念

药物动力学也称药动学。应用数学原理和方法阐释药物在体内的动态规律，研究药物通过各种途径（如静脉注射、肌内注射、静脉滴注及口服结药等）送入体内后，其吸收、分布、代谢以及排泄过程的中，体血药浓度浓度随时间变化发生动态规律的一门科学。

#### 8.1.1.1 药物的通过细胞膜

药物通过细胞膜的方式主要有简单扩散、水溶性扩散和载体转运等主要形式。

（1）简单扩散

非极性药物分子以其所具有的脂溶性直接溶于膜的脂质层而顺浓度差通过

细胞膜，是一种被动转运方式，又称被动扩散。其特征是转运速度与药物脂溶度（脂溶性）成正比，顺浓度差-即由高浓度向低浓度扩散，不耗能。转运速度与药物浓度差成正比以及与药物解离度（$pK_a$）有关。此外，还与标记药物的状态有关。处于分子状态的药物，极性低，疏水而亲脂，易于通过细胞膜，而处于离子状态的药物，极性高，亲水，不溶于脂，不易通过。分子状态药物越多，通过膜的药物越多。

（2）水溶性扩散

水溶性小分子药物借助流体静压或渗透压随体液通过细胞膜的水通道，为被动转运方式。如体内大多数细胞，如肠黏膜、泌尿道上皮细胞的细胞膜孔道直径约 4～8 Å（1 Å = $10^{-10}$ m），仅仅如水、尿素等分子量小于 100～150 Da 的小分子水溶性物质能通过。而大多数毛细血管上皮细胞间的孔隙较大，其直径直径可达 40 Å 以上，约 60～120 Å，分子量 20 000～30 000 Da 的药物也能通过，所以绝大多数药物可经毛细血管上皮细胞间的孔隙滤过。

（3）载体转运

药物必须与载体（细胞膜上的蛋白）结合才能通过细胞膜。载体转运的特点：①对转运物质有选择性。②因药物必须与数量有限的载体结合才能通过细胞膜，故具有饱和性。③结构相似的药物或内源性物质可竞争同一载体而具有竞争性（competition），并可发生竞争性抑制（competitive inhibition）。主要分为主动转运和易化扩散。主动转运需依赖细胞膜内特异性载体转运，需要耗能，逆浓度梯度，耗能，选择性，饱和性，竞争性。而易化扩散同样需要特异性载体，但是其顺浓度梯度，不耗能，是一种被动转运过程。

除上述因素外，影响药物通透细胞膜的因素还包括：药物的解离度和溶液的酸碱度；药物浓度差以及细胞膜的通透性、面积和厚度；血流量：血流量的改变影响细胞膜两侧浓度差；细胞膜转运蛋白的量和功能。

#### 8.1.1.2 药物的吸收

自用药部位进入血液循环的过程称为吸收。其包括消化道给药、注射给药、呼吸道吸入给药和局部用药。

（1）消化道给药

大多数药物在胃肠道内是以简单扩散方式被吸收的。吸收部位主要在小肠，给药的方式有：①口服给药，影响药物吸收与药物的性质以及个体的生理状况存在很大的关系，若药物停留时间长，绒毛吸收面积大，毛细血管壁孔隙大，血流丰富，肠道的 pH5.0～8.0 时，对药物解离影响小，都有助于药物的吸收。通常消化系统各部位的吸收面积为：口腔 0.5～1.0 $m^2$，直肠 0.02 $m^2$，胃 0.1～0.2 $m^2$，小肠 100 $m^2$，大肠 0.04～0.07 $m^2$。吸收的主要部位是小肠。此外，从胃肠道吸收入门静脉系统的药物在到达全身血循环前必先通过肝脏，如果肝脏对其代谢能力很强，或由胆汁排泄的量大，则使进入全身血循环内的有效药物量明显减少，这种作用称为“首过消除”。有些药物在被吸收进入肠壁细胞内而被代谢一部分也存在首过消除现象。②舌下给药与直肠给药，舌下及直肠给药在一定程度上可避免首过消除现象，吸收也较迅速。舌下给药可通过血流丰富的颊黏膜吸收，可直接进入全身循环。直肠中下段的毛细血管血液流入下痔静脉和中痔静脉，然后进入下腔静脉，其间不经过肝脏，也避免了首过消除的发生。

（2）注射给药

通过注射的方式将药物直接注入肌肉或血管。分为肌肉注射、皮下注射、动脉内和鞘内注射给药。其通过被动扩散＋过滤，吸收快而全。特别是毛细血管壁孔隙直径 40 Å 以上时，大多水溶性药可滤过。

（3）呼吸道吸入给药

气体和挥发性药物（全麻药）直接进入肺泡，吸收迅速。影响吸收的因素主要与肺泡的表面积与血流相关。肺泡表面积大（100～200 $m^2$），吸收快。血流量大（肺毛细血管面积约 80 $m^2$），同样吸收快。

（4）局部给药

经皮给药，脂溶性药物可通过皮肤进入血液。

#### 8.1.1.3 药物的分布

药物一旦被吸收进入血循环内，便可能分布到机体的各个部位和组织。药物吸收后从血循环到达机体各个部位和组织的过程称为分布。影响药物分布的因素主要有以下几大类。

（1）药物的脂溶性

大多数药物在血浆中均可与血浆蛋白不同程度地结合而形成结合型药物，它与未结合的游离型药物同时存在于血液中，并以一定百分数的结合率而达到平衡。

（2）器官血流量

吸收的药物通过循环迅速向全身组织输送，首先向血流量大的器官分布，然后向血流量小的组织转移，这种现象称为再分布，如静脉注射硫喷妥先在血流量大的脑中发挥麻醉效应，然后由于其脂溶性高又向血流量少的脂肪等组织转移，效应很快消失。

（3）组织细胞结合

药物与组织细胞结合是由于药物与某些组织细胞成分具有特殊的亲和力，使这些组织中的药物浓度高于血浆游离药物浓度，使药物的分布具有一定的选择性。

（4）体液的 pH 及药物的解离度

药物的解离度（$pK_a$）及体液 pH 是决定药物分布的另一因素，细胞内液 pH（约为 7.0）略低于细胞外液（约 7.4），弱碱性药物在细胞内浓度略高，弱酸性药物在细胞外液浓度略高。因此，根据这一原理，弱酸性药物苯巴比妥中毒时用碳酸氢钠碱化血液及尿液可使脑细胞中药物向血浆转移并加速自尿排泄，是重要救治措施之一。

（5）体内屏障

生物个体在进化的过程中，在生理结构上存在着控制物质出入组织与细胞的特殊结构与调节机制。主要三种包括的血脑屏障、胎盘屏障和血眼屏障。①血脑屏障：脑组织内的毛细血管内皮细胞紧密相联，内皮细胞间无间隙，且毛细血管外表面几乎均为星形胶质细胞包围，这种特殊结构构成血浆和脑脊液之间的屏障。大分子、脂溶度低、水溶性或解离型及与血浆蛋白结合的药物不能通过。存在特殊转运载体时，一些大分子可以通过，如葡萄糖等。脂溶度高中枢作用的药物也可以通过。此外，在炎症发生时，该血脑屏障的调节作用减弱，通透性增强。②胎盘屏障：是胎盘绒毛与子宫血窦间的屏障，是母亲与胎儿间交换营养成分与代谢废物的需要，其通透性与一般毛细管无显著差别，几乎所有药物都能穿透胎盘屏障进入胎儿体内。因此，在妊娠期间应禁用对胎儿发育有影响的药物。③血眼屏障：吸收入血的药物在房水、晶状体和玻璃体等组织的浓度远低于血液。这也是眼科用药多以局部用药为主的原因。

### 8.1.2　药物的代谢与排泄

药物作为外来活性物质，机体要动员各种机制促其自体内消除。能大量吸收进入体内的药物多是极性低的脂溶性药物，在排泄过程中易被再吸收，不易消除。体内药物主要经生物转化，并转化为极性高的水溶性代谢物而利于排出体外。生物转化与排泄统称为消除。代谢与消除主要在肝脏，其他如胃肠、肺、皮肤、肾。可以分Ⅰ相和Ⅱ相两步反应。其中，Ⅰ相反应通过氧化、还原、水解引入或脱去基团（-OH、$-CH_3$、$-NH_2$、-SH）改变药物的极性。在Ⅱ相反应中，内源性葡萄糖苷酸、硫酸、醋酸等与药物或Ⅰ相反应的代谢物结合生成极性很高的代谢产物。

#### 8.1.2.1 药物的氧化代谢

细胞色素 P450（cytochrome P450，或简称 CYP）是一类亚铁血红素-硫醇盐蛋白的超家族，参与内源性物质和包括药物、环境化合物在内的外源性物质的代谢。诱导细胞色素 P450 酶活性的的底物，可以加快药物的代谢速率，因而药理作用和毒性反应增强或减弱。此外，还存在一些药物可抑制肝微粒体酶的活性，导致同时应用的一些药物代谢减慢。这类抑制物和药物代谢酶结合，竞争性抑制其他底物的代谢。

#### 8.1.2.2 药物的排泄

经过细胞代谢的药物主要通过肾脏排泄，其次消化道、肺、皮肤、唾液、乳汁等也是药物排泄的途径。

（1）肾脏排泄

①肾小球滤过：取决于肾小球滤过率及药物分子量。②肾小管重吸收：取决于药物的性质及尿液的 pH，当尿液酸性增高时，碱性药物解离程度随之增高，重吸收减少，酸性药物则相反。而尿液碱性增高时，酸性药物解离程度随之增高，重吸收减少，碱性药物相反。③肾小管分泌：近曲小管细胞能以主动转运方式将药物自血浆分泌入肾小管内。同类药物之间存在竞争性抑制。如青霉素与丙磺舒之间竞争性抑制。

（2）消化道排泄

①药物可通过胃肠道壁脂质膜自血浆内以简单扩散方式排入胃肠腔内，位于肠上皮细胞膜上的P-糖蛋白也可直接将药物及其代谢产物从血液内分泌排入肠道。②肠肝循环：被分泌到胆汁内的药物及其代谢产物经由胆道及胆总管进入肠腔，然后随粪便排泄出去，经胆汁排入肠腔的药物部分可再经小肠上皮细胞吸收经肝脏进入血液循环，这种肝脏、胆汁、小肠间的循环称肠肝循环。

（3）其他排泄途径

经肺、乳汁、汗腺和泪液及唾液腺等途径排泄。

## 8.2 药物动力学示踪的原理和类型

房室模型又称隔室模型。房室模型是用来对实验资料进行动力学处理的假设条件，用来描述药物在体内空间处置状态的抽象概念。根据药物的体内过程和速率差异，将机体划分为若干“房室”，可分为一室模型、二室模型以及多室模型。其中，一室模型、二室模型较为常见。

## 8.2.1 药物的动力学模型

### 8.2.1.1 一室模型

外源性示踪药物进入机体后，体内药物瞬时在各部位达到平衡，即给药后血液中依度和全身各组织器官部位浓度迅即达到平衡。然后通过生物转化或代谢而消除。这样可将整个机体视为药物转运动态平衡的 “均一单元”即一室模型。一室模型药物的血药浓度基本能够反映出各个组织、器官的药物浓度。以血药浓度的对数（即 Log $C$）对时间（$t$）在笛卡尔坐标系上做图，可以得到一条直线，这种假设简单，容易理解。但多数情况下，与药物在体内的实际情况不大相符。

### 8.2.1.2 二室模型

如果药物进入机体以后，只能很快地分布到机体的某些部位，但很难 较快的进入另一些部位，药物要完成向这些部位转运。需要有一段时间。这时，从速度论的观点，将机体划分为药物分布均匀程度不同的两个“独立系统”，即二室模型。在二室模型中，一股将血液及血流丰富的组织、器官如心、肝、脾、肺、肾等视为一个房室，称为中央室；将血液供应较少，药物分布缓慢的组织、器官如骨骼、脂肪、肌内等视为另一房室，称为周边室，或称外室。在二室模型中，以血药浓度的对数对时同在笛卡尔坐标系上做图不是一条直线，而是由两条斜率不同的直线衔接而成的图形。这种在体内形成中央室与周边室两大房室的药物称为二室模型药物。

二室模型在示踪药物动力学分析中应用广泛，大多数药物在体内的转运和分布符合二室模型。其计算公式为：

$$C_{\mathrm{t}} = A\mathrm{e}^{-\alpha t} + B\mathrm{e}^{\beta t} \tag{8-1}$$

式中，$C_{\mathrm{t}}$——$t$ 时血浆药物浓度；

$\alpha$——分布速率常数；

$B$——$\beta$ 相外延至纵轴的截距；

$A$——实测浓度和 $\beta$ 相各相应 $t$ 时浓度之差形成的直线在纵轴上的截距；

$e$——自然对数之底，2.718。

综上所述，所谓房室的概念将身体视为一系统，按动力学特点分若干房室，即从药物的分布速度与完成分布所需的时间来划分的，而不是从生理解剖部位上划分。因此房室一般不具有解剖学上的实体意义，只要转运速率相同的部位均视为同一房室。药物可进、出房室，是一个开放性房室系统。通常有两种开放性模型，即开放性一室模型和开放性二室模型。

### 8.2.2 药物消除动力学

药物通过各种不同选径进入体内，在不同时间内药物量或血药浓度始终在不停地发生变化。必然涉及到速率过程，在动力学研究中。通常将药物体内转运速率过程分为三种类型。

#### 8.2.2.1 一级速率过程

所谓一级速率过程是指药物在体内某部位的转运速率与该部位药 药物量或血药浓度的一次方成正比，即一级转运速率或称一级动力学。通常药物在常用剂量时，其体内的吸收、分布、生物转化及排泄过程。多具有或近似一级动力学过程。药物浓度对时间曲线在常规坐标图上作图时呈曲线，在半对数坐标图上则为直线，呈指数衰减，故一级动力学过程也称为线性动力学过程。

$$\frac{\mathrm{d}x}{\mathrm{d}t}=-K_{\mathrm{e}}^{X} \tag{8-2}$$

式中，$\frac{\mathrm{d}x}{\mathrm{d}t}$——体内药物变化率，即消除速率；

$X$——体内药物量；

$K_{\mathrm{e}}$——一级消除速度常数；

“–”——体内药物量不断减少。

#### 8.2.2.2 零级速率过程

零级速率过程是指药物转运速率在任何时间都是恒定的，与浓度无关，即不论血浆药物浓度高低，单位时间内消除的药物量不变。药物浓度对时间曲线在半对数坐标图上为曲线，故也称为非线性动力学过程。药物在体内的消除能力达到饱和。

例如，一室模型静脉滴注结药，滴注过程即属零级速率过程，也称零级动力学过程。用公式表示为：

$$dX/dt = K_0 - K_e X \tag{8-3}$$

式中，$K_0$——零级速度常数，随着时间的延长，体内的药物量增多，所以 $K_0$ 前面的符号“ + ”可以省略；

$K_e$——一级清除速率常数，随着时间的延长，药物从体内不断消除，所以 $K_e$ 前面的符号为“–”；

$dX/dt$——体内药物的变化率、静脉滴注给药时，体内药物的变化率包括滴入体内与从体内消除的两个过程的代数和；

$X$——体内的药物量。

#### 8.2.2.3 受酶活性限制的速率过程

也称米氏动力学过程，或称非线性动力学过程。某些药物的生物转化、肾小管排泄、胆汁分泌等均涉及到酶或载体的影响。当药物浓度较高时，是一个零级动力学过程，当药物浓度降到一定程度时，则变为一级动力学过程。其原因主要包括以下两个方面：其一是药物降解的酶被饱和；其二是与主动转运有关的选择性膜载体被饱和。例如阿司匹林、地高辛、乙醇、水扬酸盐、肝素、硫喷要钠等药物的体内过程即属非线性动力学过程。该过程的数学关系式通常用米氏方程式表示为：

$$-\frac{dc}{dt} = \frac{V_m \cdot C}{K_m + C} \tag{8-4}$$

式中，$-\frac{dc}{dt}$——体内药物的下降速度；

$V_m$——该过程的最大速率；

$K_m$——米氏常数；

$C$——$t$ 时间的药物浓度。

#### 8.2.2.4 血浆半衰期

血浆半衰期（$t_{1/2}$）是指血浆药物浓度降低一半所需要的时间、半衰期是衡量一种药物从血浆消除速度的参效。一般来说，代谢快、排泄快的药物，其 $t_{1/2}$ 短；反之，代谢慢、排泄慢的药物，其 $t_{1/2}$ 长。药物的 $t_{1/2}$ 在临床给药方案设计中具有重要的意义。

（1）按一级动力学消除的药物的 $t_{1/2}$ 计算：$t_{1/2}=0.693/K_e$。$t_{1/2}$ 与浓度无关，为恒定值。

（2）按零级动力学消除的药物的 $t_{1/2}$ 计算：$t_{1/2}=0.5\times C_0/K_e$。药物达一定浓度，机体消除能力达最大后的消除动力学。因消除能力饱和，单位时间消除药量不变，$t_{1/2}$ 与药物浓度初始浓度成正比，给药剂量越大，$t_{1/2}$ 越长。

#### 8.2.2.5 表观分布容积

表观分布容积（*Vd*）是指给药剂量或体内药量与血药浓度间相互关系的一个比例数。*Vd* 的单位通常以 L/kg 或 mL/kg 表示：

$$Vd(\mathrm{L/kg})=\frac{X_0}{C_0} \tag{8-5}$$

式中，$X_0$——静脉注射剂量（mg/kg）；

$C_0$——初始血清浓度（mg/L）。

*Vd* 不具有直接的生理意义，在多数情况下不涉及真正的容积。其数值大小能够表示出该药物的特性。一般水溶性或极性大的药物，不易进入细胞内或脂肪组织，血药浓度较高，*Vd* 较小，亲脂性药物，通常血药浓度较低，*Vd* 较大，有时可超过体液总量。因此，*Vd* 通常反映药物在组织器官中分布情况的大体概念，是一个药物的特征参数。其意义在于，根据药物的分布容积，可以计算产生期望浓度所需要给予的药物剂量；还可以根据分布容积的大小，可估算药物的分布范围。

#### 8.2.2.6 稳态血药浓度

若按一定剂量、一定给药周期多次给药以后，体内血药浓度逐渐达到稳定状态，此时的血药浓度即稳态血药浓度。如果药物能够完全吸收，给药周期等于 $t_{1/2}$ 时，理论上 6 个 $t_{1/2}$ 可达到稳态浓度（Css）。

#### 8.2.2.7 清除率（CL）

对整体动物，药物清除率是指单位时间内能够将多少升血中某药全部清除干净，或单位时间内从体内清除的药物 *Vd* 数，单位用 l/h 表示，也按体重计算，即 l/kg • h 比较准确。清除率的计算方法通常用下式计算：

（1）一室模型：用公式

$$\mathrm{CL}=K_e\cdot Vd \tag{8-6}$$

式中，CL——清除率；

$K_e$——一级消除速度常数；

$Vd$——一室模型药物的 $Vd$。

（2）二室模型：用公式

$$CL = \beta \cdot V_\beta \tag{8-7}$$

式中，$\beta$——二室模型药物消除相混杂参数；

$V_\beta$——二室模型药物的表观分布容积。

（3）一室模型与二室模型通用：

$$CL = \frac{X_0}{AUC} \tag{8-8}$$

式中，$X_0$——静脉注射给药剂量；

AUC——曲线下面积。

#### 8.2.2.8 生物利用度（F）

生物利用度是指服用药剂后，药物制剂中主药吸收到达循环的相对数量与相对速速度。

测定制剂的生物利用度时，需要找一个吸收比较完全的剂型作为标准，通常用同一种药物的静脉注射剂作为标准与被测制剂如片型进行对照，计算该制剂的绝对生物利用度。也可用相同剂型质量比较好的制剂作为标准与被测制剂进行对照，计算该制剂的相对生物利用度。

（1）绝对生物利用度（Fa%）：计算公式：

$$Fa\% = \frac{AUC(口服)}{AUC(静脉)}100\% \tag{8-9}$$

（2）相对生物利用度（Fr%）：计算公式：

$$Fr\% = \frac{AUC\ (被测药)}{AUC\ (标准药)}100\% \tag{8-10}$$

描述药物制剂的生物利用度包括三项指标，即 AUC、$C_{max}$、$T_{max}$。

①曲线下面积（AUC）：指血药浓度数据对时间作图，所得曲线下的面积（见图 8-1）。

多剂量给药时的 AUC（$AUC^{0-t}$）计算公式为：

$$AUC^{0-t} = \int_0^t C_0 dt \tag{8-11}$$

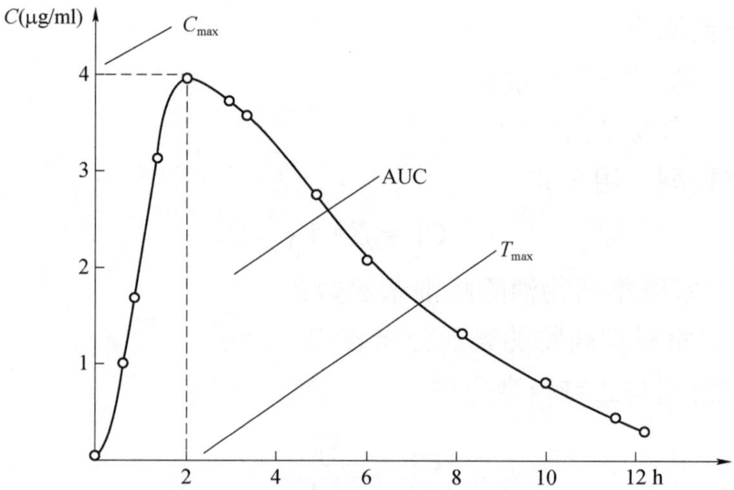


图 8-1　血药浓度对时间曲线面积

单剂量给药时的 AUC（$AUC^{0-\infty}$）计算公式为：

$$AUC^{0-\infty}=\int_0^{\infty}C\mathrm{d}t \tag{8-12}$$

②峰值浓度（$C_{max}$）和稳态浓度（Css）：$C_{max}$ 指结药后能达到的最高血药浓度，也即血药浓度与时间曲线上的高峰浓度值，按全血、血浆或血清计算浓度。$C_{max}$ 的高度除与药物的剂量及吸收百分率有关外，还与吸收速率有关，吸收快的 $C_{max}$ 高，吸收慢的 $C_{max}$ 低，这就是生物利用度的速度因素。$C_{max}$ 一般以 μg/mL 或 mg/L 为单位表示。

一室模型血管外给药峰浓度计算公式为：

$$C_{max}=\frac{FD_0}{Vd}\left(\frac{K_e}{K_a}\right)-\frac{K_e}{K_e-K_a} \tag{8-13}$$

式中，$F$——生物利用度；

$D_0$——口服给药剂量；

$K_a$——一级动力学吸收常数；

$K_e$——一级动力学消除常数。

二室模型血管外给药峰浓度计算公式为：

$$C_{max}=L\cdot e^{-a_{max}}-M\cdot e^{-\beta T_{max}}-(L-M)e^{-K_aT_{max}} \tag{8-14}$$

式中，$a$——二室模型分布相混杂参数；

$\beta$——二室模型药物消除相混杂参数；

$L$、$M$——混杂参数。

Css 为连续多次给药的萍浓度。它与给药间隔时间和单位时间内给药量有关。达 Css 时给药浓度（*R*）等于消除速度（*RE*）。即

$$\frac{D}{t}=\overline{\mathrm{Css}}\cdot CL \tag{8-15}$$

式中，Css——平均血液稳态浓度。

$$\overline{\mathrm{Css}}=\frac{D}{CL\cdot t}=\frac{D}{Vd\cdot ke\cdot t} \tag{8-16}$$

③峰值时间（$T_{\max}$）：指血药浓度达到高峰所需的时间，$T_{\max}$ 的计算公式：

$$T_{\max}=\frac{2.303}{K_{\mathrm{a}}-K_{\mathrm{e}}}\cdot \mathrm{Log}\frac{K_{\mathrm{a}}}{K_{\mathrm{e}}} \tag{8-17}$$

### 8.2.3 药物的动力学的类型与要求

药物动力学示踪技术采用核素示踪实验时，首先应备有放射性核素标记的示踪剂和相应的探测仪器。它是取得示踪实验数据的主要手段，示踪实验分为两种类型。即体内示踪实验和体外示踪分析实验。

#### 8.2.3.1 体内示踪实验

体内示踪实验是在整体条件下进行的体内示踪实验。追踪药物在体内的转运过程的动态规律。

（1）实验设计的基本要求：在体内同位素实验应当考虑三个首要问题：①实验的目的性；②实验所具备的条件。③放射性的防护水平。此外，在此基础上，必须是有效的、可重复的测定放射性强度的条件，必须选择一个合适的比活度或放射性浓度。

（2）示踪动力学分析的基本步骤：做好实验前的准备工作，通过文献调研及预实验结果，调整并修改实验设计，以期获得预期结果。

（3）按照实验设计。将放射性核素标记的药物经静脉或口服引入体内。按预定时间，分批收集生物样品（血或尿）。

（4）按照需要对生物样品进行必要的处理，使之成为便于定量检测的样品。

（5）将检测的数据这行校正、换算。获得示踪药物的浓度值。

（6）在笛卡尔坐标系或半对数坐标系上。以浓度为纵坐标，以时间为横坐标。将获得的数据绘制成浓度一时间曲线图。

（7）根据房室模型理论及动力学类型特点对曲线进行分折拟合，判断属于

哪种类型。

（8）根据有关 7 的动力学方程式。求出相应的动力学参数。

（9）对所得结果进行评价，并得到明确的结论。

#### 8.2.3.2 体外示踪分析实验

指在离体条件下过行的体外示踪实验，常用放射免疫分析法和免疫放射分析法 对血药浓度过行精确的定量。具体方法与要求见相关章节。

## 8.3 药物动力学示踪的应用与计算

### 8.3.1 体内示踪实验法示例

#### 8.3.1.1 $^3$H 红古豆醇在动物体内的药物动力学研究

红古豆醇（cuscohygrinol）系红古豆碱（cusc ohygrine）的新衍生物，是从生药唐古特山莨菪（Anisodins tanguicus（Maxim pascher）提取的红古豆碱，经半合成制得。药理研究证明具有较强的中枢镔峥作用及外周抗胆碱作用。华西医科大学与中国科学院原子能研究所采用放射性核素 $^3$H 示踪技术对红古豆醇的体内药物动力学规律进行了研究。

（1）原理：应用放射性核素（$^3$H）标记制成 $^3$H-红古豆醇示踪物。示踪物在机体内的运行、分布、参与机体各种转变和代谢过程均为机体内在的生理、生化特征所决定，遵从机体自身循环代谢的规律。将 $^3$H-红古豆醇经静脉或肌内注射引入体内，按预定时间分批收集生物样品进行捡测定量，将检测数据进行校正、换算，获得示踪物的浓度，然进行动力学分析，求出药物动力学参数。

（2）二室模型、一级速率过程、单次静脉注射标记药物后，中央室的药物浓度（$C_1$）与时间（$t$）的函数关系用动力学公式表示为：

$$C_1=\frac{X_0(\alpha-K_{21})}{Vd_1(\alpha-\beta)}\bullet \mathrm{e}^{-\alpha t}+\frac{X_0(K_{21}-\beta)}{Vd_1(\alpha-\beta)}\bullet \mathrm{e}^{-\beta t} \qquad (8\text{-}18)$$

式中，$X_0$——静脉注射给药剂量；

$Vd_1$——中央室 $Vd$；

$\alpha$——分布相混杂参数；

$\beta$——消除相混杂参数；

$K_{21}$——药物从周边室向中央室转运一级速率常数；

$C_1$——中央室药物浓度；

$t$——时间。

式（8-18）中，设

$$A=\frac{X_0(\alpha-K_{21})}{Vd_1(\alpha-\beta)} \tag{8-19}$$

$$B=\frac{X_0(K_{21}-\beta)}{Vd_1(\alpha-\beta)} \tag{8-20}$$

将式（8-19）和式（8-20）带入式（8-18），得到式（8-1）

$$C_1=Ae^{-\alpha t}+Be^{-\beta t} \tag{8-1}$$

此外，$\alpha$、$\beta$、$A$、$B$ 又成为混杂参数，它们是由模型参数（$K_{12}$；$K_{21}$；$K_{10}$）构成，$\alpha$ 和 $\beta$ 可分别用下式表示：

$$\alpha=\frac{(K_{12}+K_{21}+K_{10})+\sqrt{(K_{12}+K_{21}+K_{10})^2-4K_{21}\cdot K_{10}}}{2} \tag{8-21}$$

$$\beta=\frac{(K_{12}+K_{21}+K_{10})-\sqrt{(K_{12}+K_{21}+K_{10})^2-4K_{21}\cdot K_{10}}}{2} \tag{8-22}$$

混杂参数 $\alpha$ 和 $\beta$ 与模型参数（$K_{12}$，$K_{21}$，$K_{10}$）之间符合如下两个关系式：

$$\alpha+\beta=(K_{12}+K_{21}+K_{10}) \tag{8-23}$$

$$\alpha\cdot\beta=K_{21}\cdot K_{10} \tag{8-24}$$

式中，$K_{12}$——药物从中央室向周边室转运一级速度常数；

$K_{10}$——药物从中央室消除的一级速度常效。

对于式（8-1），它是一个二项指数函数，应用残数法即可求出 $A$、$B$、$\alpha$ 和 $\beta$，将式（8-1）以 $\log C_1$ 对时间 $t$ 做图，将得到一条二项指数曲线（见图 8-2）。

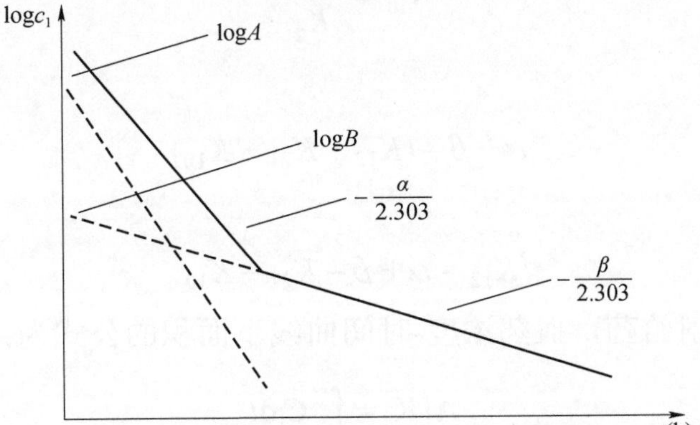


图 8-2　二室模型静脉给药 $C$ 对 $t$ 曲线图

根据残数法求得$\alpha$和$\beta$,则药物体内分布半衰期($t_{1/2}\alpha$)和消除半衰期($t_{1/2}\beta$)分别按下式求算:

$$t_{\frac{1}{2}}(\alpha)=\frac{0.693}{\alpha} \tag{8-25}$$

$$t_{\frac{1}{2}}(\beta)=\frac{0.693}{\beta} \tag{8-26}$$

根据式(8-1),当$t=0$时,则

$$e^{-\alpha t}=1 \quad e^{\beta t}=1,\ C_1=C_0,\ 则\ C_0=A+B \tag{8-27}$$

式中,$C_0$——中央室初始药物浓度。

中央室$Vd_1$为:

$$Vd_1=\frac{X_0}{C_0}=\frac{X_0}{A+B} \tag{8-28}$$

式中,$X_0$——静脉注射给药剂量。

$$B=\frac{X_0(K_{21}-\beta)}{Vd_1(\alpha-\beta)} \tag{8-20}$$

将式(8-28)代入上式,展开整理得到式(8-29)、式(8-30)、式(8-31):

$$K_{21}=\frac{A\beta+B\alpha}{A+B} \tag{8-29}$$

因为

$$\alpha\cdot\beta=K_{21}\cdot K_{10} \tag{8-24}$$

所以,

$$K_{10}=\frac{\alpha\cdot\beta}{K_{21}} \tag{8-30}$$

因为

$$\alpha+\beta=(K_{12}+K_{21}+K_{10}) \tag{8-23}$$

所以,

$$K_{12}=\alpha+\beta-K_{21}-K_{10} \tag{8-31}$$

二室模型静脉注射给药,血药浓度-时间曲线下面积的公式为:

$$\mathrm{AUC}=\int_0^{\infty}C_1\mathrm{d}t \tag{8-32}$$

将式（8-1）代入式（8-32），得

$$\text{AUC}=\int_0^{\infty}(A\bullet \text{e}^{-\alpha t}+B\bullet \text{e}^{-\beta t})\text{d}t \tag{8-33}$$

将上式积分，得

$$\text{AUC}=\frac{A}{\alpha}-\frac{B}{\beta} \tag{8-34}$$

清除率（CL）的计算公式：

$$\text{CL}=\beta\bullet Vd \tag{8-35}$$

$$\text{CL}=\frac{X_0}{\text{AUC}} \tag{8-36}$$

式中，$Vd$——二室模型总 $Vd$。

$$Vd=Vd_1+Vd_2 \tag{8-37}$$

$$Vd_1=\frac{X_0}{C_0}=\frac{X_0}{A+B} \tag{8-28}$$

式中，$Vd_1$——中央室 $Vd$；

$Vd_2$——周边室 $Vd$。

（3）二室模型、一级速率过程、单次肌肉注射给药，中央室药物浓度 $C_1$ 与时间的函数关系，其与静脉注射给药不同，多一个吸收的过程。

$$\begin{aligned}C_1=&\frac{K_\text{a}FD_0(K_{21}-K_\text{a})}{Vd_1(\alpha-K_\alpha)(\beta-K_\text{a})}\bullet \text{e}^{-K\alpha t}+\frac{K_\text{a}FD_0(K_{21}-\alpha)}{Vd_1(K_\alpha-\alpha)(\beta-\alpha)}\bullet \text{e}^{-\alpha t}\\&+\frac{K_\text{a}FD_0(K_{21}-\beta)}{Vd_1(K_\alpha-\beta)(\alpha-\beta)}\bullet \text{e}^{-\beta t}\end{aligned} \tag{8-38}$$

式中，$K_\text{a}$——一级动力学吸收常数；

$F$——吸收分数；

$D_0$——肌内注射给药剂量；

$Vd_1$——中央室；

$K_{21}$——药物从周边室向中央室转运一级速率常数；

$\alpha$——二室模型分布相混杂参数；

$\beta$——二室模型药物消除相混杂参数。

在式（8-38）中，为了讨论分析方便将其改写成如下形式：

$$C_1=N\bullet \text{e}^{-K\alpha t}+L\bullet \text{e}^{-\alpha t}+M\bullet \text{e}^{-\beta t} \tag{8-39}$$

式中：

$$N=\frac{K_aFD_0(K_{21}-K_a)}{Vd_1(\alpha-K_\alpha)(\beta-K_a)} \quad (8\text{-}40)$$

$$L=\frac{K_aFD_0(K_{21}-\alpha)}{Vd_1(K_\alpha-\alpha)(\beta-\alpha)} \quad (8\text{-}41)$$

$$M=\frac{K_aFD_0(K_{21}-\beta)}{Vd_1(K_\alpha-\beta)(\alpha-\beta)} \quad (8\text{-}42)$$

$$N=-(L+M)$$

可以看出，在二室模型中，肌内注射给药，中央室药物浓度与时间的函效关系是一个三项指数函数，可以采用残数法求出基本参效（$N$，$L$，$M$，$K_a$，$\alpha$，$\beta$）。

因为血管外途径给药(肌内注射)。中央室的药物浓度变化受吸收速度($K_a$)，体内分布速度（$\alpha$）和消除速度（$\beta$）的形响。通常假设 $K_a>\alpha>\beta$，当 $t$ 充分大时，$e^{-Kat}$ 和 $e^{-\alpha t}$ 趋近于零，而 $e^{-\beta t}$ 尚保留一定数值，则式（8-39）可简化为：

$$C_1=M\cdot e^{\beta t} \quad (8\text{-}43)$$

$$\log C_1=\frac{\beta}{2.303}t+\log M \quad (8\text{-}44)$$

根据式（8-44)，以 $\log C$ 对 $t$ 图。可得一条直线，由直线斜率可求出消除相混杂参数$\beta$；由截距求出混杂参数 $M$。

将式（8-39）作移项运算，得

$$C_1-M\cdot e^{-\beta t}=N\cdot e^{-K\alpha t}+L\cdot e^{-\alpha t} \quad (8\text{-}45)$$

设 $Cr_1=C_1-M\cdot e^{\beta t}$ 代入上式得

$$Cr_1=N\cdot e^{-K\alpha t}+L\cdot e^{-\alpha t} \quad (8\text{-}46)$$

式中，$Cr_1$——第 1 残数浓度值。$Cr_1$ 等于实测浓度 $C_1$ 减去外推浓度值 $M\cdot e^{\beta t}$。设定 $K_a>a$，当 $t$ 充分大时，则式（8-46）可简化为：

$$Cr_1=L\cdot e^{-\alpha t} \quad (8\text{-}47)$$

将式（8-47）取对数得：

$$\log Cr_1=-\frac{\alpha}{2.303}t+\log L \quad (8\text{-}48)$$

根据式(8-48)，以 $\log Cr_1$ 对 $t$ 图。得第一残数曲线。该残数曲线的尾端为直线。由该直线斜率可求出消除相混杂参数$\alpha$；由截距求出混杂参数 $L$。

将式（8-46）作移项运算，得

$$Cr_1 - L \cdot e^{-\alpha t} = N \cdot e^{-K\alpha t} \tag{8-49}$$

设 $Cr_2 = Cr_1 - L \cdot e^{\alpha t}$ 代入上式，得

$$Cr_2 = N \cdot e^{-k\alpha t} \tag{8-50}$$

将式（8-50）取对数得：

$$\log Cr_2 = \frac{-k_\alpha}{2.303} t + \log N \tag{8-51}$$

式中，$Cr_2$ 为第二残数浓度值，（第一残数曲线外推线上的浓度值减去相应的残数浓度值）。根据式（8-51），以 $\log Cr_2$ 对 $t$ 做图，可得到一条直线，由该直线斜率可求出 $K_a$，由截距求出混杂参数 $N$。

将式（8-41）除以式（8-42）得

$$\frac{L}{M} = \frac{(\alpha - K_{21})(K_\alpha - \beta)}{(K_{\alpha-})(K_{21} - \beta)} \tag{8-52}$$

将上式整理，得

$$K_{21} = \frac{L \cdot \beta(K_\alpha - \alpha) + M \cdot \alpha(K_\alpha - \beta)}{L \cdot (K_\alpha - \alpha) + M \cdot (K_\alpha - \beta)} \tag{8-53}$$

由式（8-53）得

$$K_{10} = \frac{\alpha \cdot \beta}{K_{21}}$$

由式（8-31）得

$$K_{12} = \alpha + \beta - K_{21} - K_{10}$$

$$Vd_1 = \frac{K_\alpha F D_0 (K_{21-\alpha})}{(K_\alpha - \alpha)(\beta - \alpha) \cdot L} \tag{8-54}$$

吸收相半衰期：

$$t_{\frac{1}{2}}(K_\alpha) = \frac{0.693}{K_\alpha} \tag{8-55}$$

分布相半衰期由式（8-25）得：

$$t_{\frac{1}{2}}(K_\alpha) = \frac{0.693}{K_\alpha}$$

消除相半衰期由式（8-26）得：

$$t_{\frac{1}{2}}(\beta) = \frac{0.693}{\beta}$$

血药浓度一时间曲线下面积由式（8-33）得：

$$\mathrm{AUC}=\int_0^{\infty} C_1 \mathrm{d}t$$

将式（8-39）代入上式积分，得

$$\mathrm{AUC}=\frac{L}{a}+\frac{M}{\beta}+\frac{N}{K_\alpha} \tag{8-56}$$

表观分布容积：

$$Vd=\frac{\mathrm{FD}_0}{\beta \cdot \mathrm{AUC}} \tag{8-57}$$

达峰时（抛物线法）：

$$T_{\max}=\frac{-q}{2R} \tag{8-58}$$

式中，$R$——抛物线方程的二次项系数；

$q$——一次项系数。

峰值浓度：

$$C_{\max}=L \cdot \mathrm{e}^{-\alpha T_{\max}}+M \cdot \mathrm{e}^{-\beta T_{\max}}+N \cdot \mathrm{e}^{-K_\alpha T_{\max}} \tag{8-59}$$

#### 8.3.1.2 实验材料

（1）药物：红古豆醇用改良的 Wilz Bach 氚气曝射法，制成氚标记红古豆醇。标记药物的比放射性为 17.8 mci/g，放化纯度大于 90%，薄层层析显色斑点与红古豆醇的纯品一致。

（2）实验用药液配制：（$^3$H）红古豆醇挥发干其中甲醇溶媒后，加生理盐水配成 60 μci/3.4 mg.ml 的浓度供实验用。

（3）实验用动物：昆明种小白鼠，18～22 g，SD 大白鼠 200～230 g，实验时自由进食和饮水。

#### 8.3.1.3 实验方法

（1）血药浓度测定

①静脉注射法：小鼠 48 只，分为 12 个时间组，每组 4 只，按 0.3 mL/20 g（$^3$H）红古豆醇尾静脉注射。给药后立即按 5 min、10 min、15 min、25 min、45 min、1 h、1.5 h、2 h、3 h、4 h、6 h 分别断头取血 0.1 mL 于试管内，备测。

②肌内注射：小鼠 52 只，分为 13 个时间组，每组 4 只，按 0.3 mL/20 g（$^3$H）

红古豆醇肌内注射，给药后 10 min、20 min、30 min、45 min、1 h、2 h、2.5 h、3 h、4 h、6 h、8 h、24 h 分别断头取血 0.1 mL 于试管内，备测。

（2）组织分布实验：小鼠 2 只，分为 6 个时间组，每组 4 只，按（$^3$H）红古豆醇尾静脉肌内注射给药后 0.5 h、1 h、2 h、3 h、5 h、12 h 分别处死一组小鼠，每只小鼠刮取脑、心、肝、脾、肺、肾、肠、肌内组织，用生理盐水漂洗除去残留血液及空腔脏器内容物。各组织均取 50 mg 于试管内制备待测样品。

（3）尿排泄实验：大白鼠 5 只，体重 200～230 g，按 40 μci/100 g 给（$^3$H）红古豆醇肌肉注射，给药后太鼠饲养在代谢笼内，自主进食、饮水。分段收集给药后 0～3 h、3～6 h、6～9 h、9～12 h、12～24 h、24～36 h、36～48 h、48～60 h、60～72 h 尿液，并计尿量，将各时间尿经适当稀释后，取 0.1 mL 于闪烁杯中制样，测定其放射性含量。

（4）样品制备及放射性测定：在盛有标本的试管内加入 85%甲醇 0.4 mL，3%过氧过氢 0.4 mL 及正辛醇 1 滴，在（75±5）℃水浴中消化 45 分钟，冷却后抽取 0.2 mL 于闪烁杯中加入 7 mL 二甲苯闪烁液（含 0.8%二苯基日噁唑，3%乙二醇乙醚。0.05%POPOP）摇匀后，静置，用双道液体闪烁仪测量，对各实验样品进行 dpm 测定。

#### 8.3.1.4 结果以及数据处理

（1）小鼠静脉注射组：各实验动物于不同时间测得血药浓度见表 8-1。

表 8-1 （$^3$H）红古豆醇静脉注射后血药浓度

| $t$/h | $C_1$/（dpm/0.02 mL） |
|---|---|
| 0.083 | 6 549.2 |
| 0.167 | 4 068.0 |
| 0.25 | 2 842.3 |
| 0.417 | 1 903.9 |
| 0.75 | 1 566.3 |
| 1 | 1 508.1 |
| 1.5 | 1 425.3 |
| 2 | 1 349.0 |
| 3 | 1 208.5 |
| 4 | 1 082.6 |
| 6 | 868.8 |

以 $\log C_1$ 对 $t$ 做图，如图 8-3 所示。

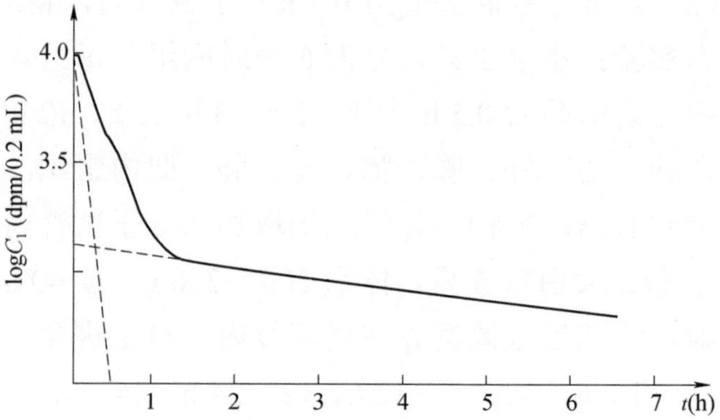


图 8-3 （$^3$H）红古豆醇静脉注射后 $\log C_1$ 对 $t$ 的曲线图

从图 8-3 中可以看出。（$^3$H）红古豆醇静脉注射给药，符合二室模型特征，用残数法求得 $A$ 为 9 782.3 dpm/0.02 mL：$a$ 为 8.37 h$^{-1}$，$B$ 为 1 681 dpm/0.02 mL，$\beta$ 为 0.11 h$^{-}$，根据式（8-25）和式（1-26），求得

$$t_{\frac{1}{2}\alpha}=\frac{0.693}{8.37}=0.083(\text{h})$$

$$t_{\frac{1}{2}\beta}=\frac{0.693}{0.11}=6.3(\text{h})$$

根据式（8-53）和式（1-26），求得

$$K_{21}=\frac{9\ 782.3\times0.11-1\ 681\times8.37}{9\ 782.3+1\ 681}=1.32(\text{h}^{-1})$$

$$K_{10}=\frac{8.37\times0.11}{1.32}=0.7(\text{h}^{-1})$$

$$K_{12}=8.37+0.11-1.32=6.46(\text{h}^{-1})$$

根据式（8-56），求得

$$\text{AUC}=\frac{9\ 782.3}{8.37}+\frac{1\ 681}{0.11}=16\ 450.55(\text{dpm/0.02 mL})\cdot\text{h}$$

小鼠静脉注射（$^3$H）红古豆醇药物动力学参数见表 8-2。

**表 8-2 小鼠静脉注射（$^3$H）红古豆醇药物动力学参数**

| | 单位 | $\bar{X}\pm S_{\bar{x}}$ |
|---|---|---|
| $A$ | dpm/0.02 mL | 9 782.3±2 474 |

续表

| | 单位 | $\bar{X} \pm S_{\bar{x}}$ |
|---|---|---|
| $\alpha$ | $h^{-1}$ | 8.37±3.03 |
| $B$ | dpm/0.02 mL | 1 681±173.5 |
| $\beta$ | $h^{-1}$ | 0.11±0.04 |
| $K_{12}$ | $h^{-1}$ | 6.5±2.7 |
| $K_{21}$ | $h^{-1}$ | 1.32±0.24 |
| $K_{10}$ | $h^{-1}$ | 0.70±0.24 |
| $T_{1/2(\alpha)}$ | h | 0.083±0.03 |
| $T_{1/2(\beta)}$ | h | 6.31±1.94 |
| $T_{1/2}(K_{10})$ | h | 0.99±0.34 |
| AUC | （dpm/0.02 mL）×h | 16 450.55 |

（2）小鼠肌肉注射组：各实验动物于不同时间测得血药浓度见表 8-3。

**表 8-3 小鼠静脉注射（$^3$H）红古豆醇肌内注射后血药浓度**

| $t$/h | $C_1$/（dpm/0.02 mL） |
|---|---|
| 0.167 | 5 106.4 |
| 0.333 | 6 756.9 |
| 0.5 | 6 877.8 |
| 0.75 | 6 055.6 |
| 1.0 | 5 050.6 |
| 1.5 | 3 597.6 |
| 2.0 | 2 840.2 |
| 2.5 | 2 441.7 |
| 3.0 | 2 201.0 |
| 4.0 | 1 889.6 |
| 6.0 | 1 456.0 |
| 8.0 | 1 127.7 |
| 24.0 | 146.2 |

以 $\log C_1$ 对 $t$ 做图，如图 8-4 所示。

从图 8-3 中可以看出，（$^3$H）红古豆醇肌肉注射给药，也符合二室模型特征。与静脉给药不同的是增加了一个吸收过程，用残数法分别求得：$N$ 为（20 565±7 284）dpm/0.02 mL；$L$ 为（17 433±7 186.2）dpm/0.02 mL，$M$ 为（3 132.3

±116.5）dpm/0.02 mL，$\alpha$为（1.86±0.614）$h^{-1}$，$\beta$为（0.127 7±0.009 8）$h^{-1}$，$k$为（3.891±0.197）$h^{-1}$。

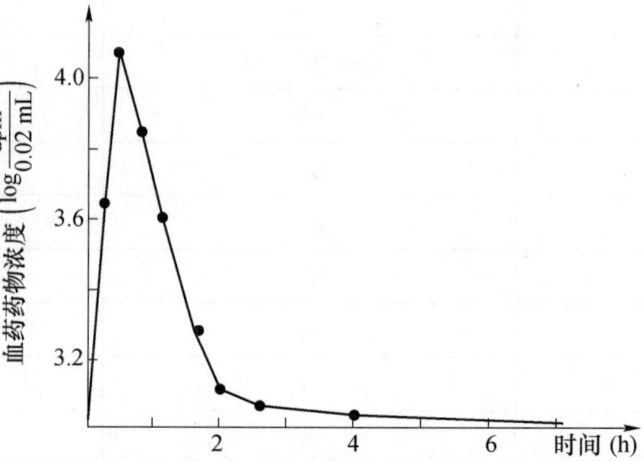


图 8-4 （$^{3}$H）红古豆醇肌肉注射后 $\log C_1$ 对 $t$ 的曲线图

根据式（8-25）、式（8-26）以及公式

$$t_{\frac{1}{2}}(K_\alpha)=\frac{0.693}{K_\alpha}$$

求得

$$t_{\frac{1}{2}(K_\alpha)}=\frac{0.693}{3.891}=0.178(\text{h})$$

$$t_{\frac{1}{2}\alpha}=1.86=0.373(\text{h})$$

$$t_{\frac{1}{2}\beta}=\frac{0.693}{0.127}=5.43(\text{h})$$

根据式（8-30），式（8-31），式（8-58），式（8-59）求得

$$K_{10}=(0.40\pm0.066)\ \text{h}^{-1}$$

$$K_{12}=(0.581\pm0.125\ 7)\ \text{h}^{-1}$$

$$T_{\max}=(0.645\pm0.038)\ \text{h}$$

$$C_{\max}=(6\ 161.25\pm578.6)\ \text{dpm/0.02 mL}$$

小鼠肌肉注射（$^{3}$H）红古豆醇药物动力学参数见表 8-4。

**表 8-4　小鼠肌肉注射（$^{3}$H）红古豆醇药物动力学参数**

| | 单位 | $\bar{X}\pm S_{\bar{x}}$ |
|---|---|---|
| $N$ | dpm/0.02 mL | 20 565±7 284 |

续表

| | 单位 | $\bar{X} \pm S_{\bar{x}}$ |
|---|---|---|
| $L$ | dpm/0.02 mL | 17 433±7 186.2 |
| $\alpha$ | $h^{-1}$ | 1.86±0.614 |
| $M$ | dpm/0.02 mL | 3 132.3±116.5 |
| $\beta$ | $h^{-1}$ | 0.127 7±0.008 98 |
| $K_{12}$ | $h^{-1}$ | 0.581±0.125 7 |
| $K_{10}$ | $h^{-1}$ | 0.40±0.066 |
| $K_a$ | $h^{-1}$ | 3.891±0.197 |
| $T_{1/2(\alpha)}$ | h | 0.373±0.137 |
| $T_{1/2(\beta)}$ | h | 5.43±0.37 |
| $T_{1/2}(K_{10})$ | h | 1.765±0.319 |
| $T_{1/2}(K_{\alpha})$ | h | 0.178±0.010 |
| $T_{max}$ | h | 0.654±0.038 |
| $C_{max}$ | dpm/0.02 mL | 6 161.25±578.6 |

（3）组织分布：肌内注射给药后，各脏器放射性约在 1 h 达高峰，随后逐渐下降。组织浓度以肝脏为最高，其次依次为肾、脾、肠、但心脏组织浓度较低，脑组织浓度最低（如图 8-5 所示）。

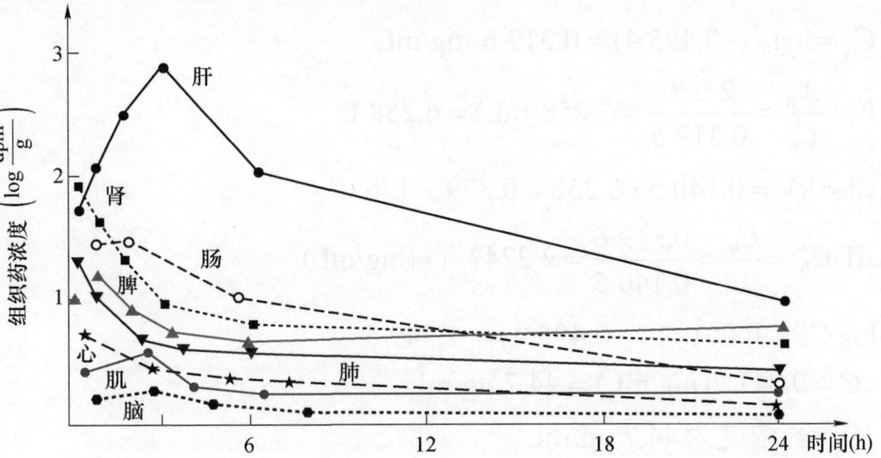


图 8-5 （$^3$H）红古豆醇肌肉注射给药后组织含量测定分析

（4）尿中排泄：该药从尿中排泄较快，在 0～3 h 尿中出现较高的放射性，在 72 h 内排出量约为给药量的 80%。

### 8.3.2 一室模型药物动力学计算方法示例

**例题 1** 某患者单次静脉注射某单室模型药物 2 g，测得不同时间的血药浓度结果如下：

| 时间/h | 1.0 | 2.0 | 3.0 | 4.0 | 5.0 | 6.0 | 8.0 | 10.0 |
|---|---|---|---|---|---|---|---|---|
| 血药浓度/（mg/mL） | 0.28 | 0.24 | 0.21 | 0.18 | 0.16 | 0.14 | 0.1 | 0.08 |

求 $k$、$Cl$、$T_{1/2}$、$C_0$、$V$、AUC 和 14 h 的血药浓度。

**【解】** 对于单室模型药物静脉注射

$$C = C_0 e^{-kt},\quad \log C = \log C_0 - \frac{k}{2.303}t$$

$\log C$ 对 $t$ 作直线回归（注：以下各题直线回归均使用计算器或计算机处理），得：

$$a = 0.495\ 4,\ b = -0.061\ 0,\ |r| = 0.999\text{（说明相关性很好）}$$

将 $a$、$b$ 代入公式 $\log C = \frac{-kt}{2.303} + \log C_0$ 得回归方程：

$$\log C = -0.061t - 0.495\ 4$$

① $k = -2.303 \times b = -2.303 \times (-0.061) = 0.140\ 5\ h^{-1}$

② $T_{1/2} = \frac{0.693}{k} = \frac{0.693}{0.140\ 5} = 4.932\ 3\ h$

③ $C_0 = \log^{-1}(-0.495\ 4) = 0.319\ 6\ mg/mL$

④ $V = \frac{X_0}{C_0} = \frac{2\ 000}{0.319\ 6} = 6\ 258(mL) = 6.258\ L$

⑤ $Cl = kV = 0.140\ 5 \times 6.258 = 0.879\ 2\ L/h$

⑥ $AUC_0^\infty = \frac{C_0}{k} = \frac{0.319\ 6}{0.140\ 5} = 2.2747\ h \cdot (mg/mL)$

⑦ $\log C = -0.061 \times 14 - 0.495\ 4 = -1.349\ 5$

$C = 0.047\ 7(mg/mL) = 44.7\ \mu g/mL$

即 14 h 的血药浓度为 44.7 μg/mL 。

**例题 2** 某患者单次静脉注射某药 1 000 mg，定期测得尿药量如下：

| 时间/h | 1 | 2 | 3 | 6 | 12 | 24 | 36 | 48 | 60 | 72 |
|---|---|---|---|---|---|---|---|---|---|---|
| 每次尿药量/mg | 4.02 | 3.75 | 3.49 | 9.15 | 13.47 | 14.75 | 6.42 | 2.79 | 1.22 | 0.52 |

设此药属一室模型，表观分布容积 30 L，用速度法求 $k$、$T_{1/2}$、$k_e$、$Cl_r$，并求出 80 h 的累积药量。

**【解】** 单室模型静脉注射尿药数据符合方程 $\log\dfrac{\Delta X_u}{\Delta t}=-\dfrac{kt_c}{2.303}+\log k_eX_0$，$\log\dfrac{\Delta X_u}{\Delta t}$ 对 $t_c$ 作图应为一直线。根据所给数据列表如下：

| $t$/h | 1 | 2 | 3 | 6 | 12 |
|---|---|---|---|---|---|
| $\Delta t$ | 1 | 1 | 1 | 3 | 6 |
| $\Delta X_u$ | 4.02 | 3.75 | 3.49 | 9.15 | 13.47 |
| $t_c$ | 0.5 | 1.5 | 2.5 | 4.5 | 9 |
| $\log\dfrac{\Delta X_u}{\Delta t}$ | 0.604 2 | 0.574 0 | 0.542 8 | 0.484 3 | 0.351 2 |
| $t$/h | 24 | 36 | 48 | 60 | 72 |
| $\Delta t$ | 12 | 12 | 12 | 12 | 12 |
| $\Delta X_u$ | 14.75 | 6.42 | 2.79 | 1.22 | 0.52 |
| $t_c$ | 18 | 30 | 42 | 54 | 66 |
| $\log\dfrac{\Delta X_u}{\Delta t}$ | 0.089 6 | −0.271 6 | −0.633 6 | −0.992 7 | −1.363 2 |

根据上表数据，以 $\log\dfrac{\Delta X_u}{\Delta t}$ 对 $t_c$ 作直线回归得：

$A=0.621\,1$，$B=-0.029\,9$ 代入方程

$\log\dfrac{\Delta X_u}{\Delta t}=-\dfrac{kt_c}{2.303}+\log k_eX_0$ 得回归方程：

$\log\dfrac{\Delta X_u}{\Delta t}=-0.029\,9t_c+0.621\,1 \quad |r|=0.999\,9$（相关性很好）

则 $k=-2.303\times(-0.029\,9)=0.07(\text{h}^{-1})$

$$T_{1/2}=\frac{0.693}{k}=\frac{0.693}{0.07}=9.9(\text{h})$$

$$k_e=\frac{k_eX_0}{X_0}=\frac{\log^{-1}0.621\,1}{1\,000}=0.004\,2\ \text{h}^{-1}$$

$\text{Cl}_r=k_eV=0.004\,2\times30=0.126\ \text{L/h}$

80 h 的累积药量：

$$X_u = \frac{k_e X_0}{k} \times (1 - e^{-kt}) = \frac{4.2}{0.07} \times (1 - e^{-0.07 \times 80}) = 59.7(\text{mg})$$

**例题 3** 某单室模型药物口服 $X_0 = 1\,000$ mg 时数据如下：

| 时间/h | 0.25 | 0.5 | 1.0 | 2.0 | 3.0 | 5.0 | 8.0 | 12.0 |
|---|---|---|---|---|---|---|---|---|
| $C$/（μg/mL） | 12.5 | 23.8 | 37.8 | 50.0 | 61.0 | 50.0 | 37.8 | 26.0 |

图解法求 $k$、$k_a$、$T_{max}$、$C_{max}$、$V$、AUC、$Cl$ 的值（已知 $F = 0.698$）。

**【解】** 根据各时间的血药浓度列表如下：

| $t$/h | 0.25 | 0.5 | 1.0 | 2.0 | 3.0 | 5.0 | 8.0 | 12.0 |
|---|---|---|---|---|---|---|---|---|
| $C_{实测}$/（μg/mL） | 12.5 | 23.8 | 37.8 | 50.0 | 61.0 | 50.0 | 37.8 | 26.0 |
| $C_{外推}$/（μg/mL） | 80.0 | 78 | 74 | 67 | | | | |
| $C_{残数}$/（μg/mL） | 67.5 | 54.2 | 37 | 17 | | | | |

对于单室模型血管外给药，血药浓度-时间符合方程 $C = \frac{k_a F X_0}{V(k_a - k)}(e^{-kt} - e^{-kat})$

当时间充分大时，$C = Ae^{-kt}$，$\log C = \log A - \frac{k}{2.303}t$

将血药浓度取对数后，尾段 3 点对时间进行线性回归，得直线的斜率为 −0.041 6，截距为 1.909

$\therefore\ k = -2.303 \times (-0.041\,6) = 0.095\,7(\text{h}^{-1})$

再根据第二行和第三行相对应的数据相减得到第四行残数浓度，取对数后对时间进行线性回归得到残数线，斜率为 −0.342 2

$\therefore\ k_a = -2.303 \times (-0.342\,2) = 0.788(\text{h}^{-1})$

从截距可知 $A = 82$ μg/mL

已知 $F = 0.698$，$X_0 = 1\,000$ mg $= 1\,000\,000$ μg，则

表现分布容积

$$V = \frac{k_a F X_0}{(k_a - k)A} = \frac{0.788 \times 0.698 \times 1\,000\,000}{(0.788 - 0.095\,7) \times 82} = 9\,689(\text{ml}) = 9.689(\text{L})$$

达峰时

$$T_{max}=\frac{2.303}{k_a-k}(\log k_a-\log k)=\frac{2.303}{0.788-0.095\ 7}(\log 0.788-\log 0.095\ 7)=3.046(\text{h})$$

峰浓度

$$C_{max}=\frac{FX_0}{V}\text{e}-KT_{max}=\frac{0.698\times 1\ 000\ 000}{9\ 689}\text{e}^{-0.095\ 7\times 3.046}=53.82(\mu\text{g/mL})$$

曲线下面积 $\text{AUC}=\frac{FX_0}{Vk}=\frac{0.698\times 1\ 000\ 000}{9\ 689\times 0.095\ 7}=752.77(\mu\text{g/mL})\cdot\text{h}$

总清除率 $\text{Cl}=\text{kV}=9\ 689\times 0.095\ 7=927.24(\text{mL/h})=15.45\ \text{mL/min}$

即 $k=0.095\ 7\ \text{h}^{-1}$，$k_a=0.788\ \text{h}^{-1}$，$V=9.689\ \text{L}$，$T_{max}=3.046\ \text{h}$，

$C_{max}=53.82\ \mu\text{g/mL}$，$\text{AUC}=752.77(\mu\text{g/mL})\cdot\text{h}$，$\text{Cl}=15.45\ \text{mL/min}$

**例题 4**　一种新的氨基糖甙类抗生素水剂肌内注射 100 mg，病人体重 70 mg，35 岁，男性，测得数据如下：

| *t*/h | 0.2 | 0.4 | 0.6 | 0.8 | 1.0 | 1.5 | 2.5 | 4.0 | 5.0 | 6.0 | 7.0 |
|---|---|---|---|---|---|---|---|---|---|---|---|
| *C*/（μg/mL） | 1.65 | 2.33 | 2.55 | 2.51 | 2.40 | 2.00 | 1.27 | 0.66 | 0.39 | 0.25 | 0.15 |

设该药属于单室模型。

①分别计算消除半衰期和吸收半衰期。

②若静脉注射 100 mg 后得 AUC 为 30 h·(μg/mL)，试问生物利用度百分数多少？

③$V$ 为多少？按体重计算它的百分数多少？

④此药物静注研究结果测得原药排出量 85%，试问对一名肾功能全部丧失的病人其半衰期为多少？

**【解】**对于单室模型血管外给药，血药浓度-时间符合方程

$$C=\frac{k_aFX_0}{V(k_a-k)}(\text{e}^{-kt}-\text{e}^{-kat})$$

当时间充分大时，$C=A\text{e}^{-kt}$，$\log C=\log A-\frac{k}{2.303}t$

①log*C* 对 *t* 作散点图

根据公式 $\log C=\log A-\frac{k}{2.303}t$，确定对后 7 个点进行直线回归，得回归方程：

$$\log C=0.600\ 3-0.201\ 2t\qquad |r|=0.999\ 5\text{（相关性很好）}$$

则 $k=-2.303b=-2.303(-0.201\ 2)=0.463\ 4$（$h^{-1}$）

$$T_{1/2}=\frac{0.693}{0.463\ 4}=1.50(h)$$

计算残数浓度

| $t'$/h | 0.2 | 0.4 | 0.6 | 0.8 |
|---|---|---|---|---|
| $C_r$/（μg/mL） | 1.98 | 0.98 | 0.47 | 0.24 |

根据公式 $\log C_r=\log A-\frac{k_a}{2.303}t$

$\log C_r=0.602\ 2-1.514\ 2t$　$|r|=0.999\ 8$（相关性很好）

$k_a=-2.303\times(-1.514\ 2)=3.487\ 2(h^{-1})$

$T_{1/2a}=\frac{0.693}{3.487\ 2}=0.20(h)$

②肌内注射 100 mg 该药

$$AUC_0^{\infty}=A\left(\frac{1}{k}-\frac{1}{k_a}\right)=\log^{-1}0.602\ 2\left(\frac{1}{0.463\ 4}-\frac{1}{3.487\ 2}\right)=7.49\ h\cdot(\mu g/mL)$$

已知静注该药 100 mg 时，$AUC_0^{\infty}=30\ h\cdot(\mu g/mL)$

则 $F\%=\frac{7.49}{30}\times100\%=24.96\%$

③ $V=\frac{k_aFX_0}{(k_a-k)A}=\frac{3.487\ 2\times0.249\ 6\times100}{(3.487\ 2-0.463\ 4)\log^{-1}0.623\ 6}=6.848(L)$

$\frac{V}{W}\%=\frac{0.848}{70}\times100\%=9.78\%(L/kg)$

④ $T_{1/2}=\frac{0.693}{15\%k}=\frac{0.693}{0.15\times0.463\ 4}=9.97(h)$

## 思考题

1. 药物代谢动力学研究的主要内容是什么？
2. 简述药物动力学示踪的原理。
3. 简述药物吸收的基本概念与动力学模型。

4. 药物代谢动力学中血浆半衰期、表观分布容积、曲线下面积（AUC）、清除率（CL）、生物利用度（F）、稳态血药浓度的概念与其代表的含义是什么？

5. 放射性示踪药物动力学实验设计的要求？

# 参考文献

[1] 曾苏. 临床药物代谢动力学［M］. 北京：人民卫生出版社，2007.

# 9 放射免疫分析

1959 年，美国两位学者 Yalow 和 Berson 开创性地建立了放射免疫分析方法，并首先将其用于胰岛素测定分析，这项技术成为研究内分泌学微量物质的尖端技术。Yalow 女士于 1977 年诺贝尔医学奖。

放射免疫分析（Radioimmunoassay，RIA）是指在体外条件下，以抗原、抗体的特异性结合反应为基础，利用放射性核素标记的抗原为示踪剂，通过测量放射性，对微量物质进行定量分析一种微量分析技术。在此基础上，衍生出多种体外放射分析方法，其包括放射免疫分析、免疫放射分析、放射受体分析、受体放射分析、蛋白质竞争结合分析和酶法放射分析等。放射免疫分析技术具有灵敏度高、特异性强、精确度好、临床应用广泛等特点，可对多种疾病进行研究和诊疗，是一类非常重要的体外分析技术。目前应用该技术测定的各种微量生物活性物质可达 300 多种，如蛋白质、激素、抗原、维生素、药物以及代谢中间体和肿瘤标志物等，其应用十分广泛。

## 9.1 放射免疫分析的原理

### 9.1.1 放射免疫方法的建立

放射免疫分析技术是建立在免疫分析法基础。免疫分析法能够灵敏地、特异性地分析和测量血液、其他液体中目的分子的一种分析技术，其专一性甚至可以在数千种分子中也不会干扰分析的结果。在 20 世纪 50 年代，在早期分析血糖中胰岛素的含量时，起初通过在正常动物与切除肾上腺或垂体的动物注射组织或血液提取液，分析动物血糖的水平的方法来研究胰岛素功能。然而，该检测的极限大约是 1 000 μU/mL，而无法测量血液中的胰岛素的实际水平（25 μU/mL，相当于 1 ng/mL 或 160 PM）。因此，每次测量需要 100 mL 的血液才能满足动物

（狗）实验中血液中胰岛素的分析要求。随后，在改进的体外检测方法中，利用大鼠的横膈肌组织或睾丸组织块，通过分析糖原的合成速度或血液血糖的降低速率来分析胰岛素浓度。这些方法灵敏度低，特异性差。血液组织中成份和稀释度对测量结果影响较大。鉴于此分析方法中存在的缺陷。Yalow 和 Berson 两位学者用 $^{125}I$ 和 $^{131}I$ 对胰岛素进行标记，发现在一些糖尿病患者中，存在胰岛素的抗体。尽管当时多数的学者并不认为胰岛素能够诱导抗体的产生。但是该方法的较高灵敏度最终提供了可信的证据，表明在一些糖尿病患者中，胰岛素在血液中缓慢地降解率源自胰岛素与其抗体或其他体内生物成份的结合。该放射免疫法的建立具有划时代的意义。它不仅揭示 1 型和 2 型糖尿病的病因，还发现了肥胖、肢端肥大症患者、妊娠期孕妇、库欣病患者血糖的变化规律。放射免疫分析技术的建立对于内分泌学、神经科学、免疫学、肾脏病学、胃肠道疾病学、心脏病学以及其他学科的发展，具有非常重大的推动作用。

## 9.1.2 基本原理

放射免疫分析实际上是一种竞争性抑制的结合反应。在一定条件下，待测物（Antigen，Ag）或定量的标记抗原（Labeled antigen，*Ag）与限量的特异抗体（Antibody，Ab）均可发生免疫结合反应，分别形成非标记抗原-抗体复合物（AgAb）或标记抗原-抗体复合物（*AgAb），见图 9-1。

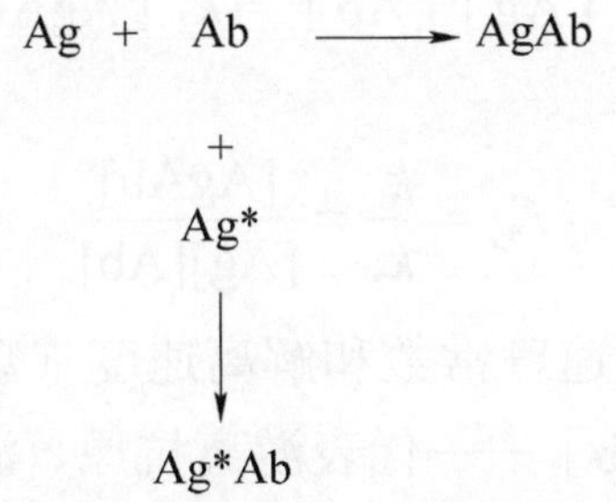


图 9-1 非标记抗原与标记抗原与抗体的免疫结合反应示意图

Ag-非标记抗原；*Ag-放射性核素标记抗原；Ab-抗体

当抗体和标记抗原为定量，待测物（Ag）和标记抗原（*Ag）的总量大于抗体上的有效结合位点时，待测物、抗体、标记抗原三者混和后，随待测物量的增多，非标记抗原-抗体复合物的形成量相应增多，标记抗原-抗体复合物的形成量将随之减少，剩下的游离的放射性标记抗原随之增加，表明待测物的量与标记抗原-抗体复合物的形成量呈负相关。因此测定标记抗原-抗体复合物的量即可推算出待测物的量，这种现象称为竞争性的抑制反应（结合抗原的百分数B，游离抗原的百分数F。结合游离比为B/F)，见图9-2。

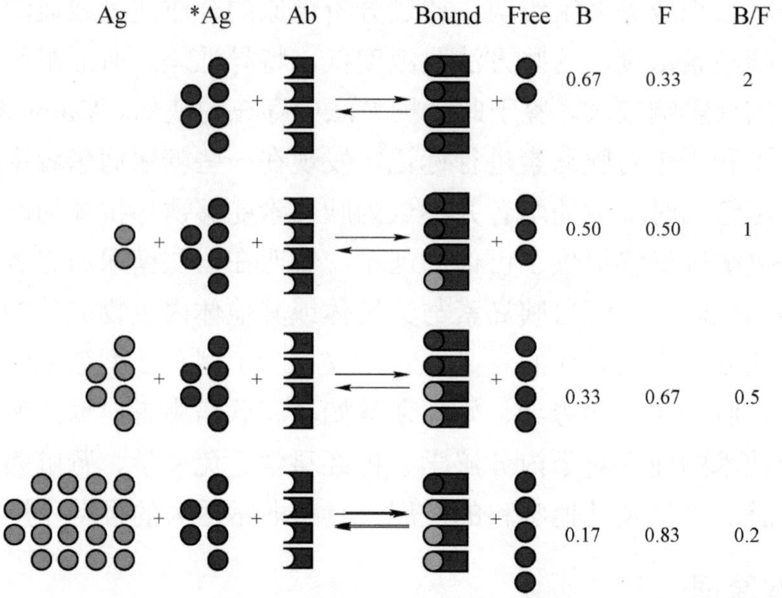


图 9-2　标记与非标记抗原与抗体的竞争结合反应

放射免疫分析中，待测物（Ag）或定量的标记抗原（*Ag）与限量的特异抗体（Ab）发生免疫结合反应系统是可逆的，且符合质量作用定律。

$$\mathrm{Ag}+\mathrm{Ab}\underset{V_2\,K_2}{\overset{V_1\,K_1}{\rightleftharpoons}}\mathrm{AgAb}$$

当反应达到平衡时，$k_1$［Ag］［Ab］$=k_2$［AgAb］。设 $K_a$ 为平衡结合常数，也称亲和常数式。

$$K_a=\frac{k_1}{k_2}=\frac{[\mathrm{AgAb}]}{[\mathrm{Ag}][\mathrm{Ab}]} \tag{9-1}$$

式中，$k_1$ 和 $k_2$——代表结合速度常数和解离速度常数；

［Ag］、［Ab］、［AgAb］——代表游离抗原、游离抗体和抗原抗体复合物的浓度。

假设［$Ab_0$］和［$Ag_0$］分别代表抗原、抗体的初始浓度，$B$ 和 $F$ 分别代表反应平衡时结合和游离抗原的，(以分数表示，$B+F=1$)，可以推导出 $B$ 的函数式。

对每一特定的RIA系统，［$Ab_0$］值和 $K_a$ 常数是固定的，［$^*Ag_0$］值也是固定的。$B$ 在直角坐标与非标记［$Ag_0$］呈双曲线模式。

$$B^2-B\times\left(1+\frac{[\mathrm{Ab_0}]}{[\mathrm{Ag_0}]}+\frac{1}{K_a[\mathrm{Ag_0}]}+\frac{[\mathrm{Ab_0}]}{[\mathrm{Ag_0}]}\right)=0 \tag{9-2}$$

用适宜的方法将标记抗原-抗体复合物（*B*）与游离的标记抗原（*F*）分离，测量标记抗原-抗体复合物的放射性，可得到 $B/T$、$B/B_0$ 或 $B/F$ 等参数与待测物的量的关系。

### 9.1.3 放射免疫标准曲线

放射免疫分析定量分析的基础是待测物的量与标记抗原-抗体复合物的量之间存在的竞争性抑制的数量关系。这种数量关系可以由标准曲线（Standard curve）来显示。标准曲线即是由已知标准含量抗原加入反应体系中制作成的一条剂量反应曲线，它是刻度待测物含量的准则。

实际应用时，用一系列不同浓度的标准品，在的相同条件下，与标记抗原和抗体发生竞争性抑制反应，以标准品抗原浓度为横坐标，以 $B/T$ 或 $B/F$ 为纵坐标，绘制出 $B/T$ 或 $B/F$ 随标准品含量变化的曲线，即为标准曲线，见图 9-3。从标准曲线上可以求出待测物的含量。

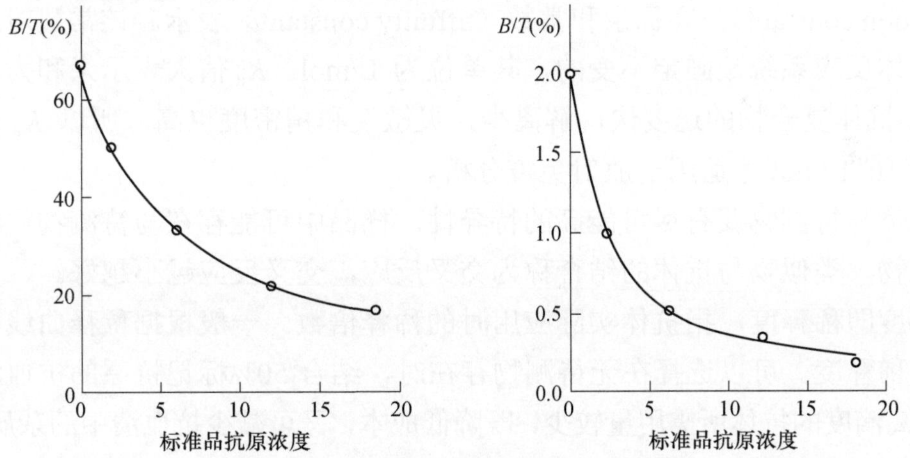


图 9-3 放射免疫分析的两种标准曲线

引自《核医学》，黄钢主编

## 9.2 放射免疫分析的方法

### 9.2.1 放射免疫分析的基本方法

#### 9.2.1.1 放射免疫分析的试剂

放射免疫分析的反应中主要包括四种试剂：抗体、放射性标记物、标准品和分离剂。下面介绍仅前三种试剂，分离剂将在后续部分讨论。

（1）抗体

抗体是体外放射分析中应用最广的结合剂，是用纯化的免疫原免疫动物制备而得，免疫的成败在于免疫原和动物种类以及注射途径、佐剂的使用、注射剂量和时间等。此外，分子量超过 5 000 的蛋白多肽物质具有较好的免疫原性，容易刺激高活度的抗体形成。分子量小于 5 000 的肽类物质免疫原性低，需要与载体蛋白结合方能引起明显的抗体形成。应该指出，动物对抗原的免疫反应个体差异很大，当一批动物用同样的免疫原和免疫程序进行免疫时，往往只有部分动物产生满意的反应。

抗体是放射免疫分析的结合剂，可以应用抗血清，也可以应用单克隆抗体。放射免疫分析对抗体的要求有以下几点：高亲和力、高特异性、高滴度、稳定性好。

亲和力表示抗体和抗原结合的能力，常用平衡结合常数 $K_a$（equilibrium association constant），亦称亲和常数（affinity constant）表示。该常数对特定的抗原抗体反应系统是固定不变的，其单位为 L/mol。$K_a$ 值大表示亲和力高，形成抗原-抗体复合物的速度快，解离少，灵敏度和精密度也高。所以 $K_a$ 值至少要达到 $10^9$ L/mol 才适用于放射免疫分析。

抗体与待测物要有尽可能高的特异性。样品中可能存在与待测物结构相似的类似物，类似物与抗体的结合称为交叉反应，交叉反应越小越好。

滴度即稀释度，指抗体实际应用时的稀释倍数。一般根据稀释曲线，选择适当的稀释度。可以选择在无待测物存在时，结合 50%标记抗原的抗血清的稀释度。高滴度的抗体所需用量较少，既降低成本，又可减少抗血清中的杂质干扰。

（2）放射性标记物

放射免疫分析对放射性标记物的要求是：①高比活度，以保证分析的灵敏度和控制测量误差。②放射化学纯度高，一般要求新标记的抗原的放化纯度要高于 100%～95%。③保持抗原原有的生物活性和免疫活性。④稳定性好，在一定条件下可以储存和使用一段时间，以完成整个分析过程。基于以上要求，目前最常用的标记核素为 $^{125}I$。

（3）标准品

标准品是放射免疫分析定量测量的依据，对标准品有如下要求：①一般应与待测物结构完全相同。或可用与待测物结构类似且与特异性抗体亲和力也类似的物质来代替。②化学纯度要高。③标准品含量要准确。④标准品的性质要稳定，即在合理的储存条件下保持原来的特性。

## 9.2.2 放射免疫分析方法的建立

### 9.2.2.1 反应方式

（1）平衡法

在反应体系中同时加入待测物（或标准品），放射性标记物和抗体，使其具有相同的反应几率。当抗原和抗体反应达到不再结合也不解离的平衡状态时，终止反应。该法反应易于控制，重复性好，但一般反应时间较长，灵敏度较差。

（2）顺序加样法

待测物（或标准品）先与抗体温育反应一段时间，形成复合物，然后加放射性标记物短时温育。此法非标记物与抗体形成的复合物几率较标记物大，有利于灵敏度的提高，但稳定性和重现性较差。

（3）Stat 法

该法在反应未达到完全平衡时就终止反应，具有较高的灵敏度。但必须严格控制反应时间和反应条件等，以保证分析结果的重现性。

### 9.2.2.2 反应介质

（1）pH 和离子强度：放射免疫分析的特异性结合反应，其亲和常数常受反应介质 pH 的影响。为保证分析结果的重现性和可比性，需使反应在恒定的 pH 下进行。反应介质通常用缓冲液配制，其 pH 多为 7.4～7.8，离子强度一般为 0.05～0.1 mol/L。常用的缓冲液有磷酸盐缓冲液、Tris-HCL 缓冲液等。

（2）添加剂：在反应介质中，为了一定目的及改善分析的稳定性，常增加一些添加剂，如保护蛋白、防腐剂、酶抑制剂、阻断剂、载体蛋白等。但应通过实验考察有关添加剂的影响，以使添加剂对分析结果的干扰降到最低。

（3）反应体积：放射免疫分析的反应动力学主要决定于反应物的浓度而不是绝对量，缩小反应体积可减少抗体和标记物的绝对量（浓度未变），从而加强待测物的竞争性，因此使反应系统有较高的灵敏度。但反应体积的缩小可能使加样误差增加，所形成的复合物较少，放射性测量的误差较大。常规分析常选用 0.3～1.2 mL 的反应体积。

### 9.2.2.3 基本步骤

放射免疫分析的操作一般包括：加样、温育、分离结合和游离部分、测量放射性、数据处理 5 个步骤。

（1）加样：一般在冰浴（4 ℃）中加样，有的系统可在室温操作。每一个系统中，全部试管的加样总体积应一致，并应按照固定的程序进行。

（2）温育：抗原抗体结合反应达到平衡受温度和时间的影响，须依据不同的分析对象精确控制反应的温度和时间。

（3）分离结合和游离部分：放射免疫分析中需测定标记抗原-抗体复合物或游离的标记抗原的放射性，而非标记抗原或游离抗体无放射性，不干扰测量，所以分离的目的是把标记抗原-抗体复合物和游离的标记抗原分开。

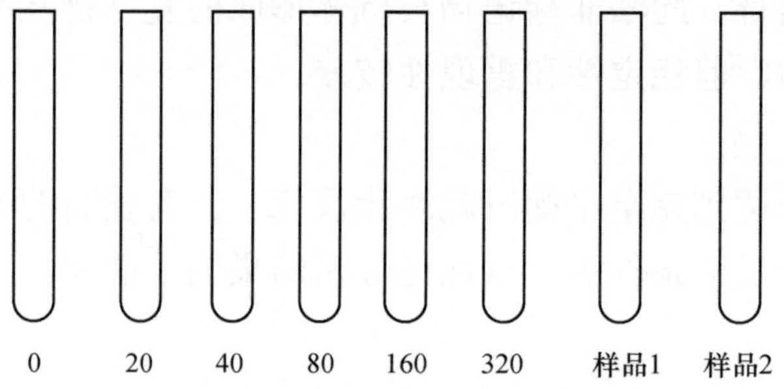


图 9-4　放射免疫分析的操作示意图

①Ag（系列标准品及待测样品）50 ul/每管

②Ag*　200 ul/每管。

　Ab　100 ul/每管。

③混匀，37 ℃　孵育 45 分钟。

④加分离剂离心，测定结合部分放射性。

⑤数据处理与分析。

### 9.2.2.4 抗原和游离抗原的方法

理想的分离方法应具备以下条件：①标记抗原-抗体复合物和游离的标记抗原的分离尽可能完全，且不干扰原来的结合反应。②受环境因素如温度、时间、pH 等影响小，稳定性好。③分离试剂与游离标记抗原的非特异性结合率尽可能低。④试剂来源广泛，价格低廉，操作简便，分离迅速。

分离结合抗原和游离抗原的方法很多，从分离技术原理上可分为物理分离法（如离心沉淀法、活性碳吸附法和磁性微粒分离法等）、化学分离法（聚乙二醇沉淀法和盐析法等）和免疫分离法（如双抗体沉淀法和葡萄球菌A蛋白沉淀法等）；从分离介质的性状上可分为液相分离法（抗原抗体在液相环境中起反应，终止反应时用一定方法收集复合物测量放射性。）和固相分离法（预先将抗体吸附在某种固体支持物上，抗原抗体反应在支持物上进行，反应结束后将未结合的游离抗原洗去，测定固相支持物上的放射性）。下面具体介绍几种常用的分离方法。

（1）双抗体沉淀法

是目前应用最广泛的方法之一。在抗体与抗原反应结束后，加入抗第一抗体的抗体称第二抗体，形成抗原-第一抗体-第二抗体的复合物，通过离心沉淀加以收集、测量。该法分离完全，非特异结合少，受环境影响小，但第二抗体结合反应的时间较长，而且成本较高。

（2）聚乙二醇（PEG）沉淀法

PEG能促使复合物沉淀，常与其他方法（如双抗体沉淀法）联合应用，能加速复合物沉淀。此法快速，价格低廉、分离剂来源方便，但分离过程受环境影响较大。

（3）葡萄球菌A蛋白（SPA）沉淀法

用SPA代替第二抗体作为抗原抗体复合物的沉淀剂，它与复合物达到平衡的时间较第二抗体快。

（4）活性炭吸附法

用蛋白质或右旋糖酐包被活性炭能吸附小分子标记物，离心后大分子复合物留在溶液中供测量。该法快速、简便，但专一性较差。

（5）微孔滤膜法

由纤维素酯制成的滤膜，能较好地吸附大分子蛋白质，而小分子标记物在滤过时能自由通过。此法快速简单，但有些小分子标记物也能吸附在滤膜上，影响分析结果的准确性。

（6）固相抗体法

预先将抗体包被在某种固相载体上，分析时将待测物和标记抗原与固相抗体共同温育，反应结束时移去液体，洗涤固相载体，测定固相载体上抗原-抗体复合物的放射性活度。多种材料可用作固相载体，如聚乙烯、聚苯乙烯、纤维素、多孔玻璃微球等。该法迅速、简便、非特异结合率低、分离效果好。

（7）磁性微粒分离法

用高分子材料和金属离子如四氧化三铁为原料，聚合而成一种以金属离子为核心，外层包裹高分子的固相微粒。特异性抗体包被的固相微粒与抗原结合形成复合物，复合物在磁场作用下快速沉降而与游离的标记抗原分开，不需离心。此法操作简便，非特异结合率低，分离完全。

（8）屏蔽分离技术

先用活性炭吸附游离的标记抗原使之自然沉降，再用屏蔽剂将其放射性屏蔽，随后可以直接测量上清液中标记抗原-抗体复合物的放射性活度。该法比较简便，但非特异性结合率偏高。

#### 9.2.2.5 测量放射性

根据所用标记核素的不同，应用相应的方法进行测量。

#### 9.2.2.6 数据处理

数据处理是将实验测得的样品的直接结果（放射性活度）换算成标本中待测物的量。每次实验均需绘制标准曲线，从中求出待测样品的含量。目前数据处理方法有两种，绘图法和数学模型计算法，后者是最常用的方法。

目前应用的主要是以质量作用定律为基础的几种数学模型，如 Logit-Log 模型、四参数 Logistic 模型和四参数单位点质量作用模型等。

## 9.3 放射免疫分析的质量控制

RIA 是一类高灵敏度的超微量分析技术，易受各种因素的影响而使检测结果失真。因此，质量控制体系应包括生产及使用两个重要环节。作为生产厂家，应建立严格的质量检测程序，以保证进入市场的产品都符合质量要求，这是首要环节。作为用户则应建立严格的质量控制体系，以保证检测的质量。根据不同的目的，质量控制体系可分为实验室内部质量控制和实验室间质量评价。

### 9.3.1 质量控制的目的和类别

质量控制（quality control，QC）是对分析工作的误差进行经常性的检查，遇有质量异常则及时采取对策，以保证分析误差控制在可接受的范围。质量控制简称质控。放射免疫分析的质控包括实验室内部质控和实验室间质控两个方面。实验室内部质控是一个实验室对本身的分析质量进行检查和控制，通常又可分为实验室内的批内质控和实验室内的批间质控；实验室间质控是由地区性或全国性机构就一些项目对各实验室的结果进行比较，得到共同性或个别性的信息，供行政主管部门、生产厂家、各有关实验室参考。质控的实质即是控制误差，对一个实验室来说，主要是内部质控，尤其要控制批间误差，使测定结果具有连续性和可比性。

### 9.3.2 放射免疫分析的误差来源

实验误差分两大类，随机误差和系统误差。前者是由于各个偶然因素造成同一样品多次测定的结果不一，这种误差无法避免，只能控制误差的程度；后者是由于试剂仪器或操作方法上一个固定的缺陷而造成整批结果倾向性的偏差，影响了结果的正确性，这种误差可以避免。

引起放射免疫分析的误差的原因主要有：（1）仪器的准确性、稳定性等情况带来的误差。（2）试剂的纯度、质量和稳定性也是造成误差的重要因素。（3）在放射免疫分析中一些基本操作过程（如样品的收集与存储、加样、分离、测量）中的不当等造成的误差等。

### 9.3.3 放射免疫分析的质控指标

#### 9.3.3.1 精密度（precision）

指在一定条件下，同一实验方法多次检测同一样品所得结果之间的一致性。在同一批次实验内测定结果的重复性称批内精密度，在不同批次实验之间测定结果的重复性称批间精密度。医学统计学中常用标准差（SD）和变异系数（CV）来表示精密度，一般批内变异系数应低于5%，批间变异系数应低于5%～10%。

#### 9.3.3.2 准确度（accuracy）

指测量值与真实值的符合程度，其偏离真值的误差叫偏差。偏差常以偏离真值的百分比来表示。

#### 9.3.3.3 灵敏度（sensitivity）

指测定方法的最小检测值，是能与零剂量相区别的最小剂量。影响灵敏度的主要因素有：抗体的亲和常数和特异性、放射性标记物的比活度，以及采用的反应方式和温育条件等。一般来说，抗体的亲和常数大、特异性高，放射性标记物的比活度高，采用非平衡法反应方式等可提高灵敏度。

#### 9.3.3.4 特异性（specificity）

放射免疫分析的特异性主要取决于抗体的特异性，交叉反应越小特异性越强。

#### 9.3.3.5 稳定性（stability）

放射免疫分析的测定结果应稳定，以使结果具有连续性和可比性。常以标准曲线的稳定性来验证方法的稳定性。常用的指标有：（1）最高结合率（$B_0$），指没有待测物存在的条件下，标记抗原与结合剂（抗体）的结合百分率，一般要求在 30～50%。（2）非特异性结合率（NSB），指没有结合剂（抗体）的情况下，标记抗原与非特异性物质的结合百分率，测得的放射性代表分离材料对标记抗原的非特异性吸附，所有试管测得的总结合减去非特异性结合才是抗原抗体的特异结合。一般要求 NSB＜10%。（3）标准曲线直线回归的参数，如截距、斜率和相关系数 $r$，要求截距和斜率的值稳定，$r$＞0.99。而且，标准曲线的斜率还会影响放射免疫分析的灵敏度和精密度，而影响标准曲线斜率的因素主要有亲和常数、标记抗原和标准品的用量、特异性抗体的用量等。

## 9.4 放射免疫分析在医学中的应用

放射免疫分析（RIA）是将具有高灵敏度的放射性核素示踪技术与高度特异性的免疫化学技术结合而建立起来的分析方法。目前用此法可检测的物质已达 300 余种。由于它具有灵敏度高、特异性强、精确度佳、重复性好等优点，而且分析是在体外进行，免除了对人体的辐射，被测样品量小，操作简便，快速，安全可靠。因此，发展十分迅速。已广泛应用于基础和临床医学、生物化学、病理生理学、药理学、药物学、血清学、免疫学、肿瘤学等领域。

### 9.4.1 放射免疫分析在药理学中的应用

放射免疫分析在药物代谢动力学中的应用十分广泛。方翼等人研究了 24 名中国汉族健康女性志愿者上进行的两种复方孕二烯酮片生物等效性，通过测定人体血清中孕二烯酮和炔雌醇浓度，分析给药后 0.25 h、0.5 h、0.75 h、1 h、1.5 h、2 h、4 h、6 h、8 h、12 h、24 h、36、48 h、72 h 血清中孕二烯酮的血药浓度。其结果发现试验制剂和参比制剂中孕二烯酮的 $t_{max}$ 分别为（1.00±

0.00）h、（1.01±0.12）h；$C_{max}$分别为（2 756±287）ng/L、（2 571±387）ng/L；$AUC^{0-t}$ 分别为（23 400±4 288）ng/L、（26 275±4 609）ng/L.h；$t_{1/2}$ 分别为（13.1±1.6）h、（14.5±2.2）h；试验制剂和参比制剂中炔雌醇的 $t_{max}$ 分别为（1.54±0.25）h、（1.75±0.25）h；$C_{max}$分别为（138±13）ng/L、（142±16）ng/L；$AUC^{0-t}$分别为（2 311±558）、（2 266±637）ng.L.h；$t_{1/2}\beta$分别为（28±7）、（31±8）h。试验制剂中孕二烯酮和炔雌醇的相对生物利用度分别为 88.97%、102.87%。并认为两种制剂所含的两种成分生物等效相同。表明放射免疫方法用于测量孕二烯酮非常灵敏。

### 9.4.2 放射免疫分析在内分泌学研究中的应用

周薇薇等人利用竞争性放射免疫分析法研究了唾液皮质醇检测在皮质醇增多症诊断中的应用。对其观察分析的 40 名健康成人，58 例单纯性肥胖患者和 23 例经病理证实的库欣综合症患者进行唾液皮质醇测定，发现单次午夜唾液皮质醇测定诊断库欣综合征的敏感性和特异性可达 100%和 91.4%，表明唾液皮质醇检测是一种高诊断价值的无创性检查方法，可作为库欣综合征的首选筛查指标。对于诊断库欣综合征具有非常重要的临床意义。

常海瑶等人通过测定糖尿病肾病（DN）患者血清血管生成素样蛋白 6（ANGPTL6）和瘦素水平，研究了 ANGPTL6、瘦素与 DN 的关系。发现 DN 患者 ANGPTL6、瘦素水平升高，二者与 DN 的发生、发展密切相关。

### 9.4.3 放射免疫分析在脑神经科学中的应用

杨新宇等人利用牛脑髓鞘碱蛋白（MBP）免疫家兔，制备抗体，用 $^{125}I$ 标记牛脑 MBP，建立了检测人的 CSF、血清中 MBP 的放射免疫分析（Radioimmunoassay，RIA）方法。探索 MBP 放射免疫分析法在临床中的应用。用该方法检测了 36 例正常人血清和 22 例无神经科疾病者 CSF 标本及 57 例中枢神经系统（Central Nervous System，CNS）肿瘤，35 例急性脑血管病，14 例急性重型颅脑外伤，7 例其他神经科疾病患者的血清或 CSF 标本。MBP 正常参考值在血清中<2.46 ng/mL，在 CSF 中<3.78 ng/mL。在 CNS 肿瘤病例中，髓内肿瘤引起 MBP 释放多于髓外肿瘤，而且肿瘤越大，MBP 释放越多。急性脑血管病病情重，预后差者和急性重型颅脑损伤患者也有明显的 MBP 释放。

赵小林利用神经生长因子（NGF）免疫新西兰家兔，制备抗体。建成 NGF 放射免疫分析法，并成功制作了放免试剂盒。应用本试剂盒分析 81 例抑郁症患者血浆和 32 例正常人血浆，40 例小鼠颌下腺组织中 NGF 水平。该试剂盒的灵敏度为 10 pg/mL。抗血清特异性与胶质细胞生长因子、细胞外液蛋白、睫状神经营养因子、B 型内啡肽、胆囊收缩素、促生长激素、生长激素、B 型脑钠肽、蛙皮素等均无交叉反应。批内变异系数<3.85%（$n=10$），批间变异系数<5.17%（$n=5$）。抑郁症患者血浆 NGF 浓度为 360.05±51.89 pg/mL，正常为 313.53±34.02 pg/mL。小鼠颌下腺组织中 NGF 浓度为 202.09±32.61 ng/mg。操作简便、高灵敏度的 NGF 放射免疫揭示 NGF 在生理和病理状态下的功能。

### 9.4.4 放射免疫分析在肿瘤科学中的应用

张勇等人利用放射免疫分析技术探索研究了血清肿瘤标志物甲胎蛋白与相应抗体反应的内在机制。该方法应用抗原抗体反应原理的改进型类放射免疫分析法观察碘 125 标记的抗甲胎蛋白（AFP）抗体在 AFP 强阳性血清周围的分布状态。发现 AFP 抗体在强阳性血清周围形成外低内高的浓度差，抗原近侧中心区域的抗体浓度是周边区域浓度的 3.6 倍，以 AFP 阴性血清为对照的该数值是 2.3 倍。表明 AFP 与对应抗体之间存在超距强特异性引力；抗 AFP 抗体与对应抗原外的其他蛋白分子之间存在弱非特异性超距引力；抗 AFP 抗体分子之间存在斥力；蛋白大分子之间的引力与斥力源于自身分子结构形成的量子纠缠。

B Gorovits 等人分析了抗肿瘤坏死因子（TNF）药物阿达木单抗（Adalimumab）和英夫利昔单抗（infliximab）单克隆抗体在慢性感染、药物动力学和临床中的效果。免疫反应分技术表明阿达木单抗（Adalimumab）和英夫利昔单抗药物抗性分别为 82%（91/111）and 75%（154/206），而放射免疫技术分析的结果是 93%（85/91）和 87%（134/154）。抗药性的发生在慢性感染存在巨大差异，为（阿达木单抗，0～87%；英夫利昔单抗 0～79%），而药物动力学和疗效分别为 42%（38/91）和 40%（61/154）。不考虑分析方法的差异。抗药性的产生与血清中的阿达木单抗和英夫利昔单抗浓度以及血清中干扰物有关。

上述的放射免疫分析技术在医学研究中的应用实列表明：该非常广泛，且具有较高的灵敏度和特异性。对揭示生命科学、疾病诊疗具有非常重要的作用。

## 9.5 放射免疫分析技术展望

放射免疫分析技术具有灵敏度高、特异性强、精确度佳、重复性好、样品量小、操作简便、快速、安全可靠等优点。但其标记的放射性抗原，存在一定的限制。并不是每个实验室都能够承担放射性实验的条件以及放射性污染物的处理。鉴于此，通常新的放射免疫分析技术一旦建立，在保证测量灵敏度和精确度的前提下，对抗原的放射性核素的标记，就由一些生物素或荧光素的物质替代。从而避免了操作以及实验管理的限制。另一个方面，虽然，放射免疫分析技术是建立在免疫的基础上的，对于多数的体外检测分析。其特异性是非常高的。能够准确定量待测物。在一些复杂的反应体系中，存在较多的干扰物，如果不进行分离纯化待测物，则存在一定的干扰，影响最终的测量结果。因此，将放射免疫分析技术与其他分离技术结合，进一步提升了放射免疫分析技术的应用范围，如将放射免疫技术与高效液相色谱技术（HPLC）结合，消除了总多物质的干扰，极大地提高了测量的精确度和灵敏度。随着未来放射免疫分析技术与其他各种分析技术的进一步结合。其将在更为广阔的范围内应用于医学研究的各个领域。

## 思考题

1. 放射免疫分析的原理？
2. 放射免疫分析的实验方法和实验步骤。
3. 放射免疫分析的质量控制的注意事项。
4. 放射免疫分析在医学临床中的应用。

## 参考文献

［1］C. Ronald Kahn，Jesse Roth. Berson，Yalow，and the JCI：the agony and the ecstasy［J］. J. Clin. Invest，2004，114：1051-1054.

［2］杨文礼. 放射免疫分析技术及其在临床中的应用［J］. 辐射防护通讯，1994，14（6）：41-48.

［3］方翼，柴栋，王锡萍，等. 在中国汉族健康女性志愿者上进行的两种复方孕二烯酮片生物等效性研究［J］. 中国临床药理学与治疗学，2007，（5）：591-596.

［4］William J. Jusko. Perspectives on variability in pharmacokinetics of an oral contraceptive product. Contraception. 2017；95（1）：5-9.

［5］周薇薇，王卫庆，宁光，等. 唾液皮质醇检测在皮质醇增多症诊断中的应用［J］. 中华内分泌代谢杂志，2007，23（3）：256-257.

［6］杨新宇，杨树源，王明璐，等. 人脑脊液、血清中髓鞘碱蛋白放射免疫分析检测方法的建立及在神经外科疾病中的初步应用［J］. 天津医药，1997，（7）406-408.

［7］赵小林. NGF 放射免疫分析及其应用［J］. 放射免疫学杂志，2003，16（6）：331-333.

［8］B Gorovits，D J Baltrukonis，I Bhattacharya. Immunoassay methods used in clinical studies for the detection of anti-drug antibodies to adalimumab and infliximab［J］. Clin exp Immuno，2018，192（3）：348-365.

［9］K Bridget Brosnihan，Mark C Chappell. Measurement of Angiotensin Peptides：HPLC-RIA［J］. Methods Mol Biol，2017，1527：81-99.

［10］常海瑶，刘晶，吴文昊，等. 血管生成素样蛋白 6、瘦素与糖尿病肾病的关系［J］. 国际内分泌代谢杂志，2020，40（5）：289-293.

［11］张勇，刘润森，张明智，等. 血清肿瘤标志物甲胎蛋白与相应抗体的反应机制及其在放射免疫分析法中的应用［J］. 肿瘤基础与临床，2021，34（5）：443-444.

# 10 免疫放射分析

免疫放射分析（immunoradiometric assay，IRMA）是由 Miles 和 Hales 于 1968 年基于放射免疫分析技术的原理建立起来的更加灵敏、免疫反应速度快，工作范围宽、操作性强、特异性高的新分析技术，加之单克隆抗体制备技术迅速发展，使得免疫放射分析技术在临床实践中得到更加广泛的应用。

## 10.1 免疫放射分析的基本原理

免疫放射分析（IRMA）是基于抗原、抗体发生特异性结合的分子机制，以及与放射免疫相似的测量原理的基础上发展起来的一种分析技术。因此，免疫放射分析中，抗原-抗体复合物中的标记同位素的放射性浓度与待测抗原（样品）的浓度成正相关。原初的 IRMA 法、双位点 IRMA 法、第三抗体双位点 IRMA 法以及 IRMA-BAS 法（Biotin-aviding system IRM，即 IRMA-生物素-亲和素法）均遵循同样的质量作用定律。

### 10.1.1 IRMA 的原理

免疫放射分析属于非竞争性结合分析，所应用的示踪剂是放射性标记的抗体（*Ab），其通过和限量的抗原或半抗原（Ag）结合，形成的标记抗原-抗体复合物（Ag*Ab）。其抗原-抗体复合物放射性强度与待测物的量是呈正相关的。基于此原理，免疫放射分析通常用过量的标记抗体作示踪剂，与非标记抗原（不同含量的待测物或标准品）结合形成复合物。反应结束后，通过固相载体分离游离的放射性标记抗体和复合物，测定反应液中抗原-抗体复合物的放射性活度。经过数学模型计算，即可求出待测物的含量（见图 10-1）。免疫放射分析法（IRMA）属于非竞争性放射性配体结合分析技术。其与 RIA 为代表的竞争性放射性配体分析技术的区别主要有两点：（1）放射性核素标记的是抗体而不是抗原，（2）采用过量抗体而不是限量抗体。IRMA 与 RIA 相比较，提高了检测的灵敏度并使检测范围扩大（可以增加 10～100 倍），特异性和精确度进一步提高。

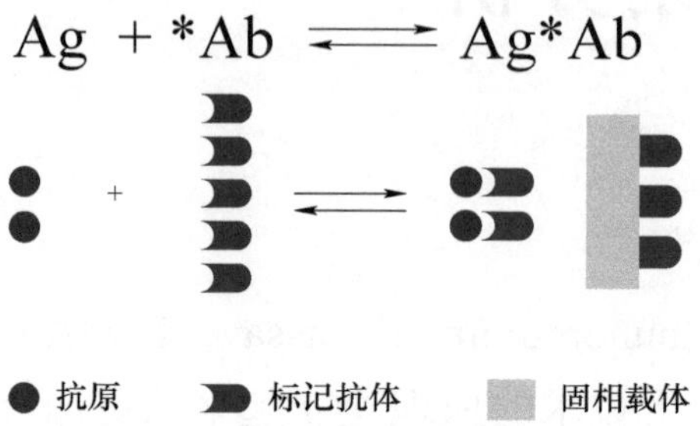


图 10-1　免疫放射分析原理示意图

### 10.1.2　IRMA 的通用数学模型

在大多数情况下，IRMA 可用一元二次放射来描述抗原-抗体的免疫反应（10-1）。在式（10-1）中的各项参数中，$b$ 代表结合抗原-抗体复合物浓度。Ka 为平衡结合常数，也称亲和常数。$L_0$ 为抗原的初始浓度，$B_0$ 为抗原-抗体复合物结初始（最低）浓度。它是一个典型的双曲线模型。$B$ 随着[Ka]和[$B_0$]而变化。

在某一特定条件下，IRMA 的亲和常数 Ka 不变，为一常数。而[$B_0$]为过量结合剂（或抗体）浓度，[$L_0$]为待测抗原（样本），$b$ 值随[$L_0$]而变化，[$L_0$]越大，$b$ 值也就越大。

$$(b)^2 + \{1 + \text{Ka} \cdot [L_0] - \text{Ka}[B_0]\} \cdot b - \text{Ka}[B_0] = 0 \qquad (10\text{-}1)$$

#### 10.1.2.1　影响剂量曲线的因素

标记抗体量与亲和常数 Ka 的大小是一项剂量反应的要因素。其对测量的灵敏度、范围、精密度、准确度都有较大的影响。应该选择合适的实验条件。

①标记抗体浓度对剂量曲线的影响：图 10-2 是抗体浓度的剂量反应曲线，横坐标代表抗原的量。纵坐标代表结合抗原-抗体复合物量（抗体的量）。由于同一抗原-抗体免疫反应中，Ka 值不变。在图中可见，抗体的量越大，曲线达到饱和时，能够结合的抗原的含量就越多。表明过量的抗体有助于提高测量的范围。但是，在一个特定的免疫反应中，过量标记抗体的增加，使得反应结束时，未结合的游离抗体量增多，对于分离将带来负面的影响。引起非特异性增高，增加测量的误差。解决该问题的简单方法就是，通过系列实验确立最佳的

抗体量和浓度。

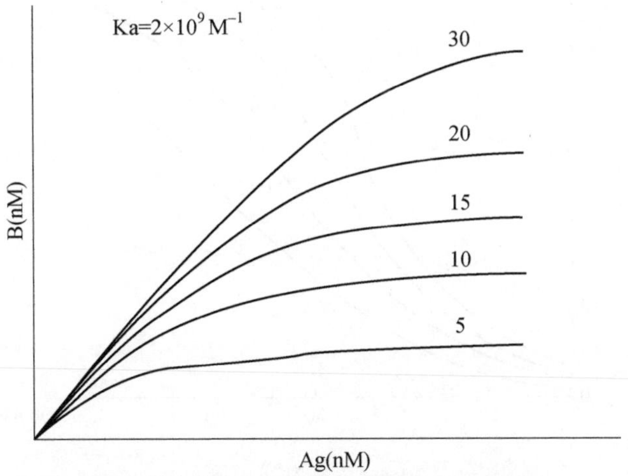


图 10-2 Ab 浓度对剂量反应曲线的影响
（同一抗原-抗体免疫反应，Ka 值相同，Ag 量不同）

②Ka 亲和常数对曲线的影响：在不同的免疫反应中存在 Ka 大小不同的差异。Ka 值越小，在相同量的抗体免疫反应中，其剂量反应曲线斜率越低。意味着同样的抗体量，曲线更加不易达到饱和状态（见图 10-3），提示 Ka 值在一定程度上影响测量的范围。如果继续增加 Ka 值，其对曲线的斜率影响非常小。通常曲线表现出不对称的现象（见图 10-4）。可为优化抗原-抗体条件提供参考。

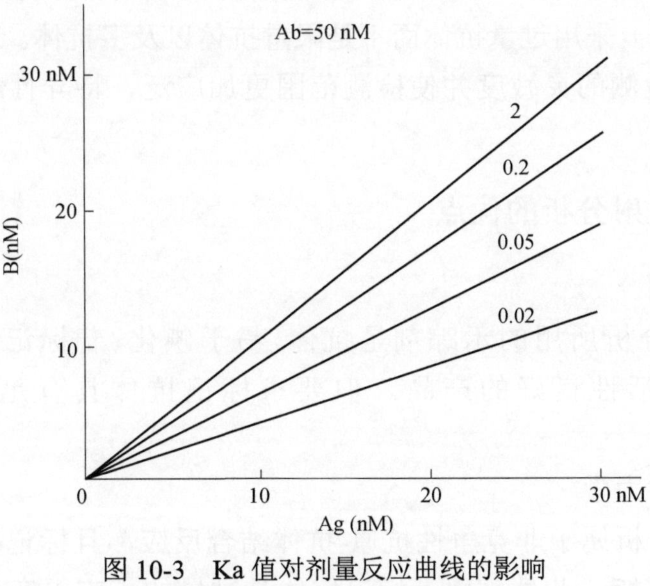


图 10-3 Ka 值对剂量反应曲线的影响
（Ka 值不相同，Ab 量相同，线性模型）

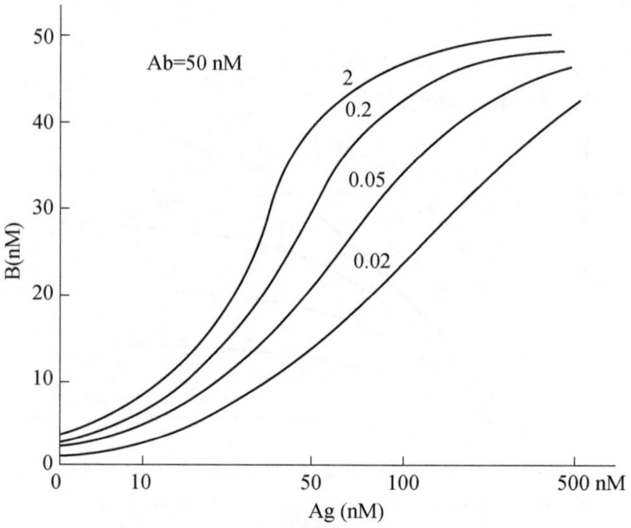


图 10-4　Ka 值对剂量反应曲线的影响

Ka 值不相同，Ab 量相同，Ag 量不相同的非对称反应，半对数模型

# 10.2　免疫放射分析的特点

免疫放射分析（IRMA）与放射免疫分析具有近乎相同的原理。免疫放射分析法（IRMA）属于非竞争性放射性配体结合分析技术。其与 RIA 为代表的竞争性放射性配体分析技术的区别主要有两点：（1）放射性核素标记的是抗体而不是抗原，（2）采用过量抗体而不是限量抗体以及多抗体。IRMA 与 RIA 相比较，提高了检测的灵敏度并使检测范围更加广泛，特异性和精确度进一步提高。

## 10.2.1　免疫放射分析的优点

（1）示踪剂

免疫放射分析所用的示踪剂是抗体，易于碘化，若标记条件控制得当，容易得到免疫活性良好的产品。但要求标记抗体具有足够的放射性比活度。

（2）反应动力学

免疫放射分析属于非竞争性抗原-抗体结合反应，且标记抗体是过量的，反应容易达到平衡。此外，由于标记抗体是过量的，应用亲和力较低的抗体也能得到满意效果。

（3）分析的灵敏度

免疫放射分析在低剂量区（抗原含量较低时）不会存在不确定的因素。因此与放射免疫分析相比，可达到更高的灵敏度。但由于非特异性结合对免疫放射分析的低剂量区影响大，因此对分离条件的要求非常严格，以使非特异性结合控制在稳定的低水平，才能真正提高灵敏度。

（4）可测量的剂量范围

通常放射免疫分析的工作范围为 2～3 个数量级，而免疫放射分析可达 3 个数量级以上，可测量的剂量范围较宽。

（5）免疫放射分析的特异性

实际用的免疫放射分析系统中，一般应用针对不同位点的单克隆抗体，其交叉反应率较低，分析的特异性较高。

（6）免疫放射分析的精密度

免疫放射分析系统中的抗体是过量的，因此只有待测标本的加样误差才会影响分析结果，因此，免疫放射分析的批内和批间变异均比较小，精密度较高。

（7）IRMA 与 RIA 的差异

免疫放射分析（IRMA）与放射免疫分析（RIA）在抗原、抗体的标记方法以及免疫反应的机制、反应速度、测量范围、灵敏度以及测定样品的放射都存在差异。详情见表 10-1。

**表 10-1　IRMA 与 RIA 的差异**

| 差异点 | 放射免疫分析（RIA） | 免疫放射分析（RMA） |
|---|---|---|
| 反应原理 | 竞争性抗原抗体结合 | 非竞争性抗原抗体结合 |
| 标记方法 | 标记抗原 | 标记抗体 |
| 反应试剂 | 三种主要反应试剂：标准抗原，标记抗原，抗体 | 二种主要反应试剂：标准抗原，标记抗体 |
| 抗体用量 | 抗体定量 | 抗体过量 |
| 标记复合物与待测样品相关性 | 标记的抗原抗体复合物与待测 Ag 量呈负相关 | 标记的抗原抗体复合物与待测 Ag 量呈正相关 |
| 反应平衡速率 | 较慢 | 快 |
| 非特异性结合的影响 | 主要影响高剂量区 | 主要影响低剂量区 |
| 应用范围 | 蛋白质，多肽，激素，甾类生物分子均可测定 | 仅限于 2 个抗原决定簇以上的生物大分子测定 |

## 10.3 免疫放射分析的方法

IRMA 的测定方法一般也包括加样、孵育、分离结合和游离部分、测放射性、数据处理等 5 个步骤。很多方面和 RIA 相似。

### 10.3.1 单位点 IRMA

抗原（待测物或标准品）与过量的标记抗体先在液相体系中反应，形成标记抗原-抗体复合物，其余游离的标记抗体与随后加入的适量的免疫吸附剂（结合在纤维素粉或其他颗粒载体上的抗原）结合，离心分离去除，测定上清液中复合物的放射性活度。

### 10.3.2 双位点 IRMA

由于单位点 IRMA 的灵敏度和特异性都不够高，Addison 和 Hales 提出了双位点 IRMA，也称双位点夹心法。该法以一个放射性核素标记的抗体与待测抗原结合，用作定量分析试剂，另外以一个固相抗体作为分离剂，与待测抗原的另一部位结合，形成固相抗体-抗原-标记抗体复合物，反应后洗涤除去游离的标记抗体，测定固相的放射性活度（见图 10-5）。此技术使用针对不同抗原决定簇的两种抗体，尤其在采用单克隆抗体后，使特异性大大提高；应用固相技术易于分离，又增高了灵敏度，与 RIA 相比具有较大的优势。

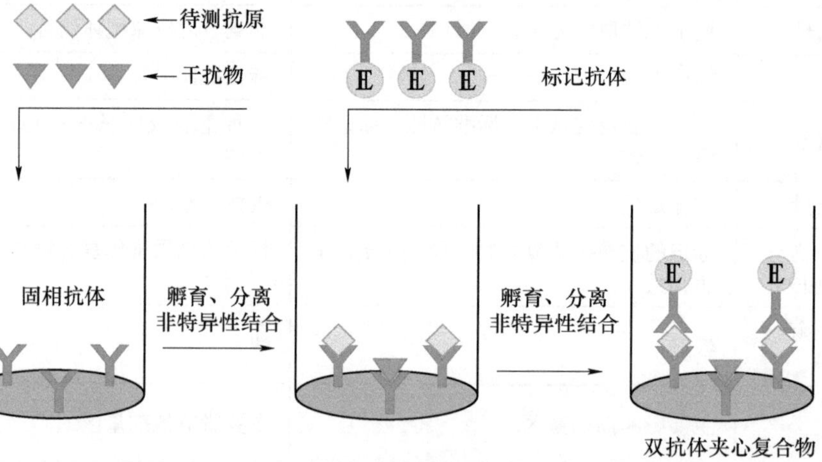


图 10-5 双位点 IRMA 标记分析示意图

### 10.3.3 标记第三抗体法

与双位点法相似，但所用两种特异抗体均不需标记，而是在反应结束后，加入非特异的 $^{125}$I 标记的第三抗体，与抗原-抗体复合物结合，测量结合物的放射性。此设计可以减化标记每一个特异性抗体（见图 10-5）。

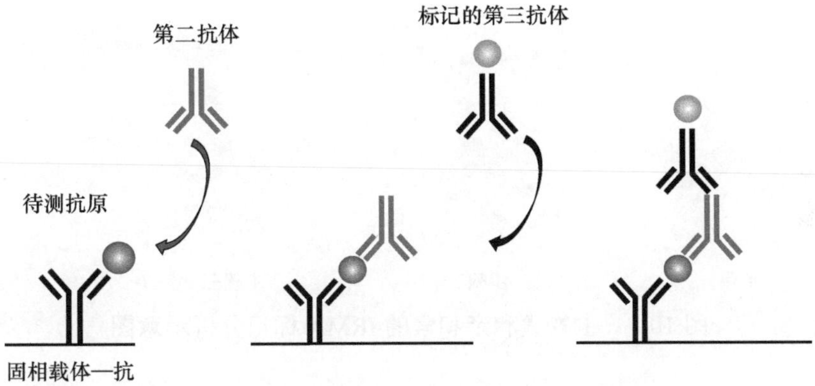


图 10-6 第三抗体的 IRMA 标记分析示意图

### 10.3.4 双标记抗体法

若抗原有 3 个以上多个抗原决定簇，可用两个标记抗体进行免疫放射分析，以提高复合物的比活度，有利于提高灵敏度和精确度。

### 10.3.5 IRMA-生物素-亲和素系统

生物素可以标记抗体，且每一个抗体分子可以标记几十个生物素分子。从而使系统本身具有放大效应，生物素又与 $^{125}$I 标记的亲和素有很高的亲和力，标记的亲合素牢固结合的 Ka 达 $10^{14}$～$10^{15}$ L/mol），且二者结合极为稳定。IRMA-生物素-亲和素使检测的灵敏度大大提高、以及极大地缩短了分析时间（见图 10-7）。

### 10.3.6 IRMA 分析法中的抗体

标记抗体标记抗体必须亲和力高、特异性高。通常都由生产厂家精选后用 $^{125}$I 标记，可以是多克隆（polyclonal），也可以是单克隆（monoclonal）抗体。一般说首先要保证特异性。此外，第二抗体以及第三抗体可以选用通用型的第二或第三抗体。

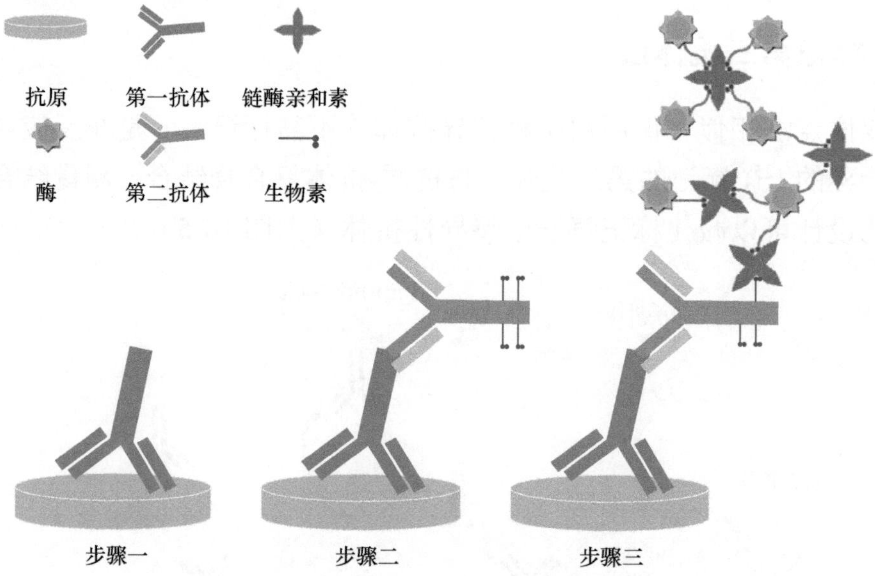


图 10-7 生物素和亲和素的 IRMA 标记分析示意图

## 10.4 数据处理和质量控制

免疫放射分析的标准曲线是不对称的，目前可以应用的曲线拟合法有以下三种：平滑样条函数法、五参数 Logistic 模型和三参数质量作用定律模型等。免疫放射分析的质量控制与放射免疫分析相仿，在此不再赘述。

## 10.5 免疫放射分析法的应用

免疫放射分析法（IRMA）属于非竞争性放射性配体结合分析技术。其通过放射性核素标记的过量抗体与待测抗原（样品）孵育，通过分离技术除去多余的标记抗体，测定溶液中的抗体-抗原复合物，得到样品的。IRMA 提高了检测的灵敏度并使检测范围增宽，特异性和精确度进一步提高。加上各种成熟的试剂盒的生成，使其在临床上大量应用。

### 10.5.1 肿瘤标志物的分析

陈智周，范振符等人建立一种夹心式的免疫放射分析技术，其利用单克隆抗体 Ma552 与 Ma695，用 Ma552 作为扑捉抗体，Ma695 为标记抗体。将 Ma552 包被于聚苯乙烯小珠上，并以 $^{1}$2-I 标记 Ma695 单抗。建立了血清 CA15-3 的免疫分析技术。对临床 50 名正常女性血清样本 CA15-3 值分析，发现正常女性血清 CA15-3 值为 11.3±3.9 U/ml，若以 30 U/ml 为判别的界值，则假阳性率为 0%。良性乳腺病 40 例，CA15-3 值 9.6±5.8 U/ml，假阳性率 0%。65 例不同病程阶段的乳腺癌患者，疗前血清 CA15-3 水平为 88.4±159.6 U/ml，总阳性率 50.8%。肝转移，特别是骨转移引起显著的血清 CA15-3 升高，阳性率可达 100%（n=9）。乳腺癌复发的患者 CA15-3 阳性率为 80%（$n$=5）。表明该免疫放射分析得到的数据在乳腺癌的诊断，监视转移和复发中具有一定的临床参考价值。

测量血清中的甲状腺蛋白的水平是评估甲状腺癌术后是否持续复发的一个重要指标。Yoon Young Cho 等人收集了 99 个术后甲状腺癌的患者的血清，分别用商用 DxI 800 试剂盒（贝克曼公司，美国）、GAMMA-10 试剂盒（Shinjin 医药公司，韩国）、RIA-MAT 280 试剂盒（Stratec，德国）分析血清中甲状腺蛋白（Tg）和甲状腺蛋白抗体（TgAbs）的水平。结果发现，DxI 800 试剂盒分析结果 Tg 的范围是 0.031 3 and 0.062 5 ng/mL。血清中 Tg 与 TgAb 总的变异系数（CV）分别是 3.9-5.6%f 和 5.3-6.9%血清中 Tg 与 TgAb 相关系数分别为 0.99 和 1.0。DxI 800 和 RIA-MAT 280 TgAbs 的临界值分别为 4.0 IU/mL 和 60.0 IU/mL。一致性达到 68%。研究表明 DxI 800 试剂盒检测血清中 Tg 与 TgAb 是非常敏感的，其检测灵敏度与免疫放射分析结果一致。

### 10.5.2 免疫放射分析与其他分析方法的比对分析

范振符等人以抗 CA19-9 单克隆抗体 C241 为捕捉抗体，以 C192 为标记抗体建立了 CA19-9 免疫放射分析（IRMA）和 CA19-9 免疫酶标分析（IEMA），CA19-9 IRMA 的标准曲线斜率 B 300 u/$B_0$ 为 37.1 倍，可测定下限在 4 U/ml 以下，批内 CV5.1%，批间 CV 9.4%，平均回收率 98.6%。CA19-9 IRMA 的标准曲线斜率 B 150 u/$B_0$ 为 88.2 倍，批内 CV 为 2.47%，批间 CV 为 5.4%，回收率 99.5%。以 IRMA 方法检测正常血清 99 例，CA19-9 为 12.9±8.5 U/ml；在胰腺癌患者 30 例血清岩本中，血清 CA19-9 为 165.3±117.2 U/ml。以 30 U/ml 为正常上限，则对胰腺癌检测的灵敏度为 86.6%，特异性 96.97%，说明该方法在胰腺癌诊断中有重要应用价值。此研究中的的 CA19-9 IRMA 已成为第一个国产的 CA19-9 试剂盒，在全国推广并得到广泛的应用。

B 型病毒感染是一个全球性的问题。其结果导致肝硬化和肝癌的发生。在世界范围内，每年大约有 50 万人因 B 型病毒感染导致死亡。而在人群中的 B 型病毒携带者是传播病毒的一个主要来源。通过检测孕妇和献血者血液中的 B

型病毒是阻断B型病毒感染的最重要的手段。尽管存在许多B型病毒感染的靶标分子，HBsAg 是 B 型病毒包膜蛋白，其能够作为抗原决定簇并宿主提供免疫作用。Dong Soo Lee 等人建立了以 HBsAg 为抗原靶标分子的免疫放射分析技术。通过B型病毒血液样本中 HBsAg 分析，用于 B 型病毒感染患者的诊疗。进一步与化学发光微粒免疫分析技术进行了比较。其结果发现，在 90 个慢性肝炎患者的血清中，基于 HBsAg 的免疫放射分析和化学发光微粒免疫分析发现了 23 个样本中带有 B 型病毒 DNA 序列。两种检测方法无显著性差异。

## 10.5.3 免疫放射分析在药物代谢分析的应用

韩晓红等人采用双抗体夹心免疫放射分析（IRMA）技术分析了接受白细胞介素-2（rIL-2）治疗的肿瘤病人血清标本中 IL-2 活性。该双抗体夹心免疫放射分析（IRMA）的灵敏度＜2.1 U/ml（290 ng/ml），平均批内和批间变异系数分别为 1.98%和 5.27%。方法特异性强、灵敏度高、检测快速。用此法检测两组皮下注射不同剂量 rIL-2 的 1 6 例肿瘤病人血清浓度，并对部分病例进行药代动力学研究，发现其血药浓度变化曲线属二室模型。消除半衰期（$t_1/2\beta$）为 18 h，达峰时间为 2.5 h。表明在药物代谢方面，同样可以利用免疫放射分析来进行灵敏、准确的测量分析。

## 10.5.4 免疫放射分析在测量人体内激素的应用

免疫放射分析广泛应用于激素水平的分析。对于原发性甲状旁腺功能亢进的诊断取决于可靠的甲状腺激素（PTH）的测量技术。甲状旁腺激素在肝脏以及其他器官被代谢后，在循环系统中存在多个大小不一的 PTH 片段。在碳端的 PTH 片段是无活性的片段，而其氨基酸的是具有甲状腺激素（PTH）活性。早期的 IRA 法以碳端的 PTH 片段和包含氨基端的全长序列为抗原获得标记抗体。因此，在检测中，存在交互反应，特别是存在肾病患者无法代谢甲状腺激素（PTH）的碳端的氨基序列，使得测量结果高于实际甲状腺激素（PTH）水平。影响了测量的准确性。鉴于此，Silverberg SJ 等人利用三种方法比较了全长甲状腺激素（PTH）、血清和甲状腺瘤中 PTH 水平，其发现，在 56 个患者中，含中间甲状腺激素（PTH）片段 RIA 分析高于 63%，全长甲状腺激素（PTH）IRMA 分析高于 73%，（1-84）甲状腺激素（PTH）高于 96%。（1-84）甲状腺激素（PTH）IRMA 分析结果与 RIA 和全长甲状腺激素（PTH）IRMA 密切相关。该结果与病理学指症（血钙 $R=+0.511$，$P<0.000\,1$；碱性磷酸酶 $R=+0.489$，$P=0.001$；

径向骨密度 $R=-0.366$，$P<0.01$）。在 21 例外科甲状腺切除手术患者中，18 个甲状腺瘤中，在血清中和实体腺瘤中，全长甲状腺激素（PTH）IRMA 测量结果大于（1-84）IRMA 甲状腺激素（PTH）IRMA 的水平。研究表明，（1-84）甲状腺激素 IRMA 分析技术的灵敏度大于现有的其他测定甲状腺激素（PTH）技术。而其他的甲状腺激素片段不能改变其活性激素的比例。该研究表明，选择合适的免疫抗原簇对于 IRMA 的准确度具有非常重要的意义。

## 10.6 免疫放射分析法研究展望

免疫放射分析技术自 Miles 和 Hales 创建以来，其在肿瘤诊断、病毒分析、药物代谢分析、激素水平分析等各个基础生命科学研究和临床诊疗中进入了一个高速发展的阶段，应用领域非常广阔。在临床上更加趋向于快速诊断试剂盒的方面的发展。其次，对于放射标记物质，在技术相对成熟的前提条件下，也趋向于应用发展化学荧光标记或生物素等标记方法。使得操作更加安全和简单。再者，免疫放射分析技术作为一种特异、灵敏的分析技术常常用于其他技术之间的分析结果比较。总而言之，免疫放射分析通过与其他技术的融合与发展，其在解释生命科学中的迷与临床诊疗中具有非常重要的意义。

## 思考题

1. 请简要描述免疫放射分析技术（IRMA）的原理？
2. 请简要描述免疫放射分析技术（IRMA）的类型？
3. 请简要描述免疫放射分析技术与放射免疫分析技术的差异？

## 参考文献

[1] 陈智周，范振符. 肿瘤标志物 CA15-3 的免疫放射分析及其临床应用 [J]. 中华肿瘤杂志，1998（2）：125-128.

[2] 范振符，陈智周，许智雄，等. 肿瘤相关抗原 CA19-9 免疫放射分析（IRMA）与免疫酶标分析（IEMA）[J]. 标记免疫分析与临床，1994（2）：72-75.

[3] 韩晓红，陈智周，汤致强. 重组白细胞介素-2（rIL-2）的免疫放射分析及人体药代动力学研究 [J]. 标记免疫分析与临床，1994（4）：193-195.

［4］ Hyun-Woo Kwon，Ho-Young Lee，Seog Gyun Kim，et al. Quantitative Measurement of Serum Hepatitis B Surface Antigen Using an Immunoradiometric Assay in Chronic Hepatitis B［J］. Nucl Med Mol Imaging，2011，45（1）：15-20.

［5］ Yoon Young Cho，Sejong Chun，Soo-Youn Lee，et al. Performance Evaluation of the Serum Thyroglobulin Assays With Immunochemiluminometric Assay and Immunoradiometric Assay for Differentiated Thyroid Cancer［J］. Ann Lab Med，2016，36（5）：413-419.

［6］ Silverberg S J, Gao P, Brown I, et al. Clinical utility of an immunoradiometric assay for parathyroid hormone（1-84）in primary hyperparathyroidism［J］. J Clin Endocrinol Metab，2003，88（10）：4725-30.

# 11 受体的放射性配体结合分析

受体（receptor，R）是细胞膜上或细胞内能识别生物活性物质并与之结合，进而引起生物学效应的生物大分子。配体（ligand，L）是能与受体特异性结合的生物活性分子，有内源性配基和外源性配基之分。内源性配体可以是激素、神经递质、细胞因子和生长因子等，外源性配体则是药物或毒物，有激动剂和拮抗剂之分。受体在细胞信息传递过程中起着极其重要的作用。受体与配体结合后，引起受体后的信号转导，最终启动细胞内相应的生物效应，是高等动物适应环境、协调机体各种细胞功能的关键性分子。

受体的放射性配体结合分析（radioligand binding assay of receptors，RBA）是目前研究受体亲和力和受体数量最基本、最主要的方法，可以对受体进行定量或定性分析。受体的放射性配体结合分析定量研究可以测定靶组织或靶细胞中能与配体结合的受体数（以结合位点数，binding site 表示），以及研究受体的亲和力（常以平衡解离常数表示）。受体的放射性配体结合分析定性研究可以发现和确定新的受体和受体亚型，以及在分子水平研究受体-配体的相互作用等。受体的放射性配体结合分析的原理是基于放射性核素标记的配体与特异受体的理化结合反应。应用放射性标记配体和组织、细胞或含有受体的制剂一起温育，使受体和配体充分结合，形成受体-配体复合物，终止反应后，用过滤或离心的方法除去未被结合的标记物，测定受体-配体复合物的放射性，经过数据处理，可求得受体对配体的亲和力和受体的最大结合容量。

由于放射性探测的灵敏度高、核素标记物不改变配体的构型，所以可用来直接观察配体在亚细胞组分中的分布，并进行精确定量。受体的放射性配体结合分析的出现使受体的研究从间接观察进入直接观察，从宏观进入了微观。目前，受体的放射性配体体结合分析已广泛应用于神经递质、激素和药物等的作用机制、疾病的病因和发病机制、新药设计和药物筛选、受体显像与受体介导治疗等多个领域，并且仍在不断发展中。

本章将主要讲述有关单位点系统受体的放射性配体结合分析的内容，双位点及多位点系统受体的放射性配体结合分析的内容请参考有关文献。

## 11.1 概 述

### 11.1.1 受体的分类

1998 年，国际药理学联盟提出对受体采用四级分类法：类（class）、亚类（subclass）、型（type）和 亚型（subtype）。

根据受体蛋白的结构、受体对配体的结合和识别以及受体后信息传递等特征，把受体分为 5 类：①配体门控离子通道受体；②G 蛋白偶联 7 次跨膜受体；③有酶结构的单次跨膜受体；④无酶结构的单次跨膜受体；⑤核受体，包括糖皮质激素受体类（糖皮质激素受体、盐皮质激素受体、孕激素受体、雄激素受体等)、雌激素受体类、甲状腺激素受体类（甲状腺激素受体、维甲酸受体、维生素 D3 受体等）。其中，前四类受体为膜受体。每一类受体又可分为几种不同的亚类。

根据内源性配体的不同把受体划分几个型。而内源性配体相同，氨基酸序列同源性很高的受体又可划分为不同亚型，不同亚型可发现亲和力不同的外源性配体。

### 11.1.2 受体与配体结合的基本特点

（1）可饱和性（saturability）

受体在某种特定细胞中的数目有一定限度。配体与受体相互作用时，配体浓度逐步增加，它和受体的特异结合也会逐步增加，当配体浓度达到一定的程度后，会使绝大多数受体都被占领，再增加浓度，所形成的受体配体复合物也不再增加，即受体被饱和。

（2）特异性（specificity）

受体对配体的识别具有特异性。特定的受体只识别特定的配体，其基础是受体蛋白的构象以及配体的构型和构象。此外，受体的特异性还表现在器官或组织的专一性上，即受体主要存在于相应配体发挥生理或药理效应的器官，称之为靶器官。受体与配体特异性结合的特点是亲和力高而结合容量小。

（3）适度的亲和力（affinity）

亲和力指受体和配体的结合能力。衡量受体与配体亲和力大小的一个重要物理量是平衡解离常数（equilibrium dissociation constant，KD）。KD 是指占据半数受体（或形成最大受体-配基复合体的半量）时，所需配体的浓度，单位为 mol/L。KD 值愈小，表明亲和力愈高，受体和配体容易结合而不易解离；KD 值愈大，亲和力愈低。一般来说，受体的 KD 值与其相应配体的生理浓度处于同一数量级，通常是在 $10^{-8}$～$10^{-9}$ mol/L。

（4）可逆性（reversibility）

受体与其内源性配体的结合反应属于可逆反应，当周围的配体浓度降低时，形成的复合物会逐渐解离，重新变为游离的受体和配体。受体与其外源性配体的结合则有两种情况：①受体与外源性配体的结合是可逆反应，解离后的配体为原型；②受体与某些不可逆阻断剂结合是不可逆的，最终导致受体分子的破坏和配体的代谢变化。

（5）识别能力（recognition）和生物效应的一致性

受体与配体结合后，能引起受体后的信号转导，最终启动细胞内相应的生物效应。若一种蛋白具有类似受体的结合特征，但不能介导特定的生物学效应，那么这种蛋白不能称之为受体。而受体的结合反应和生物效应需有两方面的匹配：一是组织分布上的匹配：受体主要存在于相应配体发挥生理或药理效应的器官；二是浓度上的匹配：配体和受体结合的有效浓度通常应该和该配体发挥生物效应的浓度一致。

## 11.2 单位点系统受体的放射性配体结合分析的基本规律

### 11.2.1 简单单位点系统受体和配体结合反应的基本规律

简单单位点系统是指受体与配体结合的系统只存在一种结合位点，而且受体与配体的分子以 1:1 的比例结合。其基本规律遵从质量作用定律。

（1）质量作用定律

受体和配体的结合反应是可逆的，服从质量作用定律，其反应式可由下式表示：

$$[R]+[L]\underset{k_2,v_2}{\overset{k_1,v_1}{\rightleftharpoons}}[RL] \tag{11-1}$$

式中，$[R]$和$[L]$——游离受体和游离配体的浓度；

$[RL]$——复合物的浓度；

$v_1$ 和 $v_2$——复合物的结合速率和解离速率；

$k_1$ 和 $k_2$——结合速率常数和解离速率常数。

根据质量作用定律：

$$v_1 = k_1[R][L] \tag{11-2}$$

$$v_2 = k_2[RL] \tag{11-3}$$

当反应达到平衡后，

$$v_1 = v_2 \tag{11-4}$$

即：

$$k_1[R][L] = k_2[RL] \tag{11-5}$$

则平衡解离常数（KD）的数学表达式为：

$$KD = \frac{k_2}{k_1} = \frac{[R][L]}{[RL]} \tag{11-6}$$

（2）受体与配体结合反应的动力学

受体与配体刚开始接触时，$[R]$和$[L]$最大，$[RL]$最小，因此，$v_1$ 随反应的进行逐渐变小，$v_2$ 逐渐变大，即开始时复合物的形成很快，而后逐渐变慢，当 $v_1 = v_2$ 时，反应达到动态平衡。当周围的游离配体浓度急剧降低（比如反应平衡后加入大量缓冲液），或非标记配体浓度急剧升高（比如在反应系统中加入高浓度的非标记配体）时，放射性复合物近似单向解离，符合一级动力学模式。总之，受体与配体的结合反应是一边形成、一边解离的综合过程。

（3）饱和曲线

当配体的浓度从零开始上升时，形成的复合物也逐渐增多。但由于受体数量有限，又是可逆反应，因此$[RL]$的增加不是直线上升，而是一条上升先快后慢的曲线，最后绝大部分受体与配体结合时，$[RL]$的增加就非常缓慢，渐趋水平，即受体已经饱和了，这就是饱和曲线（saturation curve）。

设$[LT]$为配体的初始浓度，$[RT]$为受体的初始浓度，则有：

$$[L] = [LT] - [RL]$$

$$[R] = [RT] - [RL]$$

将上式代入（11-6）式，经整理得：

$$[RL]^2 - [RL]\{[RT] + [LT] + KD\} + [RT][LT] = 0 \tag{11-7}$$

上式是以[*RL*]为变量的一元二次方程，简单单位点系统 *RBA* 以[*LT*]为横坐标，[*RL*]为纵坐标，可以得到典型的饱和曲线。

饱和曲线的形状和 *KD* 值有关，*KD* 值越小（亲和力越大），曲线起始段上升得越快，曲线越早趋于水平；反之亦然（如图 11-1）；饱和曲线的高度取决于[*RT*]（如图 11-2 所示）。

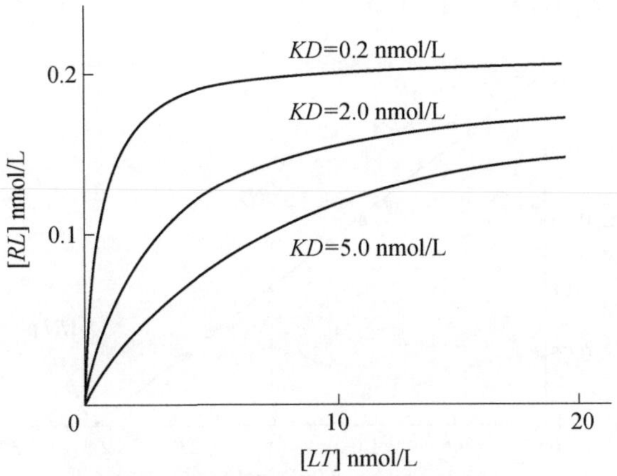


图 11-1　*KD* 对饱和曲线的影响

（引自《实验核医学》，许玉杰主编）

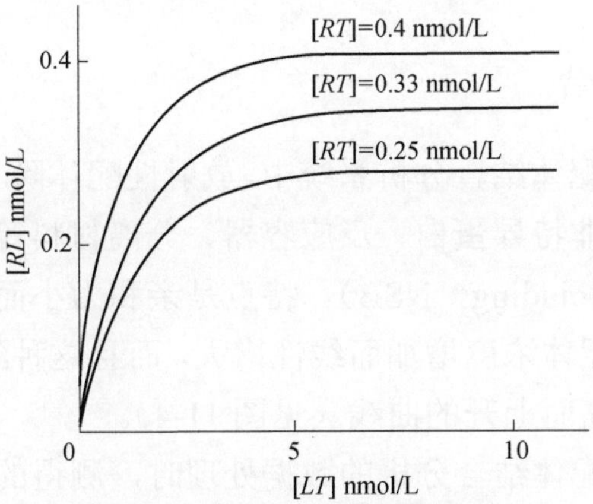


图 11-2　[*RT*]对饱和曲线的影响

（引自《实验核医学》，许玉杰主编）

（4）Scatchard 作图

由式（11-6）整理可得：

$$KD=\frac{[R][L]}{[RL]}=\frac{\{[RT]-[RL]\}[L]}{[RL]} \tag{11-8}$$

将式（11-8）进行整理，则有：

$$\frac{[RL]}{[L]}=\frac{[RT]}{KD}-\frac{1}{KD}\times[RL] \tag{11-9}$$

以复合物浓度[*RL*]为横坐标，以复合物浓度和游离配体的浓度比值[*RL*]/[*L*]纵坐标作图，即为 Scatchard 作图。

简单单位点系统 Scatchard 作图为一条直线，斜率为-（1/KD），横轴截距为[*RT*]，纵轴截距为[*RT*]/KD（图 11-3）。

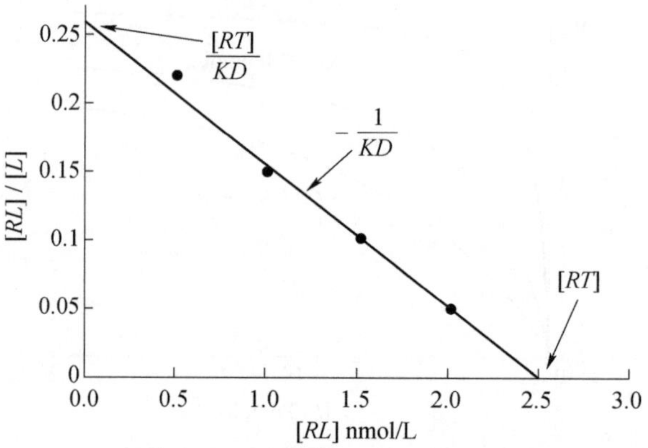


图 11-3　简单单位点系统 RBA 的 Scatchard 作图

（引自《实验核医学》，许玉杰主编）

## 11.2.2　非特异性结合

在受体的放射性配体结合分析系统中，放射性配体除与受体特异性结合外，还可与其他成分（如非特异蛋白、反应容器、分离材料等）结合，称为非特异性结合（non-specific binding，NSB）。特点是亲和力小而结合容量大，不易被饱和，随反应系统内配体浓度增加而线性增大，而且这种结合与生物效应无关。表现为一条随[*LT*]升高而上升的曲线（见图 11-4）。

在受体的放射性配体结合分析的数据处理时，测得的总结合的放射性计数（total binding，TB），必须减去非特异性结合的放射性计数，才能得到特异性结合的放射性计数（specific binding，SB）。

## 11.2.3　正协同和负协同作用

在某些情况下，一部分受体与配体结合后可能会使相邻的受体的亲和力逐步升高，使得 Scatchard 作图时得到的曲线的斜率变大，曲线向上凸，称为正协同作用（positive cooperativity）。反之，受体的亲和力降低，Scatchard 作图时得到的曲线斜率变小，向上凹，称为负协同作用（negative cooperativity），见图 11-5。

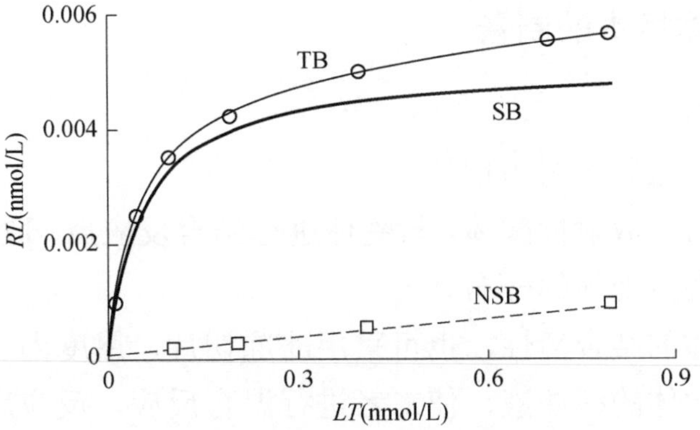


图 11-4　饱和曲线实验中 TB、SB 和 NSB 的关系

（引自《核医学》，李少林主编）

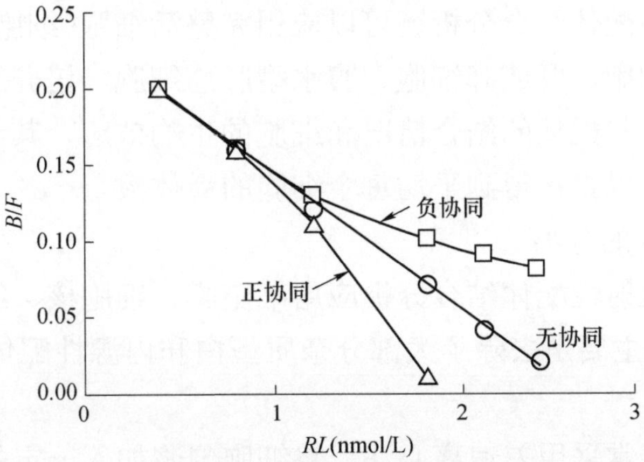


图 11-5　正、负协同作用对 Scatchard 作图的影响

（引自《核医学》，李少林主编）

## 11.3　受体的放射性配体结合分析的基本方法

受体的放射性配体结合分析的离体实验的基本方法可概述如下：

（1）制备待测受体的离体标本（组织切片、细胞悬液、细胞组分的分离制备等）；

（2）加样（标本、放射性标记配体、缓冲液、非标记配体等）；

（3）温育；

（4）分离结合和游离的放射性标记配体；

（5）测定结合部分的放射性；

（6）数据处理。

### 11.3.1 待测受体标本的制备

（1）组织切片

一般有两种方法制备组织切片。

①首先活体给予放射性配体，与受体进行结合反应后，取出脏器常规切片，应用放射自显影观察受体的分布。

②为保持受体的结合活性，也可采用冰冻切片，厚度为 5～50 μm，离体给予含有放射性配体的缓冲液，使二者进行温育反应，反应后洗去游离部分。可直接测量其放射性活度，也可用放射自显影或免疫组化法研究受体的分布。

（2）完整活细胞

受体的放射性配体结合分析还可以应用完整活细胞（细胞悬液或贴壁细胞）进行，可以是血细胞、肝或脾细胞、腹水型肿瘤细胞、培养细胞等。其优点是可以同时观察受体与配体的结合情况和细胞的生物效应，其结果更能反映受体的生理特性；还可以直接得到平均每个细胞的受体数。

（3）细胞组分的分离

多数受体的放射性配体结合分析应用细胞膜、细胞核、线粒体等细胞组分进行分析。其优点主要是去除了大部分杂质蛋白和内源性配体，减少了 NSB 或其他因素的干扰。

细胞组分分离常采用差速离心法。将细胞匀浆加入一定的介质缓冲液中，先后以不同的转速和时间进行多次离心，由于其中所含受体在介质中的沉降速度不同，每次离心均可分离获得不同的细胞组分（如图 11-6）。

为保证受体标本的生物活性，必须注意以下几点：①整个制备过程均在 0～4 ℃下进行；②应保证介质适宜的离子强度和 pH 值等；③需严格控制匀浆的转速和时间。

### 11.3.2 标记配体的选择

标记配体是建立高质量受体的放射性配体结合分析的前提条件。受体的放射性配体结合分析通过已知标记配体的用量和比活度，以及测定结合部分的放射性活度，用数学方法求出受体的相关参数，因此对放射性配体的要求很严格。对标记配体的要求主要有以下几点：高比活度、高亲和力、特异性强、放射化学纯度高。

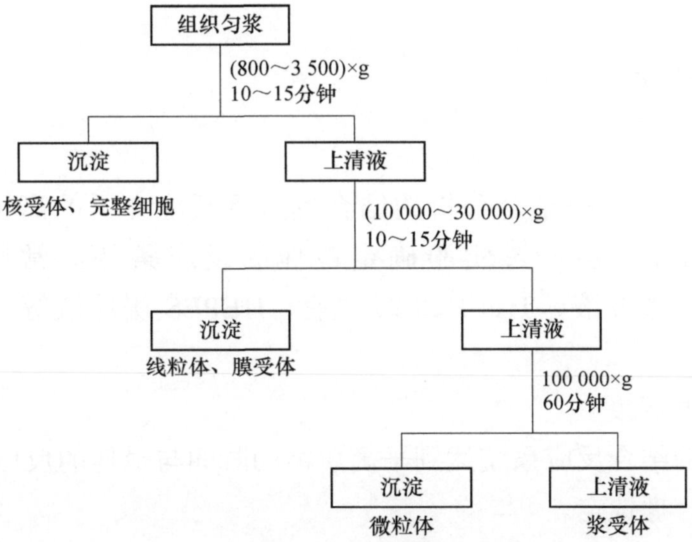


图 11-6 差速离心法分离细胞组分示意图

（引自《核医学》，李少林主编）

（1）高比活度：受体的放射性配体结合分析标本中的受体数目一般很低（0.01～1 pmol/mg 蛋白），故必须用高比活度的标记配体才能得保证分析的灵敏度。另外，标记配体的比活度高，其用量也会相应减少。一般要求标记配体的比活度在 $3.7\times10^{11}$ Bq/mmol 以上。

（2）亲和力高：高亲和力的配体可减少用量，从而降低 NSB；且可使标记配体与受体形成的复合物解离变慢，有利于配体与受体的结合和游离标记配体的分离，减少实验误差。

（3）特异性强：一般应选择专一性高的标记配体，以减少与其他受体的交叉反应。理想的标记配体应只与一种受体或受体的一种亚型特异性结合。

（4）放射化学纯度高：受体的放射性配体结合分析的计算是以标记配体的用量和比活度为依据，放射性杂质多可影响结果的准确性，一般要求标记配体的放射化学纯度在 95%以上。

### 11.3.3 非标记配体的选择

非标记配体可用来测定非特异性结合。非标记配体不一定要求与放射性配体属同一化合物，但必须与受体的亲和力及特异性均较高，以具有较高的竞争能力。通常非标记配体的用量为标记配体的 500～1 000 倍，使受体与标记配体的特异结合绝大部分被抑制，此时测得的标记配体-受体复合物的放射性即代表NSB。

### 11.3.4 温育条件

（1）反应介质

受体的放射性配体结合分析的结合反应受反应介质的离子强度、pH 值等的影响，因此，应经过实验确定最佳的反应条件。常用的缓冲液有 $Na^+$-$K^+$磷酸盐缓冲液、Tris-HCl 缓冲液、HEPES 缓冲液等，一般最适 pH 值为 7.4～7.8。

（2）时间和温度

不同受体的结合反应系统达到平衡所需的时间与最佳的反应温度不同，因此应经过试验合理选定。

### 11.3.5 结合配体和游离配体的分离

分离的目的是将形成的放射性复合物与游离的放射性配体分开，测定复合物放射性。一旦分离，原有的反应平衡被破坏，因此在分离过程中要使复合物的解离降低到最低程度，低温和快速是最有效的措施。常用的分离方法有过滤法、离心法、吸附法、透析法、电泳法等。

（1）过滤法

过滤法是一种常用、高效的分离方法。将温育成分冷却后，倾倒在玻璃纤维膜或醋酸纤维膜上，过滤，然后用冷缓冲液淋洗滤膜，除去游离的配体，取出滤膜测量放射性。一般淋洗操作应在低温（0～4 ℃）中进行。

（2）离心法

多数实验可用离心法分离结合与游离的配体。将温育后的样本低温离心，弃去上清液，用冷缓冲液或水淋洗沉淀物（淋洗的目的是去除管壁上及沉淀物上未结合的标记配体），然后用适当的助溶剂溶解沉淀物，测定其放射性。

（3）吸附法

对可溶性受体的复合物可采用吸附法分离。以吸附剂将游离配体吸附后离心或过滤除去，取上清液测量放射性。常见的吸附剂有右旋糖酐加膜活性炭（dextran-coated charcoal，DCC）、活性炭、滑石粉、羟磷灰石等。

# 11.4 受体的放射性配体结合分析定量分析的数据处理

受体的放射性配体结合分析定量分析主要是通过已知标记配体的量和比活度，以及测得的样本的数据，应用数学模型求出受体的有关参数如受体密度[*RT*]、*KD* 等。

## 11.4.1 单点法实验的数据处理

通常是计算饱和区的受体密度，即受体最大结合容量（maximum binding capacity，Rmax）。受体密度的表示方式有以下几种：①胞浆胞膜等的受体含量，fmol/mg 蛋白；②胞核的受体含量，fmol/mgDNA；③完整细胞受体的含量，结合位点/cell（site/cell）或 fmol/$10^6$ 细胞。

单点法实验只适用于简单单位点系统，其计算过程如下：

①测得的总结合 TB 减去非特异性结合 NSB 的每分钟放射性计数（cpm），得到特异性结合 SB 的 RL 的 cpm。

②RL 的 cpm 除以仪器的探测效率得到 *RL* 的每分钟衰变数（dpm）。

③RL 的 dpm 除以配基的比活度，得到复合物的 mol 数。这里配基的比活度（Bq/mmol）应先换算成 dpm/fmol。由于简单单位点系统，受体与配基的分子以 1:1 的比例结合形成复合物，则 RL 的 mol 即为受体结合位点的 mol 数。

④另取一定量的样品测蛋白（DNA）含量或细胞数，复合物的 mol 数除以蛋白量（DNA 量）或细胞数，即可算成一定量蛋白（DNA）或一定细胞数中 RT 的 mol 数，即为[*RL*]。

其计算公式如下：

$$[RT]=\frac{RL\text{的}\,cpm}{\text{探测效率（\%）}\times\text{配基比活度}\times\text{标本蛋白量（DNA 量）或细胞数}} \tag{11-10}$$

## 11.4.2 简单单位点受体的放射性配体结合分析定量分析的多点法实验

多点法实验可分为简单单位点和双位点（多位点）两方面，它们又可各自分为饱和曲线实验和竞争结合实验两类。数据处理时既可以将数学模型直线化，然后进行直线拟合，也可以应用计算机进行曲线拟合，最后求出所需参数。下面简要介绍简单单位点饱和曲线实验的数据处理。

（1）Scatchard 模型

以复合物浓度[*RL*]为横坐标，以复合物浓度和游离配体的浓度比值[*RL*]/[*L*]为纵坐标作图，实际应用时，[*RL*]/[*L*]的浓度比值由放射性的比值 B/F 代表。

具体公式如下：

$$\frac{[RL]}{[L]}=\frac{B}{F}=\frac{[RT]}{KD}-\frac{1}{KD}\times[RL] \tag{11-11}$$

以 B/F 对[*RL*]作图应为一条直线，斜率为－(1/KD)，直线与横轴的交点为[*RT*]值，与纵轴交点为[*RL*]/*KD*。

（2）计算机曲线拟合

饱和曲线的直接表达式为：

$$[RL]^2-[RL]\{[RT]+[LT]+KD\}+[RT][LT]=0 \tag{11-7}$$

式中，[*LT*]——自变量（横坐标）；

[*RL*]——因变量（纵坐标）；

[*RT*]和 KD——固定值。应用计算机以最小二乘法或稳健回归法进行曲线拟合，可以得到[*RT*]和 *KD* 的值。

## 思考题

1. 受体（receptor）和配体（ligand）分别是什么？
2. 受体的放射性配体结合分析（RBA）能测定哪些参数？
3. 为什么放射性配体结合分析具有高灵敏度？

## 参考文献


［1］李少林. 核医学［M］. 北京：人民卫生出版社，2002.

［2］王浩丹，周申. 生物医学标记示踪技术［M］. 北京：人民卫生出版社，1995.

［3］许玉杰. 实验核医学［M］. 苏州：苏州大学出版社，2004.

［4］贺师鹏，胡雅儿，夏宗勤. 受体研究技术［M］. 北京：北京大学医学出版社，2004.

# 12 核酸分子杂交

互补的核苷酸序列通过 Walson-Crick 碱基配对（A-T 和 G-C）形成稳定的杂合双链 DNA 分子的过程成为杂交。杂交的过程是高度特异性的，可以根据所使用的探针的已知序列进行特异性的靶标序列的检测。

杂交的双方是所使用的探针和要检测的核酸。该核酸对象可以是克隆的基因组 DNA、也可以是细胞总的 DNA 或总的 RNA。根据使用的方法被检测的核酸可以是提纯的核酸，也可以直接与细胞内的核酸进行杂交，即细胞原位杂交。所使用的核酸探针必须经过标记，以便于示踪和检测。使用最普遍和灵敏的探针标记物是放射性同位素，但是，随着技术的不断成熟以及基于放射性同位素的安全性和环境友好性的考虑，非放射性标记探针逐渐取代了放射性同位素标记的探针。使得核酸杂交技术得以广泛应用。

核酸分子杂交技术具有很高的灵敏度和高度的特异性，因而该技术在分子生物学中已广泛地使用克隆基因的筛选、酶切图谱的制作、基因组中特定序列的定性、定量检测和疾病相关基因的克隆和诊断等方面。因此，它不仅在分子生物学领域中广泛应用，而且在临床诊断上的应用日益增多，为揭示生命科学之谜提供强有力的技术保障。

## 12.1 核酸分子杂交原理

### 12.1.1 杂交原理

DNA 分子是由两条首尾倒置的脱氧核糖核酸组成，其双螺旋链的碱基之间通过氢键连接，并遵循 A-T、G-C 配对原则。当 DNA 水溶液被加热到 100 ℃或暴露与很高或很低 pH 时（pH≥13 或 pH≤3），互补形成双螺旋的两条链上的碱基对就会被打开，双螺旋迅速分离成两条单链。这个过程称为 DNA 的变性。在很长一段时间里这一过程被认为是不可逆的。但是在 1961 年，人们发现在 65 ℃长时间保温可使互补的 DNA 单链很好地重新形成双螺旋，这个过程称为杂交（也被叫作 DNA 的复性，见图 12-1）。与此相似，含有互补的核苷酸序列的任意两条双螺旋单链（如 DNA/DNA、RNA/RNA、DNA/RNA）都可以发生杂交。这种特异性的杂交反应被广泛地应用于检测和分析 RNA 和 DNA 分子中的特定序列。核酸杂交技术的发明，为从分子水平上探明核酸的性质和疾病的诊断等方面发挥了巨大的作用。

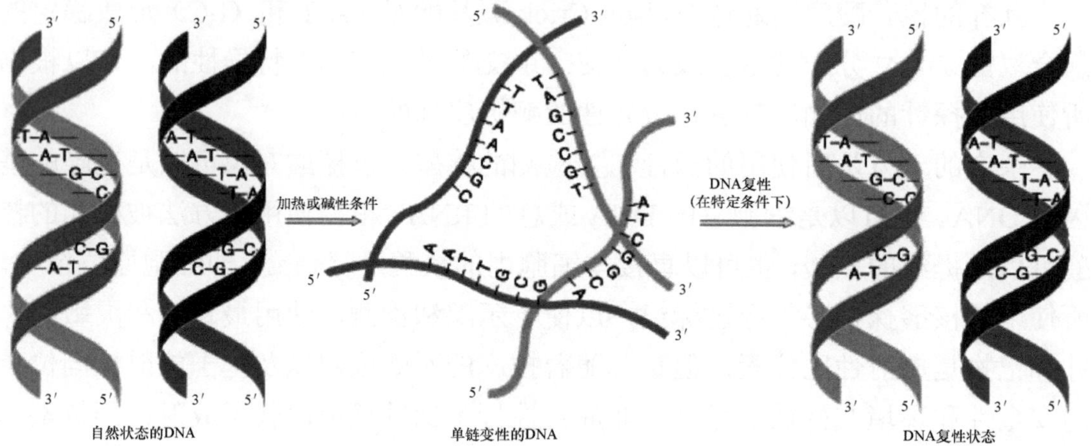


图 12-1　DNA 的变性与复性

用于检测互补序列的单链 DNA 分子通常称为探针，这些带有用于检测的放射性或化学标记的分子，可以是 15 个到数千长度的核苷酸。用探针进行的杂交反应的灵敏度可达到检测出每个细胞一个分子浓度的互补序列。因此，可以判断出特定 DNA 样品中的 DNA 片段的拷贝数。同样的方法可以用于寻找相关但不完全相同的基因。例如，以已知的基因探针，可以在所有基因组还没有测序的生物体中找到感兴趣的的基因。

DNA 探针也可以用于与 RNA 进行杂交，来确定一个细胞中是否表达一个特定的基因。在此情况下，含有基因序列的 DNA 探针与细胞中提纯的 RNA 进行杂交，来检测 RNA 中是否有与 DNA 探针匹配的核苷酸序列，如果存在的话，含量是多少。在更精确的反应中，在杂交反应之后，还要用特异的核酸酶来处理 DNA 探针，以判断与细胞中 RNA 配对的 DNA 探针的精确区域。因此，人们可以判断出 RNA 转录的起始和终止位点，也可以找出基因中内含子和外显子的精确边缘。

### 12.1.2 杂交的条件与参数

RNA 或 DNA 探针与固定在膜上的或游离于液体中的目标 DNA 或 RNA 在杂交动力学上是非常相似的。这表明在这些条件下的核酸杂交的参数也基本一致。

#### 12.1.2.1 杂交稳定性

核酸杂交是一种动态的且可以相互逆转的过程。因此，理解并充分认识动态变化过程中杂交相对稳定的各项参数指标，有助于我们选择理想的杂交条件，得到完全和不完全杂交的结果（见图 12-2）。

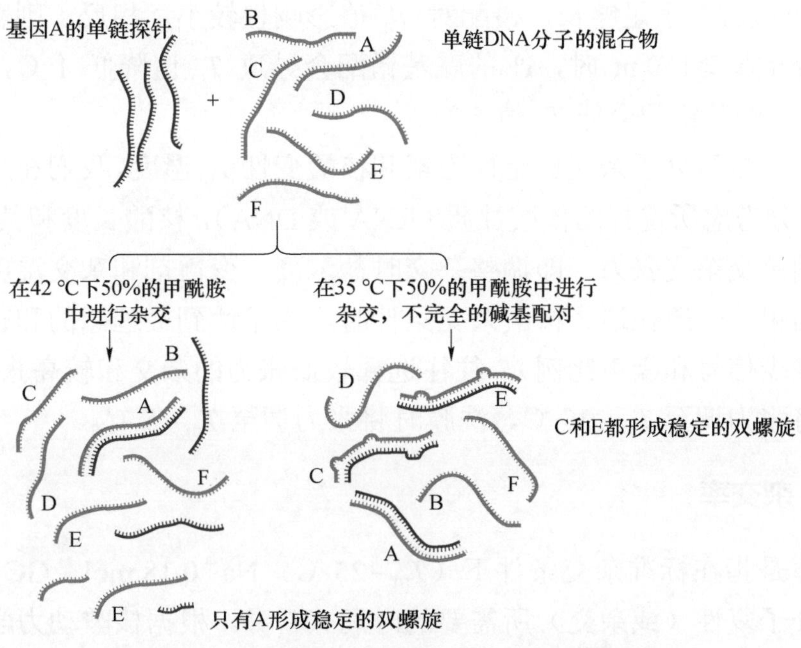


图 12-2 不同条件下进行的 DNA 的不精确配对

变性温度，又称为核酸融解温度（$T_m$），指当一半双链核酸分子解链形成单链结构时的温度。$T_m$ 值与以下几个因素有关：（1）单价阳离于浓度（$M$）；（2）核酸分子中碱基 GC 含量（一般为 0.4）；（3）核酸分子长度（$L$=nt 数）；（4）核酸分子变性剂（如甲酰胺，以%比出现）。以下公式适合在 pH 5～9，核酸碱基数≥50 nt 时使用：$T_m$=81.5 ℃+16.6 logmol+（41×GC 含量）–（500÷L）–（0.62×甲酰胺%）。例如，人体 DNA（GC 含量约 0.4）在 $Na^+$为 0.18 mol/L 标准浓度下 $T_m$ 约为 85 ℃，当 $Na^+$达 1 mol/L 时，$T_m$ 约为 97 ℃。对于 01igo DAN

（15～30 nt），$T_m$ 需用以下经验公式推算：

$$T_m = 4(G + C) + 2(A + T) \tag{12-1}$$

式中，$G$、$C$、$A$ 和 $T$——o1igo DNA 各碱基的数量。

对于 RNA-RNA 或 RNA-DNA，它们的 $T_m$ 值按以下式子计算：

$$T_m = 79.8 + 18.5\log \text{mol} + (58.4 \times \text{GC 含量}) + (11 - 8 \times (\text{GC})^2) - (820 \div \text{L}) - (0.35^* \times \text{甲酰胺\%}) \tag{12-2}$$

注：*当 RNA-DNA 杂交时，其比值为 0.5，其他条件下用 0.35。相互比较而言，在没有变性剂存在时，RNA-DNA 比 DNA-DNA 的 $T_m$ 高 10 ℃，表明 RNA-DNA 杂交更加稳定。

另外，异源核酸分子杂交时，分子之间碳基错配，也会降低分子杂交时的 $T_m$ 值。如果核酸分子足够长，错配对 $T_m$ 值影响也较小。相反，则影响较大。一条核酸分子长≥150 nt 时，1%的碱基错配会导致 $T_m$ 值降低 1 ℃，而＜20 nt 的核酸，1 个碱基错配会低 $T_m$ 值 5 ℃。

根据以上核酸分子杂交稳定性因素和核酸变性 $T_m$ 温度，我们在进行核酸杂交时。要充分考虑所选择的核酸性质（RNA 或 DNA），核酸长度和其 GC 含量，确定适合的杂交杂交张力，即调整杂交时盐浓度，变性剂和杂交温度，获得满意的杂交结果。一般在选择核酸杂交条件时，为了达到最理想的和特异性较高的结果（减少信号和噪声比例），往往选择较低张力的杂交和较高张力的洗膜，即杂交时将张力调至 $T_m - 25$ ℃，洗膜时将张力调至 $T_m - 5$ ℃。

#### 12.1.2.2 杂交率

杂交率是指在标准杂交条件下（$T_m - 25$ ℃，$Na^+$ 0.18 mol，GC = 0.4），让一半核酸分子复性（或杂交）所需要的时间（$T_{1/2}$）。根据核酸动力学，核酸双链分子在达到一定温度时，其变性是一种类似瀑布样的过程，而异源分子之间同源序列所进行的核酸杂交与复性不同，它除了与 $T_m$ 值有关外，还与核酸分子之间的复杂性、核酸浓度有关，杂交需要一个相当长的时间过程。

（1）单链核酸杂交动力学：

$$T_{1/2} = \ln 2 / KC \tag{12-3}$$

式中，$K$——杂交系数；

$C$——探针核酸浓度（mol/L）。

在标准条件下（$T_m - 25$ ℃，$Na^+$ 0.18 mol，$GC = 0.4$），$K = 10^6/\text{N}$，N 代表核

酸顺序的复杂性，在单一顺序核酸中，$N$=nt 数。根据经验，在 C 和 N 不变的情况下，最大的杂交率选择 $T_m-25$ ℃（DNA-DNA）和 $-15$ ℃（DNA-RNA），或 $T_m-5$ ℃（DNA-DNA，≤20 nt）。但实验也显示，$T_m-32$ ℃～18 ℃范围内，对 $T_{1/2}$ 值影响不大。

（2）双链核酸探针杂交动力学

一般标记的核酸分子均为双链分子。在分子杂交过程中，双链探针分子与单链分子不同的是，它们除了与固定在膜上的或在溶液中的异源性核酸分子杂交以外，还会与自己同源互补序列之间形成复性。因为探针往往大量过剩，探针分子自身的结合大大缩短了分子杂交时间。在此情况下，即使你延长杂交时间、也不会提高杂交信号。

双链核酸分子杂交率为：

$$T_{1/2}=1/KC \tag{12-4}$$

式中，$K=10^6/N$，$N$ 为核酸的复杂性；

$C$——双链探针浓度。

值得注意的是：如果双链探针分子过长，由于复性过程比杂交进行的要快的多，会产生杂交困难，这是因为长链探针寻找相同序顺的异源分子及附着力与过剩探针自身复性相比，后者更易在常规条件下完成。但长链探针分子在杂交时也有它有利的一面，它可以在目标核酸结合处形成多个探针交错结合的网状结构，从而提高杂交点的信号。

（3）Cot 值

Cot 值是指在反应起始时加入的探针浓度（mol/L/S），代表反应的动态过程。为了估计溶液中的探针需要多长时间才能与目标核酸杂交，必须考虑探针顺序的复杂性。一般用 $\mathrm{Cot}_{1/2}$，代表在标准条件下（$T_m-25$ ℃，$Na^+$ 0.18 mol），一半探针分子杂交所需的起始探针浓度和杂交时间。显然，核酸分子越复杂，杂交时间也越长，因此，$\mathrm{Cot}_{1/2}$ 是测量核酸顺序复杂性的一个参数。如果是 RNA 探针，称为 $\mathrm{Rot}_{1/2}$ 值。其计算方法如下：

$$\mathrm{Cot}_{1/2}=N\times10^{-6} \tag{12-5}$$

$$t_{1/2}=\frac{(F)(N)(\mathrm{ml})}{(\mu\mathrm{g\ DNA})\ 10\,000} \tag{12-6}$$

式中，$N$——碱基对数（bp）；

$F$——标准条件下的杂交率。

### 12.1.2.3 杂交参数的优化

不同的反应条件对杂交结果的影响如下：

（1）根据杂交液的体积确定杂交的时间：一般来说使用较小体积的杂交液比较好，因为在小体积溶液中，核酸重新配对的速度快、探针用量少，从而使滤膜上的 DNA 在反应中起主要作用。但在杂交中必须保证有足够的杂交溶液覆盖杂交膜。

（2）根据所用的杂交溶液确定杂交的温度：一般来说，杂交相为水溶液时，则在 68 ℃杂交，而在 50%甲酰胺溶液中时，则在 42 ℃下杂交。

（3）选用不同的封闭试剂：如 Denhardt's 试剂、肝素或一种由 5%脱脂奶粉组成的 BLOTTO，这些试剂中需加入断裂的鲑鱼精子 DNA 或酵母 DNA，并和 SDS 一起使用。与 Denhardt's 试剂相比，BLoTTO 价格便宜，使用方便，同样可获得满意的结果，但它不能用于 RNA 杂交。一般而言，尼龙膜用 Denhardt's 试剂比用 BLOTTO 能得到更高的信噪比。对硝酸纤维素滤膜而言，通常在预杂交溶液和杂交溶液中都含有封闭剂。但是对尼龙膜，经常从杂交溶液中省去封闭剂，因为高浓度的蛋白质会干扰探针和目的基因的退火。

（4）根据需要在杂交过程中选用不同的振荡方法和程度，许多杂交膜一起反应时，连续的轻微振荡可获得较好的杂交结果。

（5）在杂交过程中加入其他化合物如 10%PFG，杂交速度可增加约 10 倍。检测稀有序列时常用该方法，但它们有时会导致本底较高，并由于溶液的粘稠性而使操作困难。因此，除非在滤膜上含有的目的 DNA 量很少、

（6）放射性探针的量有限，一般不用硫酸葡聚糖或 PEG。

（7）根据探针与被检测目标之间的同源程度选择清洗的程度，如具有很高的同源性可选用严紧型洗脱方式（高浓度 SSC），反之则选用非严紧型洗脱方式（低浓度 SSC）。洗脱通常在低于杂交体解链温度 12～20 ℃的条件下进行。解链温度（Melting temperature，$T_m$）是指在双链 DNA 或 RNA 分子变性形成分开的单链时光吸收度增加的中点处温度。通常富含 G・C 碱基对的序列比富含 A・T 碱基对序列的 $T_m$ 温度高。

（8）根据标记探针的浓度及其比活性，选择不同的杂交条件及检测方法。一般使用新的同位素可获得较强的信号。

（9）在水溶液中杂交时，用 6×SSC 或 6×SSPE 溶液的效果都一样。但在甲酰胺溶液中杂交时，应该用具有更强缓冲能力的 6×SSPE 溶液。

# 12.2 核酸分子杂交方法

分子杂交是通过各种方法将核酸分子固定在固相支持物上，然后用放射性标记的探针与被固定的分子杂交，经显影后显示出目的 DNA 或 RNA 分子所处的位置，如图 12-3 所示。根据被测定的对象，分子杂交可以分为以下 4 大类。

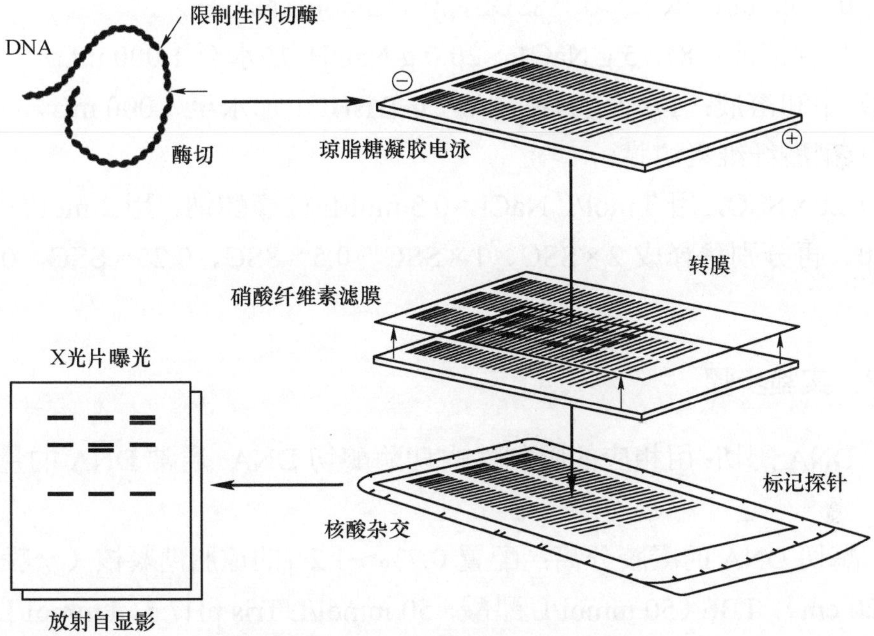


图 12-3 DNA 分子杂交过程示意图

## 12.2.1 Southern 杂交

DNA 片段经电泳分离后，从凝胶中转移到硝酸纤维素滤膜或尼龙膜上，然后与探针杂交。被检对象为 DNA。Southern 杂交可以用来检测经限制性内切酶切割后的 DNA 片段中是否存在与探针同源的序列（见图 12-3）。

### 12.2.1.1 实验材料与设备

（1）材料：待检测的 DNA，已标记好的探针。

（2）设备：电泳仪，电泳槽，塑料盆，真空烤箱，放射自显影暗盒，X-光片，杂交袋，醋酸纤维素膜或尼龙膜，滤纸。

（3）10 mg/L 溴化乙锭（EB）。

（4）50×Denhardt's 溶液：5 g Fico11-400，5 g PVP9，5 g BSA 加水至 500 mL，过滤除菌后置于－20 ℃储存。

（5）1×BLOTTO：5 g 脱脂奶粉，0.02%叠氮钠，储存于－4 ℃。

（6）预杂交液：6×SSC，5×Denhardt's，0.5%SDS，100 μg/ml 鲑鱼精子 DNA，50%甲酰胺。

（7）杂交溶液：预杂交溶液中加入变性探针即为杂交溶液。

（8）0.2 mmol/L HCL，0.1%SDS，0.4 mmol/L NaOH。

（9）变性溶液：87.75 g NaC1，20.0 g NaOH 加水至 1 000 mL。

（10）中和溶液：175.5 g NaCl，6.7 g TrisHC1 加水至 1 000 mL。

（11）硝酸纤维素滤膜。

（12）20×SSC，用 3 mol/L NaCl，0.3 mol/L 柠檬酸钠，用 1 mol/HC1 调节 pH 至 7.0。再分别稀释成 2×SSC、1×SSC、0.5×SSC、0.25×SSC、0.1×SSC 溶液。

### 12.2.1.2 实验步骤

（1）DNA 酶切：用相应的限制性内切酶酶切 DNA。通常 DNA 的量为 30～50 μg。

（2）酶切 DNA 的凝胶分离：配置 0.7%～1.2%的琼脂糖凝核（一般长×宽＝15 cm×20 cm），TBE（50 mmol/L 醋酸，50 mmol/L Tris pH7.5，1 mmol/L EDTA）缓冲液中电泳分离 DNA 片段，为了便 DNA 片段分辨的更细、电泳条件选用 0.7～1 V/cm 或 30 V 低电压过夜（12～16 h）。

（3）酶切产物电泳：配制终浓度 0.5～1.0 μg/mL 溴乙锭（E.B）染胶 30 min，再用蒸馏水漂洗 10 min，在 300 nm 紫外灯下观察核酸（DNA）酶解及电泳分离情况（一股同时电泳用 HindIII 酶解的 λDNA 为标准 DNA 条带作为分子量大小的参照物），拍照记录。

（4）用手术刀切去无 DNA 的边角作标记。

（5）用新配制的 0.25 N HCl 处理胶 10～15 min，颜色由蓝变黄（如果 DNA 片段）10 kb）。

（6）取新配制的 DNA 碱变性液（0.5 N NaOH，1.5 N NaCl）200～300 mL 浸泡凝胶，在慢速摇床上轻轻摇动 15 min。

（7）换取新的碱变性溶液，重复（6）操作。

（8）用蒸馏水漂洗 2 次。

（9）将凝胶转移到 200～300 mL 的中性液中（1.5 N NaCl 和 0.5 N Tris pH7.5），摇动 15 min。

（10）更换新中性液，重复（9）操作。

（11）膜的激活：剪取一块与凝胶大小一样的硝酸纤维素膜或尼龙膜，标记点样孔位置和位置顺序，先用蒸馏水完全浸润湿透，然后在 10×SSC 溶液浸泡 10～20 min。

（12）制备各比凝胶宽约多 3～5 cm 的转移平台，以 2 张 Whatman 纸为桥，将两端浸入 10×SSC 溶液中。

（13）小心将凝胶转移到平台上，用玻璃吸管在凝胶上赶出气泡，将浸透的转移膜与凝胶对准，并盖在凝胶上方，（用玻璃纸将四周边封起采，以防四周虹吸短路）再用 4 张同样大小 10×SSC 溶液浸润湿透的 Whatman 纸盖在上面，并赶出气泡。

（14）剪取比凝胶稍大的吸水纸一叠（约 8～10 cm 厚）盖在胶上，取约 500 g 重物压在吸水纸上。

（15）转移约 6～16 h，直到吸水纸全部湿透，小心揭下转移膜，在 2×SSC 液中轻轻漂浇一下，室温晾干。

（16）如果用的是醋酸纤维素膜，将腹夹在 2 张 Whatman 纸中、置真空干燥器内 80 ℃干燥 2 h。如果是 Hyond-N 膜，让膜在 2×SSC 液中浸一下。一面盖一层玻璃纸，裸面与紫外平台接融，在紫外灯下照射 2～8 min。

（17）固定后的 DNA 膜可以在真空干燥器中室温保存。也可用塑料袋封闭 −20 ℃保存。

#### 12.2.1.3 探针的杂交

（1）将滤膜放入含 6～10 mL 预杂交液的密封小塑料袋申，预杂交液加在袋的底部，前后挤压小袋。使滤膜湿透。

（2）在一定温度下（一般为 37～42 ℃）预杂交 3～12 h，弃去顶杂交液。将制备好的同位素标记的探针煮沸变性 5 min。将完成预杂交的滤膜放入含 6～10 mL 杂交液封塑料袋中，并将探针加入杂交液中，混匀。与预杂交相同温度下杂交 6～12 h。

（3）杂交完毕后，取出滤膜，依次用下列溶液处理，在室温下，用 1×SSC/0.1%SDS 轻轻摇动 15 min，漂洗两次。同样，在杂交温度下，再使用 0.25×SSC/0.1%SDS，15 min，漂洗两次。

（4）空气干燥，用硝酸纤维素滤膜，然后在 X 光片上曝光。通常曝光时间为 1～2 d 后，可见 DNA 条带。对于≥$10^8$ cpm/μg 从缺口平移所得探针，可以很容易地从 10 μg 哺乳类动物 DNA 中检测到 10 pg 的单拷贝基因。

#### 12.2.1.4 Southern 杂交时印迹转移的注意事项

（1）DNA 的转移速率与 DNA 片段大小有，为了有效全部转移大 DNA 片段，用 0.25 N HCl 预先处理凝胶是必要的。但如果 DNA 片段＜3 kb，就无需用 0.25 N HCl 预先处理凝胶。如果 DNA 片段＜0.5 kb，膜对小片段 DNA 的吸附能力差，需要注意。

（2）碱变性会影响 DNA 转移；要严格控制碱的浓度以及转移的时间，过度碱变性会影响 DNA 的转移。

（3）DNA 在 2～4 h 内均已转移完成 DNA 转移，延长转移时间并不能有效提高 DNA 转移量。转移不好，必须寻找其他原因。转移完成时，通常会再用 EB 染色，评价检查 DNA 转移结果。

（4）转移前，转移膜必须事先用水浸透，转移完后凝，，必须再用 2×SSC 液短暂浸泡膜，漂去碎胶和过多盐份。

### 12.2.2 Northern 杂交

Northern 杂交与 Southern 杂交非常相似，其最大的区别是被检对象为 RNA，探针为 DNA 或 RNA。此外，为保证 RNA 完全按照分子量大小分离，其电泳在变性的条件下进行，变性电泳主要有三种方式。主要包括乙二醛变性电泳、甲醛变性电泳、羟甲基汞变性电泳。RNA 片段经电泳后，从凝胶中转移到硝酸纤维素滤膜上，然后用探针杂交。

#### 12.2.2.1 Northern 实验材料与设备

（1）待检测 RNA 及制备好的探针。

（2）电泳仪、电泳槽、塑料盆、真空烤箱、放射自显影暗盒、X 光片、杂交袋和醋酸纤维素膜或尼龙膜。

（3）试剂：20×SSPE：NaCl 175.3 g，柠檬酸钠 88.2 g，溶于 800 mL 水中，用 10 mmol/L NaOH 调制 pH7.4，并定容至 1 L。

（4）其他试剂：与 Southern 杂交试剂类似，只是所有的试剂均应用 DEPC 处理，防止 RNA 的降解。

### 12.2.2.2 Northern 实验步骤

（1）配制 1.2%的含有终浓度 2.2 mol/L 甲醛的琼脂糖凝胶（内含 1×缓冲液 0.04 mol/L MOPS pH7.0，10 mmol/L 醋酸铵，1 mmol/L EDTA）。

（2）RNA 样品 20 μg 或 mRNA 2～5 μg 溶于 1×缓冲液，加 50%甲酰胺，65 ℃ 5 min，迅速置于 0 ℃，加入 1/2 体积加样缓冲液。

（3）在 1×甲醛缓冲液中电泳 4～6 h。

（4）用 EB 染色，紫外观察，拍照记录。

（5）RNA 经变性电泳完毕后，立即将乙醛酰 RNA 转移至醋酸纤维素膜上，移方法与转移 DNA 的方法相似。

（6）转移完毕后，以 6×SSC 溶液于室温浸泡此膜 5 min，以除去琼脂糖碎片。

（7）将该杂交膜夹于两张滤纸中间，用真空烤箱于 80 ℃干燥 0.5～2 h。

（8）用下列两种溶液之一进行预杂交，时间为 1～2 h。若于 42 ℃进行，应采用 50%甲酰胺，5×SSPE，2×Denhardt's 试剂，0.1%SDS；若于 68 ℃进行，应采用 6×SSC，2×Denhardt's 试剂，0.1%SD，（注意：BLOTTO 不能用于 Northern 杂交）。

（9）在预杂交液中加入变性的放射性标记探针，如欲检测低丰度 mRNA，所用探针的量至少为 0.1 μg，其放射性比活度应大于 $2\times10^8$ cpm/（min • μg），并放在适宜的温度条件下杂交 16～24 h。

（10）用 1×SSC、0.1%SDS 于室温洗膜 20 min，随后用 0.2×SSC、0.1%SDS 于 68 ℃洗膜 3 次，每次 20 min。

（11）用 X 光片（Kodak XAR-2 或与之相当的产品）进行放射自显影，附加增感屏于－70 ℃曝光 24～48 h。

### 12.2.2.3 Northern 杂交注意事项

（1）如果琼脂糖浓度高于 1%或凝胶厚度大于 0.5 cm 或待分析的 RNA 大于 2.5 kb，需用 0.05 mol/L NaOH 浸泡凝胶 20 min，部分水解 RNA 并提高转移效率。浸泡后用经 DEPC 处理的水淋洗凝胶，并用 20×SSC 浸泡凝胶 45 min。然后再转移到滤膜上。

（2）在步骤（3）的操作中，如果滤膜上含有乙醛酰 RNA，杂交前需用 20 mmol L TrisHCl（pH8.0）于 65 ℃洗膜，以除去 RNA 上的乙二醛分子。

（3）RNA 自凝胶转移至尼龙馍所用方法与 RNA 转移至硝酸纤维素滤膜用法类似。

（4）含甲醛的凝胶在 RNA 转移前需用经 DEPC 处理的水淋洗数次，以除甲醛。当使用尼龙馍杂交时注意，有些带正电荷的尼龙膜在碱性溶液中具有固着核酸的能力，需用 7.5 mmol/L NaOH 溶 液洗脱琼脂糖中的乙醛酰 RNA，同时可部分水解 RNA，并提高较长 RNA 分子（＞2.3 kb）转移的速度和效率。此外，碱可以除去 mRNA 分子的乙二醛复合物，免去固定后洗脱的步骤。乙醛酰 RNA 在碱性条件下转移至带正电荷尼龙膜的操作也按 DNA 转移的方法进行，但转移缓冲液为 7.5 mmol/L NaOH，转移结束后（4.5～6.0 h），尼龙膜需用 2 × SSC、0.1%SDS 淋洗片刻、于室温晾干。

（5）尼龙膜的不足之处是背景较高，使用 RNA 探针时尤为严重。将滤膜长时间置于高浓度的碱性溶液中，会导致杂交背景明显升高，可通过提高预杂交和杂交步骤中有关阻断试剂的量来予以解决。

（6）如用中性缓冲液进行 RNA 转移，转移结束后，将晾干的尼龙膜夹在两张滤纸中间，80 ℃干烤 0.5～2 h，或者 254 nm 波长的紫外线照射尼龙膜带 RNA 的一面。后一种方法较为繁琐，但却优先使用，因为某些带正电荷的尼龙膜经此处理后，杂交信号可以增强。然而为获得最佳效果，务必确保尼龙膜不被过度照射，适度照射可促进 RNA 上小部分碱基与尼龙膜表面带正电荷的胺基形成交联结构，而过度照射却使 RNA 上一部分胸腺嘧啶共价结合于尼龙膜表面，导致杂交信号减弱。

### 12.2.3 斑点杂交或狭槽杂交

斑点（dot）杂交或狭槽（slot）杂交是指将 DNA 或 RNA 样品直接点在硝酸纤维素滤膜上，然后与核酸探针分子杂交，以显示样品中是否存在特异的 DNA 或 RNA（见图 12-4）。同一种样品经不同倍数的稀释，还可以得到半定量

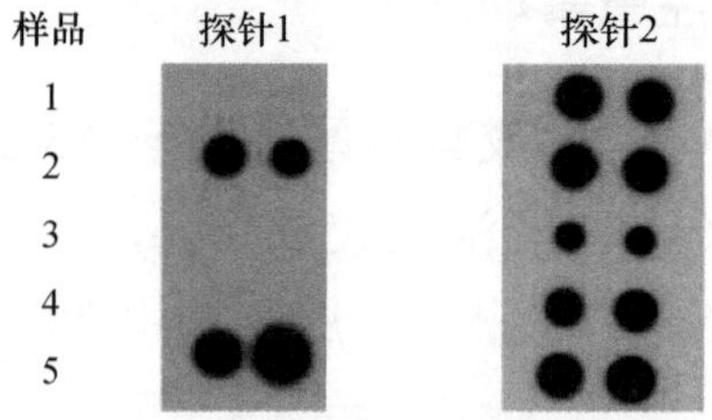


探针1：β地中海贫血突变基因IVS11-110（G→A）
探针2：β地中海贫血突变基因ISV11-110（G→A）

图 12-4　斑点杂交分析 β 地中海贫血突变基因

的结果。所以它是一种简便、快速、经济的分析 DNA 或 RNA 的方法，在基因分析和基因诊断中经常用到，是研究基因表达的有力工具。但由于目的序列未与非目的序列分离，不能了解目的序列的长度。尤其当本底干扰较高时，难以区分目的序列信号和干扰信号。

#### 12.2.3.1 斑点（dot）实验材料与设备

（1）材料：待分析的 DNA 或 RNA 样品，已标记的探针。

（2）设备：狭槽点样器、真空泵、恒温水浴、真空烤箱等。

（3）试剂：100%甲酰胺，甲醛（37%），20 × SSC，0.1 mol/L NaOH。硝酸纤维素滤膜，滤纸。

#### 12.2.3.2 斑点（dot）实验步骤

（1）10 μL 样品与 20 μL 100%甲酰胺、7 μL 37%甲醛、2 μL 20 × SSC 混合。将混合液置于 68 ℃水浴中，15 min 后置冰浴中。

（2）用 0.1 mo1/L NaOH 清洗点样器，再用无菌水充分冲洗。将一张经 20 × SSC 浸润的滤纸铺在点样器上，上面再铺上一张经 20 × SSC 浸润 1 h 的硝酸纤维素滤膜，加盖并夹紧，接通真空泵。

（3）用 10 × SSC 清洗各样孔。在每一样品中加两倍体积的 2 × SSC，混合后加样于孔中。外围几个孔中加 2 μL 染料定位，缓慢抽吸。每孔用 1 mL 10 × SSC 清洗两次。继续抽吸 5 min，吸干滤膜。

（4）取出滤膜，夹在两张滤纸中间，80 ℃干烤 2 h。按照 Southern 或 Northern 杂交所叙述的方法与放射性探针杂交。

### 12.2.4 菌落原位杂交

对分散在若干个琼脂平板上的少数菌落（100～200）进行克隆筛选时，可采用此方法。将这些菌落归并到一个琼脂主平板以及已置于第二个琼脂平板表面的一张硝酸纤维素滤膜上。经培养一段时间后，对菌落进行原位裂解，主平板应贮存于 4 ℃直至得到筛选（见图 12-5）。

#### 12.2.4.1 菌落原位杂交实验材料与设备

（1）材料：待检测的细菌培养皿、已标记好的探针、硝酸纤维素滤膜等。

（2）设备：恒温烤箱、恒温水浴、台式高速离心机等。

（3）试剂：LB 固体培养基，0.5 mol/L NaOH，1 mol/L TrisHCl，1.5 mo1/L NaCl，0.5 mol/L TrisHCl，预洗液，5×SSC，0.5%SDS，1 mmol/L EDTA（pH8.0），预杂交液 50%甲酰胺，6×SSC（或 6×SSPE），0.05BLoTTO（甲酰胺可不用）。其余试剂：与 Southern 杂交相同。

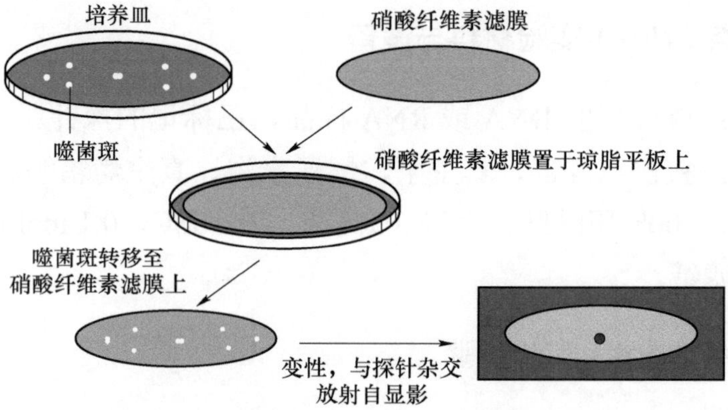


图 12-5　菌落原位杂交筛选克隆的示意图

### 12.2.4.2　菌落原位杂交实验步骤

（1）将少数菌落转移到硝酸纤维素滤膜上的方法有两种：①在含有选择性抗生素的琼脂平板上放一张硝酸纤维素滤膜；②用无菌牙签将各个菌落先转移至滤膜上，再转移至含有选择性抗生素但未放滤膜的琼脂主平板上。按一定的格子进行划线接种（或打点）。每株菌落应分别划线于两个平板的相同位置上。最后，在滤膜和主平板上同时划一个含有非重组质粒（如 pBR322）的菌落。

（2）倒置平板，于 37 ℃培养至划线的细菌菌落生长到 0.5～1.0 mm 的宽度。

（3）用已装防水黑色绘图墨水的注射器针头穿透滤膜直至琼脂，在 3 个以上的不对称的位置作标记。在主平板大致相同的位置上也作上标记。

（4）用 Parafilm 膜封好主平板，倒置贮放于 4 ℃，直至获得杂交反应的结果。

### 12.2.4.3　裂解细菌及 DNA 结合于硝酸纤维素滤膜

（1）在一个塑料盒中铺一张保鲜膜，并加入 0.75～1 mL 的 0.5 mol/L NaOH 的溶液。

（2）使菌落面朝上将滤膜放入 0.5 mol/L NaOH 的溶液的塑料盒中，使膜均匀湿润，让滤膜留于原处 2～3 min。用吸水纸巾从滤膜的下方吸干滤膜，在另一个塑料盒中，同样，铺一张新的保鲜膜并加入新配制的 0.5 mol/L NaOH 的溶液，进一步处理滤膜 2～3 min。

（3）同样用吸水纸巾吸干滤膜，将滤膜转移到带有 1 mol/L TrisHCl（pH7.4）的塑料盒中。5 min 后吸干滤膜，再重复工次该步骤.

（4）吸干滤膜，把它转移到含有 1.5 mo1/L NaCl 0.5 mol/L TrisHCl（pH7.4）溶液的塑料盒中，5 min 后吸干滤膜，再转移到一张干的滤纸上，置于室温 20～30 min，使滤膜干燥。

（5）将滤膜夹在两张干的滤纸之间，置真空烤箱于 80 ℃干烤 2 h，固定 DNA。

（6）将固定在膜上的 DNA 与标记的探针杂交。

#### 12.2.4.4 杂交

（1）在盛有 2×SSC 的塑料盘盒内，将干烤的滤膜飘浮在液面上彻底浸湿 5 min。

（2）将滤膜转到 200 mL 预洗液的玻璃皿中。滤膜可叠在一起放于溶液中。用保鲜膜盖住玻璃皿，放到位于培养箱内的旋转平台上。于 50 ℃处理 30 min。在这一步及以后的所有步骤中，应缓缓 摇动滤膜，防止它们粘在一起。

（3）用泡过预洗液的吸水棉纸轻轻地从膜表面拭去细菌碎片，以降低杂交背景而不影响阳性杂交信号的强度和清晰度。

（4）将滤膜转到盛有 150 mL 预杂交液的玻璃中，在适宜温度下预杂交 1～2 h（即在水溶液中杂交时用 68 ℃，而在 50%甲酰胺中杂交时用 42 ℃）。预杂交 1～2 h。

（5）将标记的双链 DNA 探针于 100 ℃加热 5 min，迅速置于冰浴中。单链探针不必变性。将探针加到杂交袋中杂交过夜。杂交期间，盛滤膜的容器应盖严，以防液体蒸发。

（6）杂交结束后，去除杂交液，立即于室温把滤膜放入大体积（300～500 mL）的 2×SSC 和 0.1%SDS 溶液中，轻轻振摇 5 min，并将滤膜至少翻转一次。重复洗一次，同时应避免膜干涸。

（7）在 68 ℃下，用 300～500 mL 1×SSC+0.1%SDS 溶液洗膜两次，每次 1～1.5 h。此时已可进行放射自显影。如背景很高或实验要求严格的洗膜条件，可用 300～500 mL 0.2×SSC 和 0.1%SDS 的溶液于 68 ℃将滤膜浸泡 60 min。

（8）把滤膜放在纸巾上于室温晾干后，把滤膜（编号面朝上）在一张保鲜膜上，并在保鲜膜上作几个不对称的标记。以使滤膜与放射性自显影片位置对应。

（9）用第二张保鲜膜盖住滤膜。加 X 光片并加上增感屏于 –70 ℃曝光 12～16 h。

（10）底片显影后，底片上贴工张透明的硬纸片。在纸上标记阳性杂交信号的位置，同时在不对称分布点的位置上作出标记。可从底片上取下透明纸，通过对比纸上的点与琼脂上的点来鉴定阳性菌落。

注意事项：

（1）在放射自显影时应注意滤膜必须干燥，并覆盖上保鲜膜，否则滤膜将与 X 光片粘在一起，使以后的操作困难。

（2）在杂交过程中应保持整个滤膜始终湿润，不得干涸。

## 12.3　核酸分子杂交的应用

### 12.3.1　DNA 杂交对细胞和染色体特定核酸序列的定位

核酸与其他大分子一样，在细胞和组织中也有精确的定位，并且，当这些分子经过纯化提取后，其带有的大部分潜在的信息都会发生丢失，因此，人们发明了与标记的抗体原位特定核酸序列类似的方法，用核苷酸进行原位杂交。这项技术现在即可以用于在染色体上定位的 DNA，也可以用于在细胞中定位 RNA。经过短时间在极高的 pH 下，染色体的 DNA 碱基对被打开，可以与标记的核苷酸探针进行杂交。与探针杂交的染色体区域可以看到标记特征，如凝聚的荧光点或放射性显像。这项技术在起初阶段多采用放射性标记的 DNA 探针，通过放射自显影显像。随后，人们开始利用化学标记的方法代替了放射性探针。原位杂交的发展帮们了人们揭示了组织细胞中 RNA 的分配情况。在这种情况下，不用高 pH 处理组织。所以，染色体 DNA 是双链的，不与探针结合。把组织经过温和的固定之后，RNA 处于暴露的状态，记过温浴就可以与互补的 DNA 或 RNA 探针杂交。这样可以在组织中观察分析差异性基因的表达，还可以确定特定 RNA 的位置（见图 12-6）。

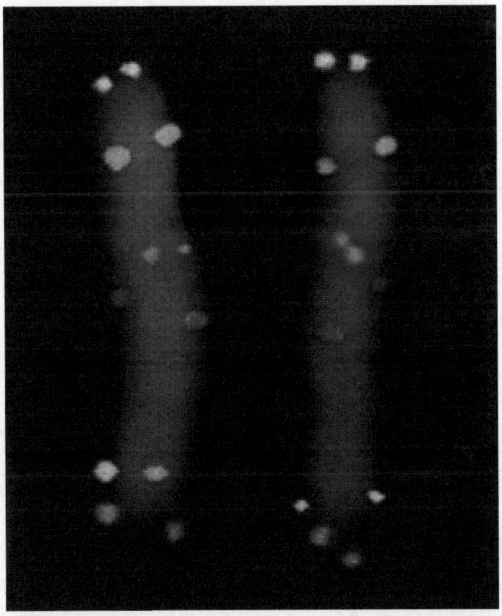

图 12-6 原位杂交技术在染色体上对特定基因的定位

### 12.3.2 基因文库的构建

人和哺乳类基因组的碱基含量大约是 1～5 × $10^9$ bp，其中 40%为不同类型的重复序列 DNA。在 60%的单一序列中，可以表达的基因序列仅占 10%～15%。它们决定大约 5～10 万个蛋白质产物。从基因组中单一序列建立的探针库称为基因组文库，库中的探针是用于研究和检测人体基因表达与改变的候选探针，也是我们研究正常和异常遗传性状的候选基因。通过一定的途径，我们可以从中特异性地筛选和分离出我们所需要的目标基因。

#### 12.3.2.1 基因文库的构建策略与目的

基因组文库的功能。实际上，人们所有感兴趣的 DNA 片段都可以被克隆。在细胞生物学中，DNA 克隆有两种含义。一种含义是指得到一个 DNA 分子许多相同的拷贝的行为，即扩增一个特定的 DNA 序列。而另一种含义指从细胞中分离一段特定的 DNA（通常是一个特定基因），并得到该特定 DNA 的大量拷贝。从而有助于分离该特定基因。DNA 克隆有很多方法。最简单的方法是将一段特定的 DNA 片段插入到一个自主复制基因元件纯化的基因组中一通常是一个病毒或者一个质粒。例如，一个含有人类基因的 DNA 片段可以在试管中与噬菌体的染色体接在一起，重组得到的 DNA 分子可以引入细菌细胞中。从一个感染细胞的重组 DNA 分子，经过一般的病毒复制装置可以在一天之内得到 $10^{12}$ 个以上相同的病毒 DNA 分子，同时也将人类的 DNA 片段放大了同样的倍数。一个这样的病毒或质粒叫做一个克隆载体，插入其中得以扩增的 DNA 就叫做被克隆了。利用此方法，即可以得到我们需要的基因拷贝数量。

#### 12.3.2.2 基因文库的构建策略

通常的基因分离方法是基于构建的 DNA 文库，即从细胞、组织或者器官中克隆的 DNA 片段的总集。人们希望这个文库至少含有一个带有目的基因的片段。文库通常用病毒或者质粒构建，然后以细菌细胞为宿主。尽管具体的方法可能存在区别，但是两种克隆方法的原理是相同的。今天大多数克隆方法更加倾向于选择质粒载体扩增的方式。

最常用于基因克隆的质粒载体是从在细菌细胞中正常存在的大质粒改造而来的小型环状双链 DNA 分子。它们通常只占宿主细菌细胞总 DNA 的一小部分，但却因为相对分子质量小，很容易与染色体 DNA 分离，因为它们不像巨大的染色体 DNA 那样在离心的时候形成颗粒沉淀。作为克隆的载体，纯化的质粒 DNA 环用限制性内切核酸酶切成线性分子。用于构建文库的细胞 DNA 也用同样的限制酶酶切，得到的限制性片段（包含那些含有待克隆基因的）加入到酶切的质粒中，通过它们的黏性末端退火形成重组 DNA 环。其后，用 DNA 连接酶将这些含有外源 DNA 插入片段的重组分子进行共价连接（见图 12-7）。

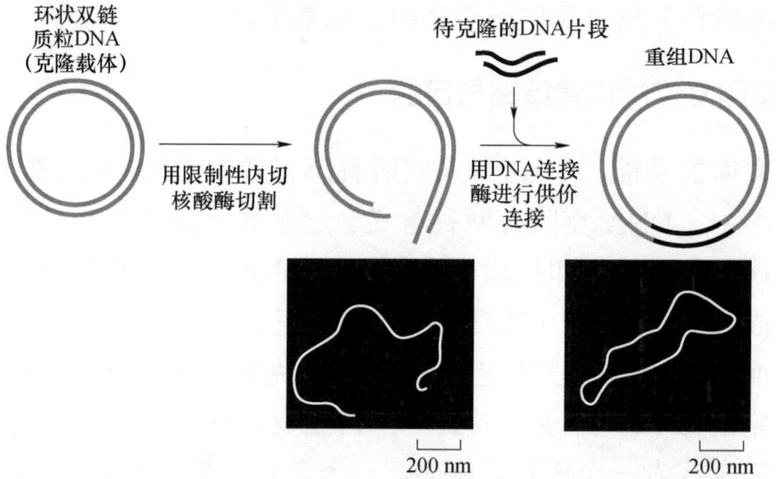


图 12-7 用 DNA 连接酶将一个 DNA 片段插入细菌的质粒载体

构建文库的下一个步骤是将重组 DNA 环导人对 DNA 短时可通透的细菌细胞中，称作用质粒转染细胞。随着这些细胞的生长和每 30 min 繁殖一代，含有外源 DNA 的 DNA 环也进行复制，产生大量拷贝，很多细菌质粒携有抗生素抗性基因，可以用来筛选转染成功的细胞。在有抗生素存在的条件下，只有含有质粒的细胞才能生存。通常每个初始转染的原始细菌细胞中含有一个彼此不同的外源插入 DNA。该 DNA 被其所有后代继承，并共同形成了培养皿中的一个菌落。

很长时间里，质粒被用于克隆 1 000～3 000 bp 长度的 DNA。更长的 DNA 片段更难以操 纵和克隆。因此研究者们转向使用酵母人造染色体（YAC），它可以操纵很长的 DNA 片段（见图 12-8）。现在，用从天然的大肠杆菌 F 质粒改造而来的新质粒可以克隆长度在 $3\times10^5$～$1\times10^6$ bp 之间的 DNA 片段。与小细菌质粒不同，F 质粒及其衍生物细菌人造染色体（BAC）在大肠杆菌中只有一两个拷贝。因为拷贝数低，所以它们倾向于稳定保存大的克隆片段，而很少引起质粒拷贝上的片段发生重组。由于它们的稳定性和对大 DNA 插人片段的容纳性，以及易于操控的性质，现在 BAC 是构建复杂生物，包括人类和小鼠基因组中表达的 DNA 文库的首选载体。

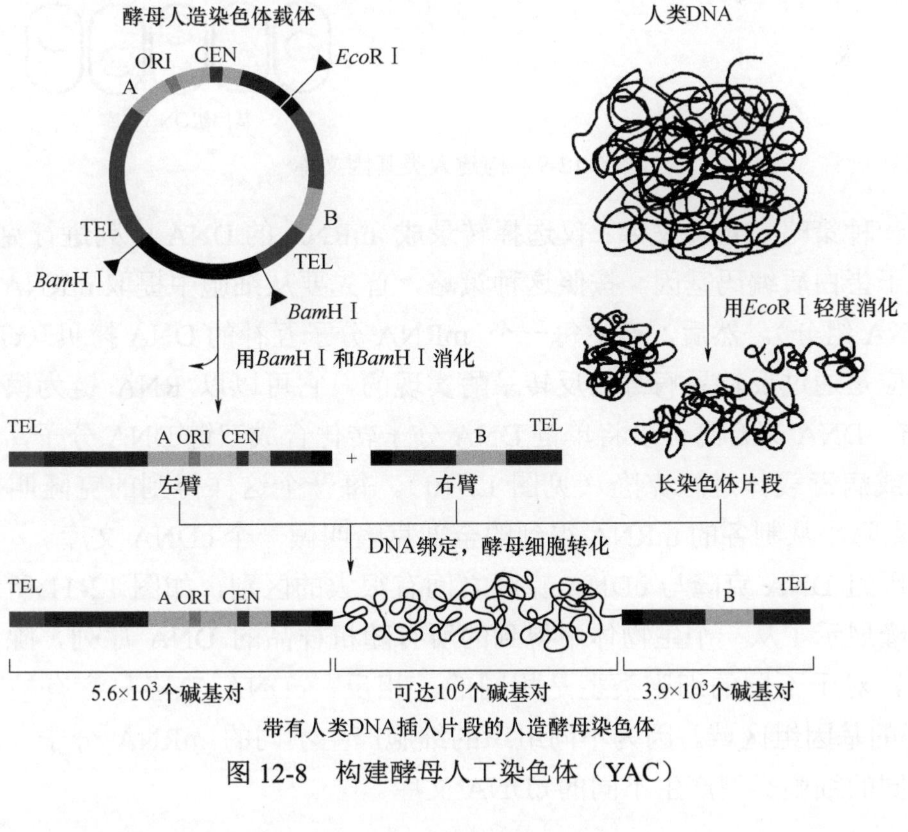


图 12-8 构建酵母人工染色体（YAC）

全基因文库构建：用一种特定的限制性内切核酸酶切割全基因组，并用上面描述的方法将每一个片段克隆 的克隆法有时候叫做 “鸟枪法”。用这项技术可以得到数目巨大的DNA片段（对于哺乳动物 基因组可达百万量级）从而产生百万个不同的转染菌落。（当使用BAC代替一般的质粒时，可以插入较大的片段，所以覆盖基因组所需的转染细菌细胞数目较少）。每一个这样的菌落都是由一个祖细胞繁衍而来的，因此携带有片段化了的基因组某一部分的许多拷贝（见图12-9）。这样的一个质粒叫做含有一个基因组克隆，全部质粒的集合叫做一个基因组DNA文库。但是，因为基因组DNA是随机片段化的，所以只有某些片段含有基因。很多从高等真核生物中得 来的基因组DNA克隆只含有非编码DNA，它们组成了基因组DNA的绝大部分。

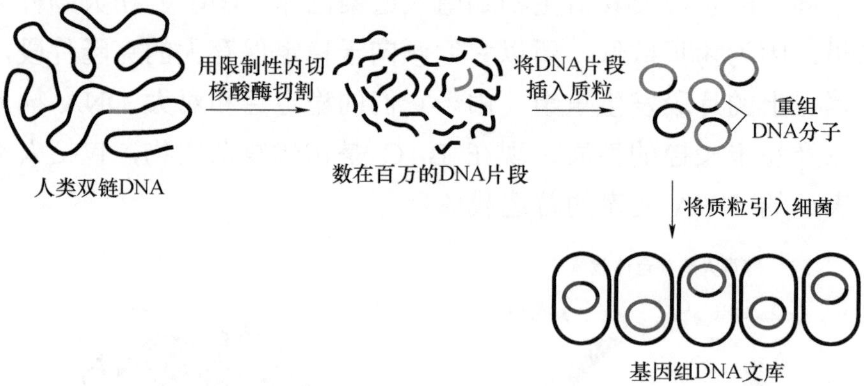


图12-9　构建人类基因文库

另一种策略cDNA文库：仅选择转录成 mRNA的DNA序列进行克隆，它们对应于蛋白质编码基因。按照这种策略，首先要从细胞中提取mRNA（或纯化 mRNA组分）。然后，产生每一个 mRNA分子互补的DNA拷贝（cDNA）。这个反应是通过反转录病毒的反转录酶实现的，它可以以 RNA 链为模板合成DNA链。DNA聚合酶可以将单链DNA分子转化合成双链DNA分子，其后插入质粒或病毒载体进行克隆（见图12-10）。每一个这样得到的克隆叫做一个cDNA克隆，从制备的mRNA得到的全部克隆叫做一个cDNA文库。

基因组DNA克隆与cDNA克隆之间有很大的区别，如图12-11所示。基因组克隆展示了从一个生物体中得到的所有随机样品的DNA序列，除了极少的例外，对于不同的细胞类型是相同的。相反，cDNA克隆只含有被转录成mRNA的基因组区域。因为不同组织的细胞产生不同的mRNA分子，所以每一种不同的细胞类型产生不同的cDNA文库。

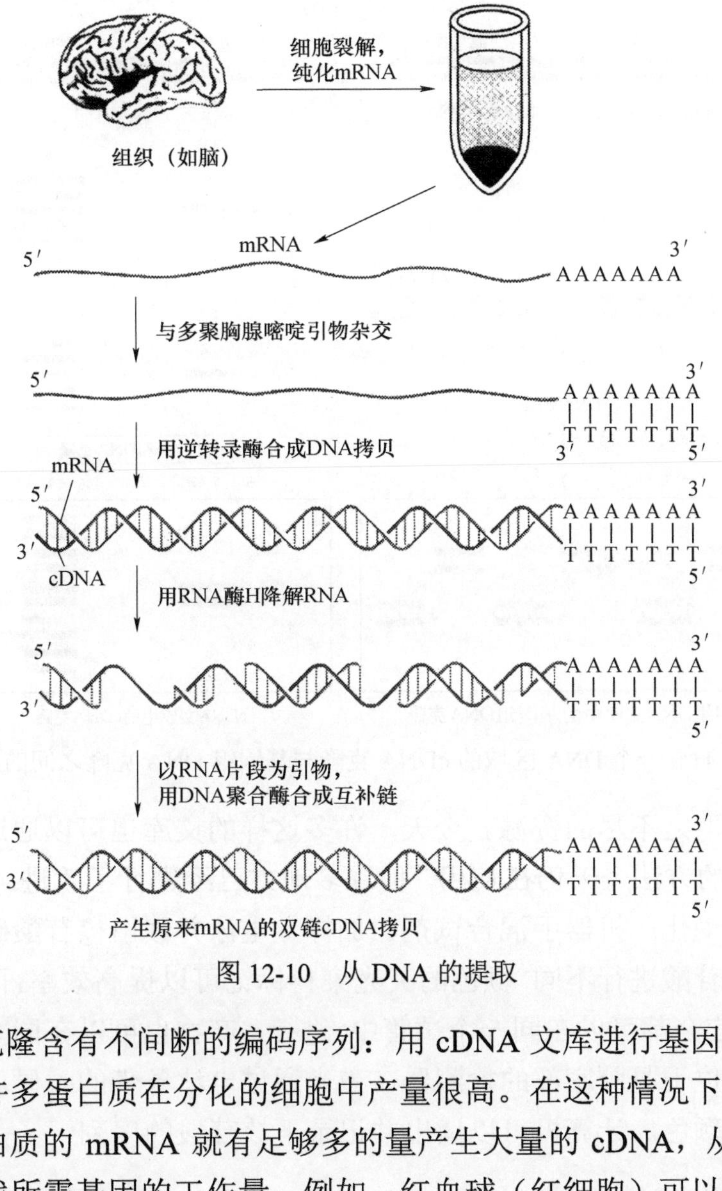


图 12-10 从 DNA 的提取

cDNA 克隆含有不间断的编码序列：用 cDNA 文库进行基因克隆有很多优点。首先，许多蛋白质在分化的细胞中产量很高。在这种情况下，从细胞制各的编码该蛋白质的 mRNA 就有足够多的量产生大量的 cDNA，从 而大大降低在文库中寻找所需基因的工作量。例如，红血球（红细胞）可以产生大量的血红蛋白，因此血红蛋白基因是最先被克隆的基因之一。cDNA 克隆最大的优点是它们含有连续的基因编码序列。如我们所知，真核基因通常是由被很长的非编码序列（内含子）隔断的较短编码序列（外显子）组成的，需要从初生 RNA 上移除非编码序列并将编码序列接在一起时才能产生 mRNA。细菌和酵母细胞都不需要高等 真核生物产生 RNA 的修饰过程。所以，当克隆的目的是从 DNA 序列推导蛋白质的氨基酸序列或者在细菌或酵母中表达克隆的基因以得到大量蛋白质时，人们更倾向于选择从 cDNA 开始实验。基因组 cDNA 文库是研究

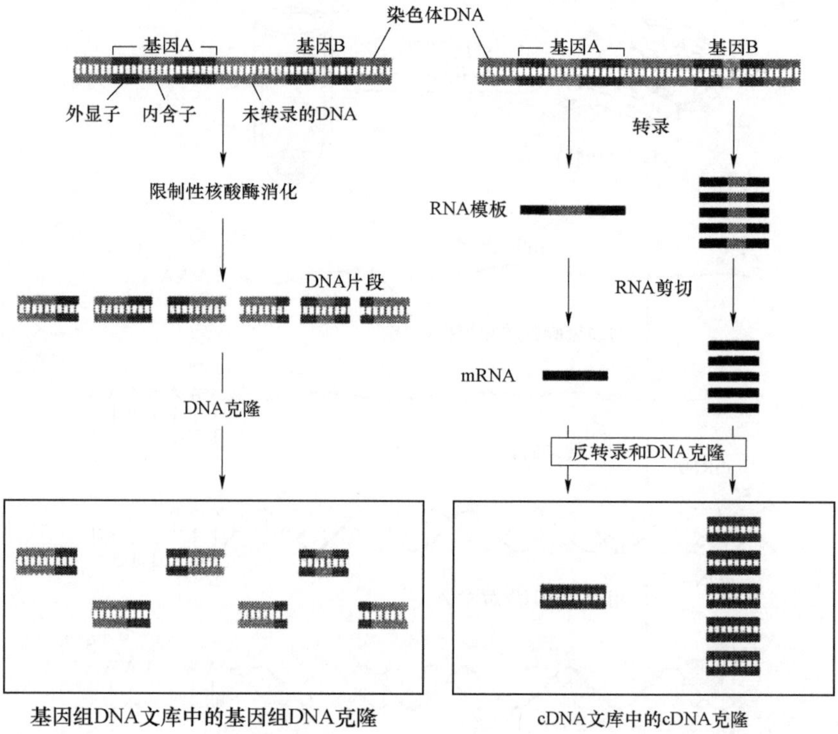


图 12-11　一个 DNA 区域的 cDNA 克隆与基因组 DNA 克隆之间的区别

者共同享有的取之不尽的资源。今天，许多这样的文库也可以通过商业渠道获得。尽管基本的方法今天仍在使用，但许多地方已经进行了改进。DNA 测序如今已经完全自动化：机器手混合试剂、加样、电泳并读出核苷酸碱基序列。通过对链终止核苷酸进行不同 颜色的荧光染料标记可以提高效率，而且在这种情况下，4 个反应全都可以在同一个试管中 进行，产物也可以在同一个凝胶泳道中进行分离。位于凝胶底部的检测器在激光通过电泳条带的时候可以记录下每个条带的荧光颜色。计算机可以读出并记录下核苷酸的序列。

### 12.3.2.3　基因文库的构建步骤（全基因文库的构建方法）

（1）用 Madisen 改良法提取人体外周血 DNA 0.5～1 mg。

（2）预先测定 MboI 酶浓度及酪酶解 DNA 为 20 kb 左右大小片段的时间。

（3）取 0.5 mg DNA，加入 10 × MboI 缓冲液 200 μL，适量 MboI，总体积 2 mL，37 ℃酶解孵育至一定时间。

（4）用等体积 1 × TE 饱和酚氨仿抽提 DNA 1 次，氨仿异戊醇抽提 1 次。

（5）用醋酸铵乙醇沉淀 DNA，再溶于 1 × TE 液中。

（6）加入等体积 5 × 加样缓冲液：65 ℃ 10 min，迅速置 0 ℃。

（7）制备宽槽（2～3 cm）0.7%琼脂糖凝胶，在槽内加入约 100 μg DNA，50 V TBE 缓冲液中电泳 12～16 h。

（8）相据标记条带，切取 10～20 kb DNA 凝胶条带（用透析袋电泳回收 DNA。

（9）DNA 溶于 1×TE（pH8.0）缓冲液中，4 ℃保存。

（10）制备 5′去磷酸并带有 EcoRI 或 BamHI 粘性末端的 λDNA 左右臂（或商业购买）。

（11）取 1～2 μg Mbol 酶解基因组 DNA 片段（分别加入 2～4 μg λDNA 左右臂，1 μL 10×连按缓冲液，1 μL T4 连接酶（100 μ/μL），总体积 10 μL。

（12）14 ℃反应 12～16 h。

（13）商业出售的噬菌体外壳提取物将 10 μL 连接噬菌体 DNA 按厂家要求全组包装到噬菌体中。

（14）用 250 μL TMG 液（10 mmol/L Tris pH7.4 10 mg $MgSO_4$，0.01%明胶稀释包装物，暂存 4 ℃。

（15）将包装重组噬体液依次稀释 10，100，200，500，1 000 倍（用 TMG 稀释液）分别与 200 μL 对数生长的 LE392 细菌（$10^6$ 个细菌）混合、室温 20 min。

（16）将转染菌液与 4 mL 约 49 ℃的含 10 mmol/L $MgSO_4$ 上层胶混合后，迅速倒入 90～150 mm LB 琼脂培养皿中。待上层胶凝固，倒置平皿 37 ℃，培养 8～16 h。

（17）根据噬菌体斑的数量，计算基因文库窖量。如果噬菌斑数量不足，可以重新调整差因组 DNA 与 λDNA 比例进行连接和包装，直至理想容量达 1～$2\times10^6$ 噬菌斑。

#### 12.3.2.4 基因文库的筛选

目前我们已分离出的基因探针或基因片段大多数是从基因文库中筛选出来药，筛选具体的基因片段方法很多，有用核酸片段，表达产物的抗体识别和表型等。而用核酸探针筛选是最常用和有效的。这些核酸探针可以是一段克隆的同源顺序 DNA。由研究者从不同个体或种属由分离获得；可以是 cDNA，是通过 mRNA 表达分析时获得。经过转录而成为 cDNA。也可以是一段人工合成的 DNA 片段。它是根据人们分析某一蛋白质的氨基酸顺序推断出的一段阅读区 DNA 顺序。应用这些不完整的或非人类核酸探针，选择合适的杂交方法，便可以从浩瀚的基因文库中筛选出完整的特异人体某一基因片段。

同样，用核酸探针通过分子杂交法寻找和筛选基因片段就必须有适当的杂交条件选择。常规经验考虑应包括：探针长度 $L$、探针碱基组成 GC、杂交温度 $T$、杂交反应时间 $T_{1/2}$、有机溶剂的浓度 $C$、单价离子浓度（$Na^+$），探针浓度（Cp），分子间碱基错配数（Nm）以及 RNA-DNA 或 DNA-DNA 的杂交稳定性（S）等诸多因素。因此，用核酸探针一步筛选基因文库所获得的克隆基因片段不能肯定它就是要筛选的目的基因。有时需要多步骤，多方法结合的策略来获得预期的结果。

克隆杂交是基因文库筛选的基本方法，通过克隆筛选取得候选克隆，再做进一步鉴定（见图 12-12）。

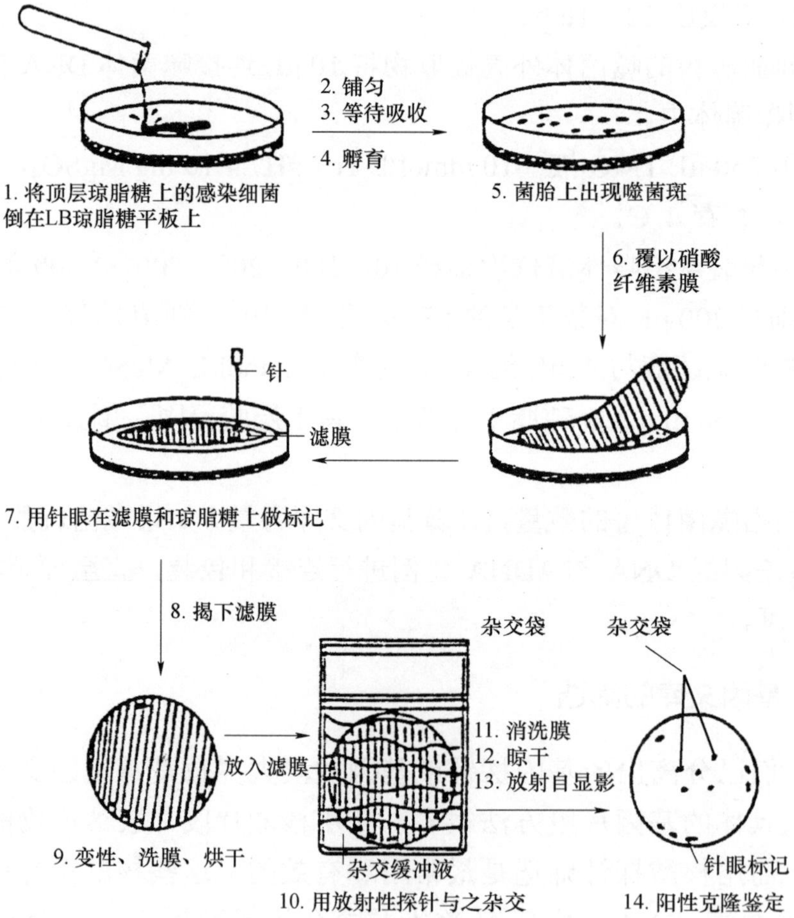


图 12-12　克隆杂交筛选基因文库

详细步骤如下：

（1）将重组噬菌体以每个平板 $10^4$ 个密度培养于 150 mm 平板培养皿上，形成噬菌斑。

（2）在无菌操作台内将板培养皿打开，室温干燥 30 min。

（3）取两张直径 150 mm 的 NC 或 Hybond 支持膜，在 3 个 60° 处做不同标记（此标记位置与平板培养皿底标记位置一致）。

（4）按标记位置将支持膜小心覆盖在平板培养皿噬菌体面上，静置 10 min（可以预先用 2×SSC 湿支持膜，但需吸去过多水份）。

（5）小心揭开支持膜，将另一张膜以同样方法覆盖上和揭下。

（6）室温下干燥膜 30 min～1 h。

（7）取 3 个空的 150 mm 平板培养皿，各铺 2 张 Whatman 纸，分别加入 A 液（0.2 mol/L NaOH，1.5 mol/L NaCl）、B 液（2×SSC.0.4N Tris pH7.4）、C 液（2×SSC），量要适当，恰好淹没滤纸。

（8）按顺序依次在 A、B、C 液中浸润转移膜（DNA 面朝上）30 min。

（9）室温干燥膜 NC 膜 80 ℃真空干燥，Hybond 膜经紫外光固定 DNA。

（10）　探针标记和分子杂交可以参照上述几节中介绍方法进行。如果在两张膜的同一位置有杂交斑，可以根据膜与平皿的标记划坐标找到噬菌斑，用玻璃或塑料（无菌）吸头吸取噬茵斑，溶于 100 μL 的 TMG 液中，4C 保存或转染扩增提取 DNA：如果有多个阳性斑，在排取噬菌斑后，编号，用 Dot 印迹杂交进行第二轮筛选（Tm 值略提高）。

### 12.3.2.5　cDNA 文库及探针筛选

如果说人体基因组所包含的是全部人的遗传信息，那么其中可表达的顺序（主要为 mRNA）是决定人的生命活动遗传基础。由这些可表达顺序构建的基因文库称为 cDNA 文库。基因表达在不同的组织和细胞之间有着千差万别的变化，这取决于具体的细胞结构和功能。与基因组文库不同的是 cDNA 文库有比较专一的组织持异性。比如肝组织与脑组织在功能上各异，它们各自表达的 mRNA 也是明显不同。肝组织高丰度表达的是血浆蛋白和一些促代谢酶类、而脑组织三要表达磷脂蛋白和神经进质合成系统，即使有共同表达的 mRNA、其表达丰度也有较大差异，当然各种细胞必须表达一组维持细胞基本生命活动的基因产物，这些基因称之为看家基因。显然，cDNA 文库在筛选表达基因探针和研究表达基因、细胞和组织特异基因与其功能关系极有价值。

cDNA 文库：cDNA 文库构建较复杂，虽然目前有一些商业化的 cDNA 文库。但由于组织的多样 性和不同的研究目的，多数情况下需要自己构建 cDNA

文库。cDNA 文库的构建见图 12-13。cDNA 文库与基因组文库在计设上有以下不同：（1）cDNA 长度介于 0.1～15 kb 之间、多数为 1～3 kb，而基因组 DNA 长度在 0.1～0.8 × $10^9$ bp。需要剪切后才能克隆到载体中；（2）cDNA 是剪接后的表达顺序，不含内含子，而基因组包合苦干个内含子。因此，在建库中，一个基因也许会被分割克隆到几个不同的载体中；（3）基因组中除极少数基因为多拷贝，绝大多数表达基因为单一拷贝。所以，克隆这些单一拷贝基因的机会是相等的；cDNA 文库则不然，在一个细胞内、基因间表达数量可以相差成百上千倍，有高丰表达（≥100 分子/细胞），也有低丰度表达（≤3 分子/细胞），建库时克隆不同丰度 cDNA 机会是极其不均等的，因此以下几个方面对建 cDNA 文库是有参考价值的：

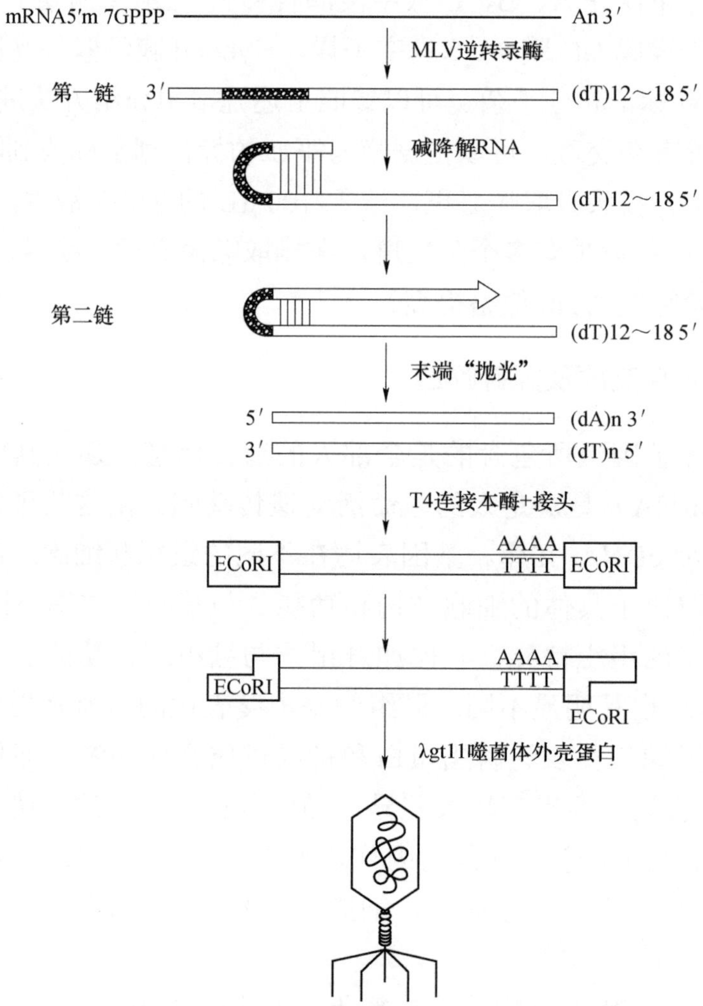


图 12-13　cDNA 合成和重组 cDNA 噬菌体构建

（1）你将筛选的表达基因是大基因还是小基因，是需要全长还是片段。

（2）将要筛选的基因是高丰度表达还是低丰度表达？若是后者，建库时文库容量要足够大，方能包含候选基因，可以参考 Williams 公式推算：

$$N = \frac{\ln(1-n)}{\ln(1-n)} \quad (12\text{-}7)$$

式中，$P$——理论上设想候选基因的出现概率；

$n$——候选基因在细胞中占表达基因的比重。

如 A 基因设想有 99%的可能性被克隆，它在细胞中占全部 mRNA 的 $3\times10^{-4}$，那么，构建这个 cDNA 文库的容量就必须有 $1.5\times10^{5}$ 个重组子。

（3）选择组织或细胞中 mRNA 含量多少、组织来源难易，如果是一般组织，可以用常规方法建库，若为微量，可以选用 PCR 法构建 cDNA 文库。

（4）选择组织中 mRNA 是全部带有 3′Poly（A）还是不带 Poly（A）尾，后者必须考虑用全 RNA 建库。

### 12.3.2.6 mRNA 提取

RNA 的提取准备：将所有容器，试管等均需灭菌，玻璃器皿用 200～300 ℃烤箱烘烤，不能高温消毒用具用 DEPC 溶液处理、保持无 RNase 环境，建立 RNA 操作台（室）。

mRNA 分离步骤如下：

（1）用 DEPC 处理的双蒸馏水饱和寡聚脱氧胸苷纤维素（oligo dT Cellulose）10 min。

（2）用溶液 A（0.5 mol/L KC1，10 mmol/L Tris pH7.5，1 mmol/L EDTA）洗涤纤维素膜三次，除去微小颗粒。

（3）将纤维素上柱（$\Phi$3～5 mm，长 5～8 cm），用 0.1 mol/L NaOH 洗柱 1 次，5 mmmol/L EDTA（pH8.0）洗柱 1 次。滴加 10～20 mL 溶液 A 中和柱床，使 pH 低于 8。

（4）RNA 溶于 1～2 mL 溶液 B（1 × TE pH7.5）。65 ℃ 10 min，迅速置于 ℃冰中。

（5）RNA 液中加入等体积溶液 C（1 mol/L KC1，10 mmol/L Tris，pH.5，1 mmol/L EDTA）混匀，匀速将 RNA 上柱，并回收流出液。

（6）收集液再上柱 1 次。

（7）用溶液人 A 洗柱（约 6～7 mL）。

（8）用 2-3 mL 溶液 B 洗脱 mRNA，回收，乙醇沉淀，在溶于 1 × TE（pH7.5）中。– 80 ℃暂时保存。

### 12.3.2.7 cDNA 合成

以 mRNA 为模版，Oligo（dT）为引物，在逆转录酶的作用下，合成 cDNA 第一链。然后，在 DNA 聚合酶 I 作用下，合成 cDNA 第二链，如果上述操作没有 RNase 的影响，mRNA 也无断裂，便可以合成全长 cDNA。

全长 cDNA 的合成步骤：

（1）DEPC 处理的 1.5 mL 离心管中依次加入 5 × 第一链合成缓冲液 10 μL，10 mmol/L dNTP（4 种）2.5 μL，引物 01igo（dT）5 μL，mRNA 10 μL（2～5 μg），DEPC 处理无离子双蒸水 20 μL，逆转录酶 2.5 μL，总体积 50 μL，混匀。

反应液中含有的成份及终浓度分别是：50 mmol/L Tris（pH8.3），75 mmol/L KC1，3 mmol/L $MgC1_2$，10 mmol/L DTT，500 μmol/L dATP、dCTP、dCTP 和 dTTP，50 μg/m1 O1igo（dT），100 μg/mL mRNA，10 000 U/mL M-MLV 逆转录酶。

（2）迅速取出 10 μL 反应混合液于另一个 1.5 mL 离心管中，加入 10 μCi $a^{32}$P-dCTP，混匀（此管为 cDNA 合成对照的监测管）。

（3）将 2 管移至 37 ℃水浴反应 1 h，将反应管暂存 4 ℃，监测管加入 1 μL 0.25N EDTA，终止反应。

（4）监测管加入 89 μL 蒸馏水，混均后，在 2 张玫璃纤维滤纸上各点 5 μL，按 TCA 法测定漂洗前后 2 张薄膜的液闪 cpm 值，计算第一链合成情况。计算方法：

$$\text{放射性比活度 SA}\frac{5\ \mu\text{l 放射总计数（cpm/5}\ \mu\text{l）}}{250\ \text{pmoldCTP}/5\ \mu\text{l}} \qquad (12\text{-}8)$$

$$\text{F.S 合成量（mg）}=\frac{\text{实际参入cpm}\times 100/5\ \mu\text{l}\times(4\ \text{pmol dNTP/pmoldCTP})\text{SA}\times 3\,030\ \text{pmoldNTP}/\mu\text{gDNA}}{\text{SA}\times 3\,030\ \text{pmol dNTP}/\mu\text{g DNA}}$$

$$\text{（pmoldCTP 为 } a-{}^{32}\text{P}-\text{dCTP 浓度）} \qquad (12\text{-}9)$$

式（12-9）计算的是 10 μL 反应合成第一链 cDNA， 因此，50 μL 总反应第一链 cDNA 的量应该为 5 倍式（12-9）计算值。

（5）用酚/氯仿抽提余下 90 μL 稀释液，用琼脂糖凝胶电泳，制备干胶（Dried gel）并放射自显影，观察第一链合成长度。

（6）停止在反应（3）的第一链合成管预温至 37 ℃。依次加入：231 6 μL DEPC 处理蒸馏水，10 mmol/LdNTP 液 6 μL。10×第二链合成缓冲液 32 μL，10 μCi a$^{32}$P-dCTP 1 μL，DNA 聚合酶 8 μL，RNaseH 1.4 μL，总反应按积 280 μL，分别含有：25 mmol/LTris pH8.3，100 mmol/L KC1，5 mmol/L $MgCl_2$，dATP、dCTP、dCTP 和 dTTP 各 250 umol/L，5 mmol/L DTT，250 U/mL DNA 聚合酶Ⅰ，8.5 5 U/mL RNase H。

（7）混匀后在 16 ℃孵育 2 h。

（8）加入 28 μL 0.25N EDTA 终止反应。

（9）取出 10 μL 反应液，加入 90 μL 水、混匀，取 5 μL 点在玻璃纤维滤纸上（a）。

（10）取 10 μL 总反应液点在另一一张滤纸上（b），用 TCA 法漂洗这张滤纸。

（11）测量 2 张滤纸 cpm。按式（12-10）和式（12-11）计算第二链 cDNA 合成量。

$$\text{放射性比活度 SA}\frac{5\ \mu l\ \text{放射总计数（cpm/5 μl）}}{116\ \text{pmoldCTP} / 5\ \mu l} \tag{12-10}$$

$$\text{第二链 cDNA（μg）} = \frac{\text{漂洗后cpm}\times(345 / 10\ \mu l)\times(4\ \text{pmol dNTP/pmol d CTP})}{\text{SA}\times 3\,030\ \text{pmol dNTP/μg DNA}} \tag{12-11}$$

（12）将稀释液用酚/氯仿提取 1 次，乙醇沉淀，电泳及放射自显影分析。

（13）将总反应液用酚/氯仿提取 1 次，乙醇沉淀.溶于 20～30 μL 蒸馏水中，−20 ℃保存。

### 12.3.2.8 cDNA 与 EcoR Ⅰ接头连接

在 cDNA 与载体连接之前，需要 cDNA 两端“抛光”处理。形成平头末端，然后接上 EcoR 1 接头制备出含有 EcoR Ⅰ末端的 cDNA 片段。

cDNA 的酶切连接步骤：

（1）2～5 μg cDNA 溶于 30 μL 1×TE（pH8.0），依次加入 10×甲基化缓冲液 5 μL，BSA 5 μL，S-腺苷蛋氨酸、EcoR I 甲基化酶 5 μL（20 U/μL）；

（2）混匀后 37 ℃孵育 20～30 min。

（3）加热 65 ℃ 10 min 终止反应。

（4）上述反应液再依次加入 10 mmol/LdNTP 2 μL，1 mmol/L MgCl2，1 μLT4 多聚酶（5 U/μL）3 μL。

（5）混匀后 37 ℃反应 15～20 min。

（6）加入 16 μL 0.25N EDTA 终止反应。用酚/氯仿抽提 1 次，乙醇沉淀。

（7）cDNA 溶于 9 μL 蒸馏水中，依次加入 EcoRI 接头 15 μL（0.1 μg/μL），0.1 mol/L DTT 2 μL，10×连接缓冲浓 3 μL，T4 连接酶（3 U/μL）1 μL。

（8）混匀，12～15 ℃反应 12～16 h。

（9）65 ℃终止反应 10 min。

（10）在上达反应液中依次加入 10X EcoRI 缓冲液 4 μL，蒸馏水 2 μL，0.1 mol/L DTT 4 μL，EcoRI（10 U/μL）20 ul。

（11）混匀后 37 ℃继续反应 2 h。

（12）加入 6 μL 0.25N EDTA 终止反应。用酚/氯仿抽提 1 次，乙醇沉淀。

（13）用 Sephadex G-50 柱法或乙醇沉淀法，或低熔点琼脂糖凝胶法分离 cDNA 与接头。

### 12.3.2.9 cDNA 组

（1）取 1～2 μg 含 EcoRI 末端 cDNA 与 5～7 μgλgt11 噬菌体 DNA 左右臂（去 5′磷酸化基团）.0.1 mol/L DTT 1 μL。10×连接缓冲液 2 μL，10 mmol/L ATP 1 μL，T4 连接酶 1 μL（3 U/μL）、总体积 20 μL。

（2）混匀，12～15 ℃反应 12～16 h。

（3）取 1/10 重组 DNA（2 μL），迅速融化噬菌体外壳提取物，与 DNA 混合，室温下静止 2 h，

（4）加入 0.5 mL SM 溶液（10 mmol/L MgCl2，50 mmol/L NaCl）和 25 μL 氯仿混匀。置于 4 ℃室温下。

（5）制备 Y1090 新鲜生长菌液 20 mL（OD 值 0.8）。离心，弃上清液。

（6）菌体溶于 10 mL SM 溶液中。

（7）制备含青霉素的琼脂糖（6%）平板（直径 150 mm）若干个。

（8）制备上层稀琼脂糖（4%）液。内含 10 mmol/L 的 MgSO4，IPTG 0.2 μg/μL，

X-Gal 0.2 μg/μL，保持 47～49 ℃。

（9）将包装的 λgt11 噬菌体液按 1:50、1:250、1:1 250 用 SM 溶液稀释。

（10）稀释噬菌体液与 200 μL 菌液混合，在 37 ℃孵育 20 min。

（11）迅速将转染菌液与 4 mL 上层稀琼脂糖液混合后，均匀倒入平皿内，让其室温静置 15～20 min，使琼脂糖凝固。

（12）42 ℃培养 6～12 h。

（13）计数蓝白噬菌斑各有多少/每平皿，其中白色为重组噬菌体、蓝色为非重组型。

### 12.3.2.10 PCR 微量法构建 cDNA 文库

这是一种简便快速和微量构建完整 cDNA 文库的方法。该方法的关键是设计一种通用的随机引物 5′-GCCGGAGCTCTGCAGAATTCNNNNNN-3′，称为 rPCR 法。

（1）将 0.1～1 μg mRNA 溶于 6 μL 蒸馏水种，65 ℃ 5 min，迅速置于 0 ℃冰上。

（2）依次加入 0.5 μL RNAase（20 U/μL），1.25 μL 10× 逆转录缓冲液（500 μmol/L Tris pH8.3，800 mmol/L KC1，80 mmol/L $MgCl_2$，50 mol/L DTT），1.25 μL dNTP，（10 mmol/L）1.5 μL 3′通用随机引物，1 μL $a^{32}P$-dCTP（50 μCi），2 μL AMV 逆转录酶 16U，混匀。

（3）43 ℃反应 1 h。

（4）100 ℃加热 2 min，迅速置 0 ℃。

（5）上述反应液中继续加入 24.25 μL 蒸馏水，10 μL 5× Klenow 缓冲液，1.25 μL 缓冲液 dCTP（100 mmol/L），2 μL Klenow 多聚酶（8U），混匀。

（6）37 ℃反应 30 min。

（7）用 Spin～400 葡聚糖柱分离合成的 cDNA 与引物

（8）取 1 μL 分离的 dscDNA 溶于终浓度 10 mmol/L Tris pH8.3，50 mmoI/L KCl，1.5 mmol/L $MgCl_2$，0.01%明胶，500 μmol/L dNTP，1 μL mmol/L 通用引物和 1.5 UTag 聚合酶，5-10 $a^{32}P$-dCTP Ci $a^{32}P$-dCTP 总体积 50 μ1。

（9）设定 PCR 反应条件：94 ℃，1 min；55 ℃，1 min；72 ℃，3 min。共反应 30～40 期。

（10）1～2 μL PCR 反应液进行 1%琼脂糖凝胶电泳和干胶放射自显影，观察 cDNA 合成质量（可以合成 0.3～5 kb cDNA 产物）。

（11）以下连接酶切接头和重组克隆构建过程同上述经典方法。

用 rPCR 构建文库，起始 mRNA 量可以少至 $10^{-8}$ μg，但 PCR 方法对低丰度表达和较大分子的 mRNA 构建能力较差。

### 12.3.2.11 cDNA 文库筛选

cDNA 文库是包含有细胞中表达顺序的文库。获得某个基因的 cDNA 克隆，有助于我们直接探寻该基因的表达、结构和功能，元论在础研究和疾病诊断上都将为我们提供最直接的检测手里。因此，筛选 cDNA 探针和可克隆一直是人们最热衷的研究工作。目前用于 cDNA 文库目标基因的筛选方法很多，但都遵循两个基本的途径：

（1）正向遗传学途径：如果某一甚因高丰度表达，并产生大量的蛋白质产物，科学家们便可以应用生化方法提纯蛋白质、并制务出高纯度的单克隆抗体，而大多建在 λgt 11 噬菌体内的 cDNA 文库可以在 C600 菌体转染后进行表达，其 cDNA 产物与单克隆抗体的特性结合，为筛选出这一持异重组噬菌体提供标记，进而挑选处这一基因的 cDNA 克隆。这种由蛋白质到单克隆抗体到 cDNA 直至最后找到基因在染色体的定位的基因筛选过程就是通常所说的正向遗传学途径。至于分析部分蛋白质多肤顺序，由此借助微机分析合成的 Oligo DNA 探针筛选 cDNA 文库同样属于这一途径、我们在前面已经介绍，不再赘述。

（2）反向遗传学途径：对于大多数性状和疾病而言，我们仅仅能够通过其遗传方式，分析判断其遗传类型和遗传方式，而其基因性质，表达方式以及表达产物都尚属未知。分子遗传学及示踪技术的不断发展和创新，已为我向提供了一条超越产物而直接寻找基因的新途径。这就是反向遗传学方法。

例如：假性肥大型肌营养不良（Duchenne muscular dystrophy，简称 DMD）是男性活婴最为常见的 X 连锁隐性遗传病，男性新生儿中发病率 1/3 500。70 年代及 80 年代初人们寻找 DMD 的异常蛋白产物的努力失败后，人们开始采用限制住片段长度多态连锁分析（RFLPs）方法对 DMD 进行间接的基因诊断。

1984年，Kunkel等人在1名有Xp21 区缺失并伴有DMD男性思者DNA中，采用递减杂交方法，筛选出一系列位于Xp21区域的DNA片段，其中一些片段通过连锁分析断定位于DMD基因内部。这些片段被广泛用于DMD基因缺失的直接诊断上，但RFLP分析、这些基因内部片段与DMD突变位点之间仍有一定重组率，提示DMD基因很大。人们用这些基因内部片段为探针，直接去筛选肌组织cDNA文库、筛选出几个阳性cDNA克隆，以后分析确认，这些cDNA克隆是一个全长14 kb的mRNA，其开放阅读框（ORF）约11 kb，表达产物Dystrophin为427 kD，约有3 685个氨基酸残基，有四个结构域，可能是一种膜骨架蛋白，目前Dystrophin的具体结构和功能仍在深入研究之中。回过头来，人们用Dystrophin cDNA进一步检测DMD基因，发现该基因全长约2 000 kb，有60～65个外显子，外显子平均长度200 bp，而内含子平与长度200 kb。

上述由连锁分析，分离RFLP片段。分离基因内部片段。筛选cDNA克隆，分折cDNA表达产物的过程，即是反向遗传学克隆目标基因的典范。正如我们所知，脑组织中有比其他任何组织都更加复杂的基因表达，而由脑基因表达异常的疾病能占遗传缺陷的1/2～1/3，分离和筛选这些基因不但会帮助我们认识基因表达与脑功能的关系、还将为我们提供神经系统遗传病诊断和预防的工具。因此，应用反向遗传学手段进行这项艰苦而又充满希望的工作已经吸引了一大批神经分子生物学家，他们在此领域中已经取得了许多进展。当然，一些发生率高，危害严重的其他遗传性疾病，也是人们攻克的目标。囊性性纤维化，成年多囊肾、面肩肱型肌营养不良，马凡氏综合征、亨氏舞蹈病等正在或已经在反向遗传学方法中找到了关键分子作用点。更多的疾病将在不久列入克隆其cDNA的范畴。

## 思考题

1. 核酸分子杂交的原理是什么？
2. 核酸分子杂交的的类型有哪些？
3. 核酸分子杂交的注意事项有哪些？
4. 基因文库与cDNA文库的差异在那里？
5. 基因文库在医学疾病诊疗中的主要功能有哪些？

# 参考文献

［1］Bruce Alberts，et al. 细胞的分子生物学［M］. 张新跃，钱万强，译. 北京：科学出版社，2008。

［2］李德葆，周雪平，等. 基因工程操作技术［M］. 上海：上海科学技术出版社，1996.

［3］俞民谢. 医学分子遗传学［M］. 北京：科学出版社，1990.

# 13 使用放射性同位素的卫生防护

## 13.1 电离辐射的生物学效应

电离辐射的生物学效应指在一定条件下，基本生命物质和分子吸收辐射能量并经过一系列复杂的物理、化学和生物学变化，引起生物体组织细胞和生命各系统间功能、调节和代谢的改变，产生各种生物学效应的过程。电离辐射作用于机体，从开始照射到观察到细胞学损伤，在细胞中经历了原初和继发作用的过程，它包括物理、物理化学、化学、生物化学、早期生物学和远后生物效应六个不同的阶段。

### 13.1.1 影响放射生物学效应的因素

影响辐射生物学效应的因素包括：照射因素、机体因素以及介于二者之间的介质因素等。

#### 13.1.1.1 照射因素

（1）辐射类型：高 LET 辐射在组织内能量分布密集，生物学效应相对较强。故在一定范围内，LET 愈高，RBE 愈大。在给定剂量下高 LET 辐射所致亚致死性和致死性损伤的比例大于低 LET 辐射。

（2）剂量和剂量率：照射剂量大小是决定辐射生物学效应强弱的首要因素，剂量越大，效应越强。但有些生物学效应当剂量增大到一定程度后，效应不再增强。另外，在一定剂量范围内，同等剂量照射时，剂量率高者效应强，剂量率低者效应弱，其机制是在照射时间延长的过程中，发生亚致死性损伤的修复和细胞增殖。

（3）照射方式：同等剂量照射，一次照射比分次照射效应强，分次愈多，各次之间的间隔愈长，生物效应愈小；同样，全身照射比局部照射效应强。

（4）照射面积：当照射的其他条件相同时，受照射的面积愈大，生物效应愈明显。在临床肿瘤治疗中，一般都将照射野缩至尽可能小的范围，并采用分次照射以减少每次剂量，这样可降低正常组织的放射损伤效应，以达到对局部肿瘤尽可能大的杀伤。

#### 13.1.1.2 机体因素

（1）种系差异：一般说，生物进化程度愈高，辐射敏感性愈高。在脊椎动物中，哺乳动物的放射敏感性比鸟类、鱼类、两栖类和爬虫类为高。哺乳类中各种动物的放射敏感性也有一定的差别。同一类动物中，不同品系之间放射敏感性有时也有明显差别。

（2）性别：育龄雌性机体的辐射耐受性稍大于雄性。这与体内性激素含量差异有关。

（3）年龄：一般是随个体发育过程而逐渐降低。幼年和老年的辐射敏感性高于壮年。

（4）生理状态：机体处于过热、过冷、过劳和饥饿等状态时，对辐射的耐受性降低。

（5）健康状况：身体虚弱和慢性病患者，或合并外伤时对辐射的耐受性亦降低。

### 13.1.2 放射生物学效应分类

机体受辐射作用时，根据照射剂量、照射方式以及效应表现的情况，在实际工作中常将生物学效应分类表述。

#### 13.1.2.1 按照射方式分

（1）外照射与内照射

辐射源由体外照射人体称外照射。$\gamma$线、中子、X 线等穿透力强的射线，外照射的生物学效应强。

放射性物质通过各种途径进入机体，以其辐射能产生生物学效应者称内照射。内照射的作用主要发生在放射性物质通过途径和沉积部位的组织器官，但其效应可波及全身。内照射的效应以射程短、电离强的$\alpha$、$\beta$射线作用为主。

兼有内、外照射则称为混合照射。

（2）局部照射和全身照射

当外照射的射线照射身体某一部位，引起局部组织的反应者称局部照射。当照射剂量和剂量率相同时，身体各部位的辐射敏感性依次为腹部＞盆腔＞头颈＞胸部＞四肢。

当全身均匀地或非均匀地受到照射而产生全身效应时称全身照射。如照射剂量较小者为小剂量效应，如照射剂量较大者（＞1 Gy）则发展为急性放射病。大面积的胸腹部局部照射也可发生全身效应，甚至急性放射病。根据照射剂量大小和不同敏感组织的反应程度，辐射所致全身损伤分为骨髓型（bone marrow type）、肠型（gastro-intestianl type）和脑型（central nervous system type）三种类型。

### 13.1.2.2　按照射剂量率分

（1）急性效应（acute radiation effect）

高剂量率照射，短时间内达到较大剂量，效应迅速表现。

（2）慢性效应（chronic radiation effect）

低剂量率长期照射，随着照射剂量增加，效应逐渐积累，经历较长时间表现出来。

### 13.1.2.3　按效应出现时间分

（1）早期效应（early effect）或近期效应

在受照后几个星期内发生的辐射效应，如急性放射病，急性皮肤损伤等。

（2）迟发效应（late effect）或称远后效应

在受照后数月甚至数年后发生的效应（一般 6 个月以上）。如慢性放射病、致癌效应、放射性白内障、辐射遗传效应等。临床放射治疗的资料显示，迟发损伤发生率通常在放射治疗 10 年后开始有所上升。

### 13.1.2.4　按效应表现的个体分

（1）躯体效应（somatic effect）

受照射个体体细胞损伤而致本身所发生的各种效应。又可区分为全身效应（total body effect）和局部效应（local effect）。

（2）遗传效应（genetic effect）

受照射个体生殖细胞突变，而在后代表现出的效应。

#### 13.1.2.5 按效应的发生和照射剂量的关系分

（1）确定性效应（deterministic effect）

旧称非随机性效应。指效应的严重程度与照射剂量的大小有关。效应的严重程度取决于细胞群中受损细胞的数量或百分率。此种效应存在剂量阈值，超过此阈值，效应即出现。如照射后的白细胞减少、白内障、皮肤红斑脱毛等均属于确定性效应。这些效应在成因上是由放射线能量沉积事件决定的，当照射的剂量达到一定水平后，细胞死亡会超过细胞增殖补充或代偿能力，此时确定性效应必然会出现，故又称必然性效应。

（2）随机性效应（stochastic effect）

指效应的发生率与照射剂量的大小有关，这种效应在个别细胞损伤（主要是突变）时即可出现，不存在阈剂量。遗传效应和辐射致癌等属于随机效应。

### 13.1.3 电离辐射的确定性效应

确定性效应指电离辐射照射生物机体产生的效应，通常存在剂量阈值，确定性效应的阈剂量大约是 0.1～0.2 Gy，每个器官和组织以及每个人引起效应的阈值存在一定的差异，超过阈值时电离辐射效应的发生率和严重程度随剂量的增加而增大。确定性效应的发生基础是器官或组织的细胞死亡，确定性效应包括除了癌症、遗传和突变以外的所有躯体效应和胚胎效应及不育症等。

确定效应包括放射性白内障，血液系统疾病，放射性不育症，全身性放射损伤，皮肤的电离辐射效应，以及对寿命的影响。

#### 13.1.3.1 放射性白内障

放射性白内障是指由 X 射线、γ射线、中子及高能β射线等电离辐射所致的晶状体混浊。一般是眼部有明确的一次或短时间（数日）内受到大剂量外照射，或者长期反复超过剂量限值的外照射史，累积剂量在 2.0 Gy 以上，晶体从小的混浊点到全部混浊，逐渐影响到视力，一直发展成视力完全丧失的临床过程。

#### 13.1.3.2 血液系统疾病

造血组织对电离辐射是比较敏感的，处于分化阶段的细胞尤为敏感。多能造血干细胞是造血系统最原始成分，并决定着辐射作用后机体造血恢复情况。

辐射损伤后可引起高色素性贫血、白细胞与血小板数减少和再生障碍性贫血（aplastic anemia）等疾病。

（1）高色素性贫血

一次大剂量照射可能引起贫血。贫血类型以高色素性贫血为主。

（2）白细胞与血小板数减少

日本原爆后幸存者可见到中性粒细胞、淋巴细胞和血小板减少。长期受职业性照射人群主要是医用X射线工作者，其血细胞变化特点以中性粒细胞为主的白细胞降低，淋巴细胞、单核细胞和嗜酸、嗜碱性粒细胞相对增高。

（3）再生障碍性贫血

自从X射线发现并应用于医学诊断和治疗以来，曾有英国和日本的资料报道接受X射线治疗或从事医用X线人员患有再生障碍性贫血增加。此外，在体内有过量 $^{226}Ra$ 或 $^{232}Th$ 的病人中也有再障发生。

### 13.1.3.3 放射性不育症

性腺受到电离辐射作用可引起生育障碍，称为放射性不育症（radiation induced infertility）。根据受照剂量大小可表现为暂时性不育症和永久性不育症。

### 13.1.3.4 全身性放射损伤

出生后受电离辐射照射，当达到一定剂量后可引起急性放射病、慢性放射性损伤等，电离辐射除可以引起上述全身损伤外，还可因局部受到外照射和放射性核素进入体内选择性的蓄积在某些器官或组织，以及进入或排出途径引起局部放射损伤。

急性放射病（acute radiation disease）是机体在短时间内受到大剂量（＞1 Gy）电离辐射引起全身性疾病。外照射和内照射都可能发生急性放射病，核战争、核辐射事故、医疗事故和治疗性照射均可引起急性放射病。

慢性放射病是指在较长时间内连续或间断受到超当量剂量限值的电离辐射作用，达到一定累积剂量后引起多系统损害的全身性疾病，通常以造血组织损伤为主要表现。目前多认为，数月内全身受照总量达1.5～2 Gy，就有可能发生慢性放射病。

放射性核素经各种途径进入体内，沉积于体内某些组织器官和系统引起的放射损伤形成内照射放射损伤。

### 13.1.3.5 皮肤的电离辐射效应

身体局部受到一次或短时间内（数日）多次受到大剂量（X 射线、γ射线和 β 射线）外照射可引起急性放射性皮炎及放射性溃疡。皮肤受照后的主要临床表现因射线种类、照射剂量、剂量率、射线能量、受照部位、受照面积和身体情况等而异。皮肤受照射后最早出现的皮肤变化是红斑，可在暂时消退后再次反复出现；随红斑之后可以出现脱毛、干性脱屑、湿性脱屑和表皮坏死；大剂量照射后出现皮肤脱屑的时间（照射后 2～3 周）与从基底细胞分化到角化层所需的时间大体一致。皮肤照射的远期后果为表皮、汗腺、皮脂腺及毛囊萎缩，真皮纤维化，血管扩张，皮肤溃疡和皮肤癌等。

受到照射的皮肤放射损伤主要是接受穿透力较低的β射线和低 X 射线的外照射。因为穿透力较高的 X 射线和γ射线照射时，更重要的损伤是发生在深部器官而不是体表。较小面积皮肤接受β辐射粒子污染时可以成为“热粒子”使局部组织受到较高剂量的照射。β射线照射形成的辐射剂量取决于该粒子的能量和组织深度。皮肤的靶组织位于不同深度，加之损伤效应受照射面积和剂量分割而不同，因此很难给出可以适用于不同照射条件的皮肤损伤阈剂量。X 射线或γ射线在面积 10 $cm^2$ 引起皮肤红斑的剂量在一次短时间照射时约为 6～8 Gy，多次分割照射时大于 30 Gy。

皮肤的晚期反应例如真皮萎缩和皮肤溃疡，主要是深部组织受到照射损伤的结果，其机制比较复杂，涉及表皮细胞缺失和真皮结缔组织与血管的损伤。

2002 年 ICRP 指导手册（执业医师指南）给出了产生确定性效应的近似吸收剂量阈值，如表 13-1 所示。

**表 13-1　产生确定性效应的近似吸收剂量阈值**

| 器官/组织 | 效应 | 吸收剂量阈值/Gy | |
|---|---|---|---|
| | | 短期照射（单次剂量） | 长期照射（年剂量，迁延多年） |
| 睾丸 | 暂时不育 | 0.15 | 0.4 |
| | 永久不育 | 3.5～6 | 2 |
| 卵巢 | 不育 | 2.5～6 | ＞0.2 |

续表

| 器官/组织 | 效应 | 吸收剂量阈值/Gy | |
|---|---|---|---|
| | | 短期照射（单次剂量） | 长期照射（年剂量，迁延多年） |
| 晶状体 | 视力障碍 | 5 | 0.4 |
| | 可检出的混浊 | 0.5～2 | 0.1 |
| 骨髓 | 造血功能抑制 | 0.5 | ＞0.2 |
| 皮肤 | 红斑（干性脱屑） | 2 | — |
| | 湿性脱屑 | 18 | — |
| | 表皮和深部皮肤坏死 | 25 | — |
| | 皮肤萎缩伴并发症及毛细血管扩张 | 10～12 | 1 |
| 全身 | 急性放射病（轻度） | 1 | — |

### 13.1.4 电离辐射的随机性效应

由于电离辐射击中靶的概率是随机性的，所以引发随机性效应实际上是体细胞和生殖细胞突变的结果，最终可导致致癌效应、基因突变和遗传性疾病。

#### 13.1.4.1 电离辐射致癌效应

辐射诱发肿瘤指接受电离辐射后发生的与所受该照射具有一定程度病因学联系的恶性肿瘤，是照射后重要的远后效应之一，包括实体瘤、白血病、骨肉瘤等，属于随机性效应。电离辐射致癌性是得到确认的致命性健康危害因素，致癌效应是制定放射防护标准的重要依据之一，因此，放射致癌效应的评价是辐射危害评价的核心内容。

辐射诱发的肿瘤，具有以下几个特点：（1）与放射性损伤的部位具有一致性，即肿瘤易发部位多是放射损伤的主要部位；（2）与化学致瘤相比，具有多发性和广谱性，即同一机体可有几个器官或组织同时发生同类型或不同类型的肿瘤；（3）病理类型多是上皮组织的各种癌、间叶组织的肉瘤和造血组织的白血病；（4）兼有始动和促进作用，是完全致癌因子；（5）在一定内照射剂量范围内，肿瘤的发生率随剂量的增大而增加；但似乎有一最适致癌剂量，和一最低致癌剂量。但总的说来，辐射诱发的癌症，与一般人群发生的同种癌症的临床、病理学特征相同，无特异性，很难用一般医学检查手段予以判别。为解决辐射致癌病因的判断与赔偿裁决，我国《放射性肿瘤诊断标准》提供计算病因概率（probability of causation，PC）的方法和参数，PC≥50%者可判断为放射性肿瘤，便于解决一些实际问题。

经过大量实验研究和人群流行病学调查证实，辐射诱发不同肿瘤与受照剂量、射线性质、照射条件和照射对象的特点不同，可有不同类型的剂量-效应曲线，它反映了辐射作用于机体不同组织器官的复杂过程。典型的曲线是随剂量增加，首先为上升型曲线，达到顶峰后呈下降的图形。即在较低剂量阶段，肿瘤的诱发占优势，随着剂量的增加，杀死细胞的概率比肿瘤转化的概率大得多，所以大剂量时癌变细胞的灭活占优势，顶峰时的剂量是二者持平的剂量。

潜伏期是指受照后到肿瘤显现所经历的时间。潜伏期与受照剂量大小和射线种类以及受照时的年龄相关，一般自然发病率相对较高的年龄段受照，辐射诱发肿瘤的频率亦较高。辐射诱发肿瘤的潜伏期随不同脏器、肿瘤类型不同而异，如表 13-2 所示。

**表 13-2　辐射诱发人体恶性肿瘤的潜伏期（年）**

| 肿瘤类型 | 最低 | 平均 | 全部表现 |
|---|---|---|---|
| 白血病 | 2～4 | 10 | 25～30 |
| 骨肉瘤 | 2～4 | 15 | 25～30 |
| 甲状腺癌 | 5～10 | 20 | >40 |
| 乳腺癌 | 5～15 | 23 | >40 |
| 其他实体瘤 | 10 | 20～30 | >40 |

### 13.1.4.2　电离辐射遗传效应

决定生物体遗传性状的基本单位是基因，而基因是染色体 DNA 链上具有一定功能的一段核苷酸序列，这个序列作为密码指导 mRNA 和蛋白质的合成。电离辐射是一种诱变剂，辐射遗传效应是通过电离辐射对生殖细胞遗传物质 DNA 的损害而导致突变，并向受照者的后代传递，使受照者的后代发生遗传性异常或遗传性疾病，它是表现于受照者后代的随机性效应。

电离辐射遗传效应是指电离辐射对受照者后代产生的随机性效应，它是通过损伤亲代的生殖细胞（精子和卵子）的遗传物质（DNA）造成的，是其遗传物质在子代中表现出来，通常具有终生性特性。

（1）日本原子弹爆炸幸存者的遗传流行病学调查

通过对人群大样本量长期观察表明，没有显示出亲代受照对子代产生有统计学意义的遗传效应。这可能与人体受照后与妊娠总会有一定的时间间隔，如果推迟妊娠，大部分有害的遗传性后果是可以避免的，一般建议男女受到一次明显照射后，为把遗传危害减少到最低程度，妊娠至少推迟 0.5～1 年，这是一个慎重又保守的建议。

（2）天然辐射高本底地区的辐射遗传影响

天然辐射高本底地区辐射影响研究，国内外学者都很重视，虽然各地区尽量扩大调查人群数量，提高检测项目的精确性，但是迄今除了巴西天然辐射高本底地区能确认体细胞染色体畸变具有有意义的升高外，其他指标均未能证实有遗传负荷增加。天然辐射高本底地区是否存在辐射危害还有待进一步深入调查。

（3）职业照射

1981—1982 年对我国 25 个省、市、自治区医用 X 射线工作者辐射遗传效应调查，放射组 13 056 例、32 348 孕次，相同医院的内外科医务人员 16 925 例、41 120 孕次为对照组，结果表明，两组人员影响生育的主要因素构成基本一致，其生育率、不育率、活产婴儿性比均无明显差异。但放射组的自然流产率、多胎率、新生儿死亡率明显高于对照组。对 20 种先天畸形和遗传疾病调查结果显示，放射组总发生率明显增高。但是相关分析表明，以上所有改变与父母受照剂量、平均年剂量以及放射工龄均无明确相关。

（4）医疗照射

临床上虽然有散在的关于医疗照射诱发遗传负荷的报道，如染色体畸变的增加、继发肿瘤等，由于病例数过少，尚不能做出对遗传构成有影响的确定性结论。

综上所述，迄今为止，无论是公众成员还是职业工作者，人类受射线照射后的遗传危害几率都是很微小的。

## 13.2 放射防护量

放射防护量（radiological protection quantity）是国际放射防护委员会（ICRP）为评估照射水平、控制健康危害，对受照人体规定的一类辐射量，简称“防护量”。

### 13.2.1 器官剂量 $D_T$

受照物质中每一点都有其特定的吸收剂量值，然而，为放射防护目的，作为可以接受的近似方法，常取一段时间内，较大组织体积中吸收剂量的平均值。

一个器官、组织 T 范围内的平均吸收剂量 $\bar{D}_T$，定义为该器官或组织吸收的总辐射能量与质量的商，单位 Gy。

虽然器官剂量描述的相应组织吸收辐射能量的情况，但本身还不足以评价辐射照射造成的危害。因为不同类型、能量的辐射，具有不同的生物学效能，不同器官、组织的辐射敏感性未必相同。因此，为确立放射防护用到的剂量指标与随机性健康危害的定量关系，还需用辐射权重因子 $w_R$、组织权重因子 $w_T$，对平均吸收剂量作进一步修正。

### 13.2.2 当量剂量 $H_T$

器官、组织 T 的当量剂量（equivalent dose）$H_T$ 是，以各自辐射权重因子 $w_R$ 修正后，相关辐射对特定器官、组织 T 的剂量总和，亦即：

$$H_T = \sum_R w_R \cdot D_{T,R} \tag{13-1}$$

式中，$D_{T,R}$ ——器官、组织 T 或其特定靶区范围内，由辐射 R 产生的平均吸收剂量；

$w_R$ ——与入射到人体或滞留于人体的放射性核素发出的第 R 种辐射相应的辐射权重因子（radiation weighting factor）。其实，$w_R$ 是依据第 R 种辐射的生物学效能，对器官、组织的平均剂量 $D_{T,R}$ 施加修正的一个因子。

在放射生物学，用 RBE 表征辐射生物学效能的差异。特定辐射的 RBE 是，相同照射条件下，参考辐射（通常是 X 射线、γ 射线）的吸收剂量，与为产生相同程度的效应，特定辐射所用吸收剂量的比值。

一种辐射的 RBE 值，取决于：所观察的生物效应种类，涉及的组织、细胞类型，剂量和剂量率，剂量的分次给予方案。因此，对于给定类型的辐射，会有许多 RBE 值。

在低剂量率、小剂量情况下，RBE 将趋于一个平稳的最大值（$RBE_M$）。此时，$RBE_M$ 已不随剂量、剂量率的变化而改变。不同的效应，有不同的 $RBE_M$ 值。例如，关于随机性效应，裂变中子相对于 $^{60}Co$ γ 射线的 $RBE_M$ 值，如表 13-3 所示。

表 13-3 关于随机性效应，裂变中子相对于 $^{60}Co$ γ 射线的 $RBE_M$ 值

| 效应 | $RBE_M$ | 效应 | $RBE_M$ |
| --- | --- | --- | --- |
| 肿瘤诱发 | 15～60 | 染色体畸变 | 40～50 |
| 肿瘤所致寿命缩短 | 15～45 | 哺乳动物遗传效应 | 10～45 |
| 细胞转化 | 35～70 | 微核 | 6～60 |

放射防护应用的辐射权重因子 $w_R$ 值（见表 13-4），是从一系列随机性效应的 $RBE_M$ 中，凭经验挑选的一些典型值，即 $w_R$ 值只是低剂量率、小剂量情况下，$RBE_{随机性效应}$ 的粗略代表。对于给定的第 R 种辐射，$w_R$ 已不再与特定组织、特定随机性效应相关，$w_R$ 可用于任何器官和组织；在放射防护关心的低剂量范围内，$w_R$ 与剂量、剂量率无关，仅用于随机性健康危害的评价。

当量剂量 $H_T$ 的实质就是：为与特定辐射对器官 T 造成的辐射影响程度相仿，低 LET 辐射需要的吸收剂量。

放射防护评价中，当量剂量 $H_T$ 的意义在于：对于特定器官 T，无论对它造成照射的是何种辐射，只要当量剂量 $H_T$ 值相同，该器官蒙受随机性效应的影响程度大致相仿。

表 13-4 辐射权重因子 $w_R$（ICRP 2007）

| 辐射种类 | 辐射权重因数 $w_R$ |
| --- | --- |
| 光子 | 1 |
| 电子和μ介子 | 1 |
| 质子和带电π介子 | 2 |
| α粒子、裂变碎片、重离子 | 20 |
| 中子 | 中子能量的连续函数［参见图 13-1 和公式（13-2）］ |

注：所有值适用于入射到人体上的辐射，或者在内辐射源情况下，由滞留在体内的放射性核素所发射的辐射。

中子能量的连续函数：

$$w_R = \begin{cases} 2.5+18.2e^{-[\ln(E_n)]^2/6}, & E_n < 1\ \text{MeV} \\ 5.0+17.0e^{-[\ln(2E_n)]^2/6}, & 1\ \text{MeV} \leqslant E_n \leqslant 50\ \text{MeV} \\ 2.5+3.25e^{-[\ln(0.04E_n)]^2/6}, & E_n > 50\ \text{MeV} \end{cases} \tag{13-2}$$

不同能量中子的辐射权重因数见图 13-1。

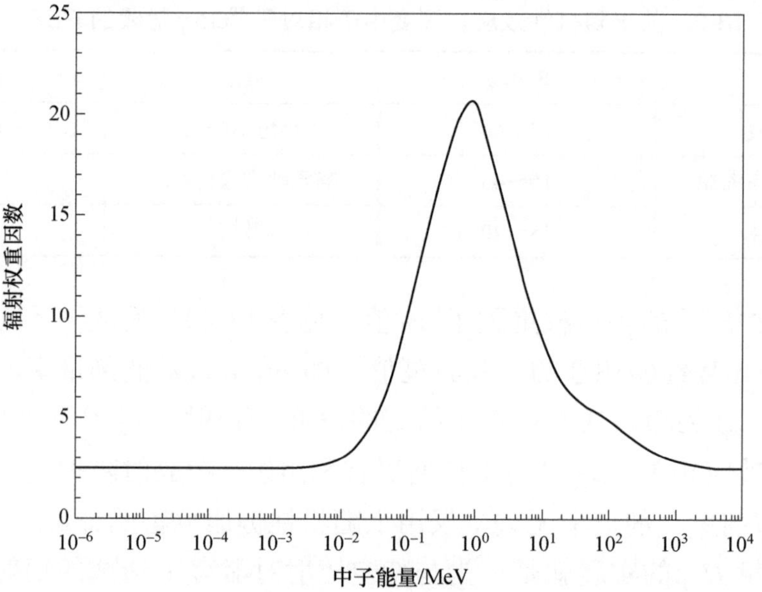


图 13-1　不同能量中子的辐射权重因数（$w_R$）

### 13.2.3　有效剂量 *E*

实际上，受照人体各个器官、组织的当量剂量不一定相同；即使器官、组织的当量剂量相同，它们给人体带来的随机性健康危害的程度也会不同，因为不同的器官或组织，随机性效应的敏感性有差异。因此，为综合反映受照的各个器官或组织，给人体带来随机性健康危害的总和，提出了有效剂量 *E*(effective dose)。

有效剂量 *E* 是以各自组织权重因子(tissue weighting factor)$w_T$ 计权修正后，人体相关器官、组织当量剂量的总和，亦即：

$$E=\sum_{T} w_T \cdot H_T=\sum_{T} w_T \cdot \sum_{R} w_r \cdot D_{T,R} \tag{13-3}$$

式中，$w_T$——与器官、组织 T 相应的组织权重因子，它是依器官、组织随机性效应的辐射敏感性，对器官当量剂量施加修正的一个因子。

表 13-5 是 ICRP 1991 年给出的组织权重因子值。

有效剂量 *E* 的单位，同当量剂量，也取 Sv。

**表 13–5　组织权重因子 $w_T$（ICRP 2007）**

| 组织 | $w_T$ | $\sum w_T$ |
|---|---|---|
| 骨髓（红）、结肠、肺、胃、乳腺、其余组织 1) | 0.12 | 0.72 |
| 性腺 | 0.08 | 0.08 |

续表

| 组织 | $w_T$ | $\sum w_T$ |
| --- | --- | --- |
| 膀、食道、肝、甲状腺 | 0.04 | 0.16 |
| 骨表面、脑、唾腺、皮肤 | 0.01 | 0.04 |
| | 总计 | 1.00 |

注：1）其余组织：肾上腺、外胸（ET）区、胆囊、心脏、肾、淋巴结、肌肉、口腔粘膜、胰腺、前列腺（♂）、小肠、脾、胸腺、子宫/子宫颈（♀）。

其实，有效剂量 $E$ 就是与全身不均匀照射所致随机性健康危害程度相仿的，那个全身均匀照射的当量剂量。

放射防护评价中，有效剂量 $E$ 的意义在于：放射防护关注的低剂量率、小剂量范围内，无论哪种照射情况（外照射、内照射、全身照射抑或局部照射），只要有效剂量值相等，人体蒙受的随机性健康危害，程度大致相仿。

### 13.2.4 待积量 $H_T(\tau)$和 $E(\tau)$

为评价内照射危害，需了解：一段时间内放射性核素对器官或组织产生的累积剂量，于是提出 "待积量" 概念。内照射情况下，任一时刻器官、组织的当量剂量率 $\dot{H}_T(t)$，与器官、组织内所含放射性核素的数量呈正比。单次摄入后，器官、组织内放射性核素的数量，会因核素的物理衰变、人体的生理代谢而减少，所以器官、组织的当量剂量率也因时间的推延而降低。

器官、组织的待积当量剂量（committed equivalent dose）$\dot{H}_T(\tau)$是单次摄入放射性核素后 $\tau$ 时间内器官、组织 T 当量剂量的累计值：

$$H_T(\tau)=\int_{t_0}^{t_0+\tau}\dot{H}_T(t)\cdot dt \qquad (13\text{-}4)$$

式中，$\dot{H}_T(t)$——$t_0$ 时刻摄入放射性核素在此后的 $t$ 时刻对器官、组织 T 所致的当量剂量率；

$\tau$——剂量的累计时间，成人取 50 年，儿童取 70 年。

待积有效剂量（committed effective dose）$E(\tau)$是经组织权重因子 $w_T$ 计权修正后，受照人体相关器官、组织的待积当量剂量值的总和：

$$E(\tau)=\sum W_T\cdot H_T(\tau) \qquad (13\text{-}5)$$

内照射情况下，人体蒙受的随机性健康危害的程度，与待积有效剂量成正比。

待积量的单位，依然是 Sv。

包括有效剂量在内，放射防护量，都无法直接测量，只能根据外照射的辐射场量、内照射的放射性核素摄入量进行计算，或者通过其他可以测量的那些量来加以估计。

## 13.3 放射防护的目的和原则

电离辐射是能使物质的原子或原子团产生电离的电磁辐射和微粒辐射。辐射对人体有危害。辐射照射对人们及其后代最终产生的总伤害，称为辐射危害。应用人工源伴随着辐射危害。人们认识到放射防护的重要性以后，辐射危害事件明显降低。随着科学和技术的进步，人们已经积累了丰富的防护知识和经验，在通常的职业照射条件下，能够使应用人工源的照射水平降低到可合理做到的可接受水平；人工源的某些意外事件的发生率，也在逐年降低。

### 13.3.1 放射防护目的

放射防护的目的是防止确定性效应的发生，限制随机性效应的诱发，把随机性效应的发生概率降低到可以接受的水平。

不能将辐射诱发的确定性效应和随机性效应相提并论。确定性效应有剂量阈值，人体器官和组织受到的辐射照射的剂量达到相应的阈剂量时，必然出现确定性效应；超过阈剂量照射时确定性效应的严重程度也必然随着受照剂量的增加而加重。所以人们只要把受照剂量保持在器官或组织相应阈剂量以下，就完全可以避免有害的确定性效应发生，把确定性效应的发生概率降低到零。

与确定性效应不同，随机性效应不能完全被避免。因为在小剂量和低剂率照射条件下，随机性效应和剂量之间呈线性关系，没有阈剂量。只能在放射防护方面采取有效的措施或方法把随机性效应的发生概率（$10^{-2}$ Sv）限制到可以接受的水平。这个水平大约相当于职业人员的正常死亡率，即在 $10^{-5}$～$10^{-4}$ 概率范围内。

### 13.3.2 放射防护三原则

为了实现放射防护目的，应当严格遵守放射防护的三项基本原则。这三项基本原则构成了放射防护体系。这三项基本原则是相互关联的，任何一项原则在实践中都不可以偏废。

（1）实践正当性（justification of a practice）

任何引入新的照射源或照射途径、或扩大受照人员范围、或改变现有辐射源的照射途径网络，从而使人员受照射或可能受到照射或受照射人数增加的人类活动，称为实践（practice）。由实践获得的净利益远远超过付出的代价（包括对健康损害的代价）时，称为实践正当性；否则是不正当实践。

对于一项涉及照射的实践，只有在考虑了社会、经济和其他有关因素之后，其对受照个人或社会所带来的利益足以弥补其可能引起的辐射危害时，该实践才是正当的。对于不具有正当的实践及该实践中的源，就不得采用。

（2）防护与安全的最优化（optimization of radiation protection）

在考虑了社会和经济因素的前提下，一切辐射照射都应当保持在可合理达到的尽可能低的水平。也称为 ALARA 原则［as low as reasonably achievable（ALARA）principle］。利益—代价分析是为达到放射防护最优化使用的最有效方法。

对于来自一项实践中的任一特定源的照射，应使防护与安全最优化，使得在考虑了经济和社会因素之后，个人受照剂量的大小、受照射的人数以及受照射的可能性均保持在可合理达到的尽量低水平。这种最优化应以该源所致个人剂量和潜在照射危险分别低于剂量约束和潜在照射危险约束为前提条件（治疗性医疗照射除外）。

防护与安全最优化的过程，可以从直观的定性分析一直到使用辅助决策技术的定量分析，但均应以某种适当的方法将一切有关因素加以考虑，以实现：相对于主导情况确定出最优化的防护与安全措施，确定这些措施时应考虑可供利用的防护与安全选择以及照射的性质、大小和可能性；根据最优化的结果制定相应的准则，据以采取预防事故和减轻事故后果的措施，从而限制照射的大小及受照的可能性。

对一项实践中的任一特定源，个人剂量的大小、受照的人数、以及在不是肯定受到照射的情形下其发生的可能程度，在考虑了经济和社会因素后，应当全部保持在可以合理做到的尽量低的程度。这一程度应当受到限制个人剂量的约束（剂量约束），对潜在照射则应受到限制个人危险的约束（危险约束），以便限制内在的经济和社会判断容易带来的不公平。

（3）个人剂量限值（personal dose limit）

除了医疗照射之外，对于一项实践中的任一特定的源，其剂量约束和潜在照射危险约束应不大于审管部门对这类源规定或认可的值，并不大于可能导致超过剂量限值和潜在照射危险限值的值。

对任何可能向环境释放放射性物质的源，剂量约束还应确保对该源历年释放的累积效应加以限制，使得在考虑了所有其他有关实践和源可能造成的释放累积和照射之后，任何公众成员（包括其后代）在任何一年里所受到的有效剂量均不超过相应的剂量限值。

关于医疗照射指导水平，应制定供执业医师使用的医疗照射指导水平。这类指导水平应符合 GB 18871—2002 中的详细要求制定；对于中等身材的受检者，是一种合理的剂量指征。其基于当前常规医疗水平（非理想技术条件）制定，旨在为临床实践提供参考。若可靠的临床评估认为有必要，允许在合理范围内调整照射剂量；同时，相关内容将随医疗技术发展持续更新。

对在受控源实践中个人受到的有效剂量或当量剂量规定的不得超过的数值，称为个人剂量限值。个人受到所有有关实践合并产生的照射，应当遵守剂量限值。或者在潜在照射的情形下遵守对危险的某些控制。其目的是为了保证个人不会受到从这些实践来的正常情况下被断定为不可接受的辐射危险。不是所有的源都能在源的所在处采取行动施加控制，所以在选定剂量限值前应该先规定哪些源可以包括在内作为有关的源。

实践正当化和放射防护最优化与辐射源相关，因为它们涉及的是对放射源的引用和安全防护是否正当和适宜。而个人剂量限值涉及的是受控源职业照射个人和公众个人的受照剂量，所以个人剂量限值与人相关。正当化是最优化过程的前提，个人受照剂量限值是最优化剂量的约束条件。预先对受控源可能产生的个人剂量而确定的与源相关的限制剂量，称为剂量约束，它作为对所考虑的受控源安全防护最优化的约束条件。对于职业照射，剂量约束是一种与受控源相关的个人剂量数值，它作为限制最优化过程所考虑的剂量选择范围。对于公众照射，剂量约束是公众成员由受控源计划运行中受到年照射剂量上限；这个上限剂量是任何关键人群组在受控源运行过程经过所有途径接受的年照射剂量之和；每个受控源的剂量约束值都应当保证授予关键人群组的剂量之和保持在对公众人员规定的剂量限值以内。对于医疗照射，除了在医学研究中的自愿受照者或在医疗照射中自愿照顾患者的受照者以外，由执业医务人员施加给患者或受检查者的辐射照射的剂量约束，被视为医疗照射的指导水平。

综上所述，由于个人剂量限值是不可接受剂量范围的下限，适用于避免发生确定性效应。所以，不能把个人剂量限值直接作为防护设计和人员工作安排的依据。依据是什么？是放射防护最优化，最优化的依据是剂量约束值。任何将个人剂量限值作为防护设计和人员工作安排的出发点，并在实践中执行尽可能向个人剂量限值接近的做法，以及把个人剂量限值作为评价防护设施的主要标准的做法，都是对放射防护三原则的误解。评价防护设施的标准应该是是否做到了最优化，而不是是否超过了个人剂量限值。当然，个人剂量限值是不允许超过的值。

## 13.4 放射防护措施

### 13.4.1 外照射防护措施

减少人体外照射剂量的技术措施包括：时间防护、距离防护和屏蔽防护。这三项技术措施通常被称为外照射防护原则。

（1）时间防护

缩短操作时间以减少外照射剂量的防护措施，称为时间防护。因为，在一个相对恒定的辐射场内，外照射剂量率（$\dot{D}$）也相对稳定，人员在该辐射场内受到外照射累积剂量（$D$）与操作时间（$t$）成正比，即

$$D = \dot{D}t \tag{13-6}$$

操作时间长，累积受照剂量就多。

（2）距离防护

人员受到的外照射剂量与其离开放射源的距离的平方成反比，依据这种规律减少外照射剂量率的防护措施，称为距离防护。设$\dot{D}_1$和$\dot{D}_2$（单位μSv/h）分别是人员离开源的距离为$r_1m$和$r_2m$处的外照射剂量率，则

$$\dot{D}_1 / \dot{D}_2 = r_2^2 / r_1^2\text{，或}\ \dot{D}_1 r_1^2 / \dot{D}_2 r_2^2 \tag{13-7}$$

式（13-7）称为“平方反比定律”。由此可见，增大人体与源之间的距离对减少外照射剂量率非常明显。

（3）屏蔽防护

在人体与外照射源之间设置的能有效减弱辐射的实体屏障，称为屏蔽体。利用屏蔽体减少人员受外照射剂量的防护措施，称为屏蔽防护。

时间防护、距离防护和屏蔽防护都可以减少人员受外照射的剂量。然而，屏蔽防护从设计和实体上为职业人员和公众提供了安全的工作条件和生活环境。应当根据具体情况综合应用这三项外照射防护技术。

屏蔽材料的选用因辐射类型、辐射能量而异。对于γ射线和X射线常用原子序数高的材料作屏蔽体。例如，用贫化铀、铅、铸铁、混凝土或砖，以及用含合适铅当量的复合材料作屏蔽体；对于中子，常用含硼的聚乙烯板或石蜡层或水等原子序数低的材料作屏蔽体。对于高能β粒子采用铝或有机玻璃板等低原子序数的材料作屏蔽体，可以减少轫致辐射的产额。

屏蔽类型包括：整体屏蔽、分离屏蔽、阴影屏蔽和局部屏蔽。整体屏蔽就是完全包围辐射源的屏蔽；分离屏蔽是一次屏蔽包围最强的辐射源（如反应堆活性区的一次屏蔽），而在一次屏蔽与二次屏蔽之间也有辐射源（如反应堆载热剂系统）；阴影屏蔽建立在辐射源与被防护区域之间，它的大小限于屏蔽“所投向”的“阴影”，在质量和外廓受限制的情况下，这种屏蔽常被利用；局部屏蔽是为限制工作人员进入的区域所采用的减弱屏蔽。

屏蔽体的样式可分为可移动屏蔽体和不可移动屏蔽体。可移动屏蔽体包括：贮源容器、手套箱、企口铅砖，和合适铅当量的橡胶围裙、橡胶手套、橡胶背心、橡胶围颈、橡胶三角裤，以及合适铅当量的玻璃屏风和玻璃眼镜等。固定屏蔽体包括：屏蔽墙、屏蔽地板、屏蔽天棚、屏蔽门和屏蔽玻璃观察窗等。

### 13.4.2　内照射防护的基本原则与措施

内照射防护的基本原则是：积极采取各种有效措施，切断放射性物质进入人体的各种途径，减少放射性核素进人体内的一切机会。以使进入体内的放射性物质不超过 GB 18871—2002 的放射性核素年摄入量限值，减少或防止人体受到内照射危害。其防护的基本措施包括：

（1）围封包容

对于开放型放射性工作场所，必须采取严密而有效的围封包容措施，在开放源的周围设立一系列屏障，以限制可能被污染的体积和表面，防止放射性物质向周围环境扩散，将可能产生的放射性污染限制的尽量小的范围。

（2）保洁去污

任何放射性核素的操作者都必须遵守安全操作规定，防止或减少污染的发生，保持工作场所内的清洁与整洁，对受到污染表面应及时去污，对污染的空气进行合理组织通风，有条件者安装空气净化装置。

（3）个人卫生防护

操作开放型放射性核素的人员，应根据工作性质正确穿戴相应的防护衣具如工作服、工作帽、靴鞋、手套和口罩，必要时可穿戴隔绝式或活性炭过滤面具或特殊防护口罩。限制暴露于污染环境中的时间。遵守个人卫生规定，不提倡留长发和长指甲，禁止在开放型放射性工作场所或污染区存放和/或食用食品、饮用水，禁止吸烟等。

# 13.5 放射性废物的处置

## 13.5.1 放射性废物的来源与分类

在核医学实践中产生的含有放射性物质或被放射性物质污染的、其放射性比活度或浓度大于审管部门规定的清洁解控水平的、预期不会在利用的任何物理形态的废弃物，称为放射性废物。在核医学实践过程中，核素生产与转运、药物制备与使用、患者检查及护理等使用开放源进行诊断和治疗，必然将会产生各种形态的放射性废物。

（1）常见的放射性固体废物：①放射性核素发生器；②遮盖用的纸、手套、空的药水瓶和注射器；③用放射性核素治疗的住院病人使用过的各类物品；④用作设备的标定、校正和质量控制的废弃密封源、点源以及解剖标记物；⑤使用过放射性核素的病人与动物尸体、废弃的组织与器官及其他生物废物。

（2）常见的放射性液体废物：①放射性核素的残液；②患者的分泌物、排泄物；③实验与诊断使用过的液体闪烁液；④其他放射性核素与放射性药物操作与实践产生的放射性液体。

（3）常见的放射性气载废物：①使用 $^{133}$Xe 做通气实验的患者呼出的气体；② $^{14}$C 呼气实验受试者呼出的气体；③放射性药物生产、转运和使用过程中产生的放射性气溶胶。

医学常用放射性核素及相关废物见表 13-6。

**表 13-6 医学常用放射性核素及相关废物**

| 核素 | 半衰期 | 衰变类型 | 产生主要废物 |
|---|---|---|---|
| $^{3}$H | 12.3 a | $\beta^-$ | 闪烁液 |
| $^{14}$C | 5 692 a | $\beta^-$ | 闪烁液 |
| $^{32}$P | 13.3 d | $\beta^-$ | 尿、粪、注射器、废敷贴剂 |
| $^{51}$Cr | 25.8 d | Ec | 试管、注射器、洗涤液 |
| $^{59}$Fe | 45.1 d | $\beta^-$ | 试管、注射器 |
| $^{60}$Co | 5.3 a | $\beta^-$ | 废弃源 |

续表

| 核素 | 半衰期 | 衰变类型 | 产生主要废物 |
|---|---|---|---|
| $^{67}$Ga | 78 h | Ec | 注射器 |
| $^{90}$Sr | 28.1 a | $\beta^-$ | 废敷贴剂、废弃源 |
| $^{99}$Mo | 66 h | $\beta^-$ | 废发生器柱、标记淋洗液 |
| $^{99m}$Tc | 6 h | IT | 废发生器柱、标记淋洗液 |
| $^{113m}$In | 1.7 h | IT | 废发生器柱、标记淋洗液 |
| $^{113}$Sn | 115.2 d | Ec | 废发生器柱、标记淋洗液 |
| $^{125}$I | 59.7 d | Ec | 试管、标记淋洗液、清洗液、实验用废物 |
| $^{131}$I | 8 d | $\beta^-$ | 尿、粪、清洗液 |
| $^{131}$Xe | 5.3 d | $\beta^-$ | 气体（诊断检查时） |
| $^{169}$Yb | 31.8 d | Ec | 尿、注射器、清洗液 |
| $^{198}$Au | 2.7 d | $\beta^-$、Ec | 注射器、清洗液 |
| $^{201}$Tl | 3.11 d | Ec | 注射器、清洗液 |

注：引自《医用放射性废物管理卫生防护标准 GBZ 133—2009》。

### 13.5.2 原则与要求

原则：减少产生、控制排放、净化浓缩、减容固化、严密包装、就地暂贮、集中处置。

废物收集的要求：及时收集，防止流失；避免交叉污染，非放射性废物与放射性废物分别收集；短寿命核素的废物与长寿命核素的废物分别收集；液体废物与固体废物分别收集；可燃性废物与不可燃性废物分别收集。

废物贮存的要求：在规定暂贮期限内废物能够回取，不能流失，确保废物容器的完好性；贮存库址应防火、防水、防盗，有通风和屏蔽防护设施；设置备用废液贮槽，备用贮槽至少应当与最大使用的贮槽等容积；贮存的废物应当有详细记录，废物贮存量不应当超过设计容量；贮存期满应当适时进行处理。

## 思考题

1. 什么是随机性效应？
2. 什么是吸收剂量？
3. 简述放射防护三原则。

4. 外照射防护措施有哪些？

5. 放射性废物如何处置？

## 参考文献

［1］杨占山. 放射毒理学［M］. 北京：原子能出版社，2016.

［2］孙亮，李士骏. 电离辐射剂量学基础［M］. 北京：中国原子能出版社，2014.

# 14 纳米材料在放射性同位素示踪的应用

放射性药物是核医学临床诊治的关键因素之一，创新研发可获得特异、高效的放射性诊治药物，为肿瘤治疗提供基础。近年来，纳米技术飞速发展为放射性药物的设计提供了新的思路，纳米药物、纳米医学领域受到空前关注，所谓“纳米诊疗剂”“多模态成像剂”多数是用放射性核素标记的纳米材料，属于放射性药物的范畴。研究者们近期将放射性核素的特点与纳米粒子的优异性质结合，进而研发出特异性强、疗效佳的纳米核药物。下文就目前放射性纳米药物的生产制备方式，及相关临床应用进行相关阐释。

## 14.1 纳米材料的优势

首先，纳米颗粒在尺寸方面具有重要的优势。与小分子放射性药物相比，其具有更长的血液循环时间，且更易在肿瘤部位蓄积，肿瘤清除率更低，进而能够减少药物用量，降低药物的毒副作用。其次，纳米颗粒本身具有可功能化且可修饰的特征。例如，在纳米颗粒表面修饰聚乙二醇（polyethylene glycol，PEG）后，能够进一步延长纳米药物的体内循环时间，并增加其瘤内蓄积；利用特异性配体修饰纳米颗粒，可以实现其主动靶向递送，提高药物的生物利用度。最后，许多纳米颗粒本身也具有治疗功能，例如金纳米棒可用于光动力治疗，磁性纳米颗粒可用于肿瘤磁感应热疗，与这些纳米颗粒相结合，能够扩展放射性药物的应用场景，将多种成像、治疗功能结合起来，实现多模态诊断，多种方式治疗等独特且优越的功能。脂质体载体、磁性离子、量子点、聚合物纳米颗粒、二氧化硅纳米颗粒、树状大分子、无机金属纳米制剂和碳纳米管等是目前研究较为充分的纳米材料。

## 14.2 纳米材料的标记方法

选择合适的标记方法是构建放射性纳米药物的重要一环。表 14-1 对常见放射性核素的标记方法进行概述。

**表 14-1 常见放射性核素的标记方法**

| 纳米颗粒 | 标记核素 | 标记方法 |
| --- | --- | --- |
| 脂质体 | $^{18}F$ | 封装 |
| | $^{68}Ga$ | DTPA 螯合 |
| | $^{124}I$ | 氯胺 T 法标记 |
| 树形高分子 | $^{64}Cu/^{68}Ga/^{111}In$ | DOTA 螯合 |
| 量子点 | $^{18}F$ | 亲核取代 |
| | $^{64}Cu$ | DOTA 螯合 |
| | $^{68}Ga$ | NOTA 螯合 |
| 氧化铁纳米颗粒 | $^{18}F$ | 点击化学反应 |
| | $^{64}Cu$ | DOTA 螯合 |
| | $^{68}Ga$ | NOTA 螯合 |
| | $^{124}I$ | 氯胺 T 法标记 |
| 金纳米颗粒 | $^{64}Cu$ | DOTA 螯合 |
| | $^{18}F$ | 肽受体标记 |
| 硫化铜纳米颗粒 | $^{64}Cu$ | 无螯合剂直接标记 |
| 上转换纳米颗粒 | $^{18}F$ | 无机反应标记 |
| | $^{124}I$ | 氯胺 T 法标记 |
| 氧化石墨烯纳米颗粒 | $^{64}Cu$ | DOTA 螯合 |

## 14.3 纳米材料在放射性核素成像中的应用

放射性核素成像是目前分子影像领域较为常见的成像模态，其灵敏度较高，能够提供非侵入性选择来获得实时信息。其中，最为常见的成像方式包括正电子发射断层成像（positron emission computed tomography，PET）和单光子发射计算机断层成像（single photon emission computed tomography，SPECT）。

### 14.3.1 脂质体纳米材料

脂质体是一种由仿细胞膜结构的磷脂双分子层自主装形成的中空球囊结构，其粒径尺寸为 20～2 000 nm。构成脂质体的磷脂分子为细胞膜的主要成分，因此脂质体具有优异的生物相容性。特殊的中空球囊结构能很好的起到保护被包封的药物活性，控制药物释放的作用，对人体肠胃刺激性小，且脂质体的大小是纳米尺寸，这种小尺寸颗粒易于被细胞摄取，能够被体内分解酶代谢降解，有利于药物的吸收。此外，脂质体作为药物载体能靶向传输药物，提高药物的治疗效果，降低毒副作用，被广泛的应用在纳米药物的开发中。脂质体纳米载体是目前研究最为广泛的用于标记放射性核素的纳米载体。现对放射性核素标记脂质体纳米材料的相关进展进行阐述。

#### 14.3.1.1 常用的标记方法

放射性核素标记脂质体纳米材料的主要方法有 4 种，分别是：被动包封[1]、脂质体膜标记[2]、表面螯合[3]及主动装载[4]。

（1）被动包封

这种方法是在脂质体合成的过程中加入放射性标记物，但由于其标记效率较低（<10%），因此很少使用这种方法。

（2）脂质体膜标记

顾名思义，即在脂质体形成之前，在脂质体膜上标记放射性核素。放射性核素能够共价连接，或通过亲疏水作用，连接到脂质体的膜表面。卤素核素，如 $^{18}F$、$^{131}I$ 等，较常用这种标记方式。但由于这种方法提纯复杂，成本高，耗时长，故在实际的临床应用中，也较少用到这种方法。

（3）表面螯合

这种方法是在脂质体膜表面连接螯合剂，再借由螯合剂螯合放射性金属核素。目前常用的螯合剂有 1,4,7,10-四氮杂环十二烷-1,4,7,10-四乙酸（DOTA）、二乙基三胺五乙酸（DTPA）等。该标记方法标记率高（90%以上），但这种标记方法会将放射性核素直接暴露于血液中，放射性核素易发生脱落，故这种标记方法的体内稳定性取决于螯合剂与所选用的放射性金属核素之间的络合效果。

（4）主动装载

主动装载是在脂质体内部，预先包封螯合剂，再将放射性核素加载到脂质体内部预先装载的螯合剂上。这种方法的标记率高（90%以上）。同时，因其将放射性核素包封在内部，故而不与体内环境直接接触，因此展现出了良好的体内稳定性。

#### 14.3.1.2 生物医学应用

研究人员们还分别用放射性核素 $^{186}$Re 分别标记阿霉素脂质体和聚乙二醇化的阿霉素脂质体，并静脉注射至头颈部癌裸鼠体内，进行 SPECT/CT 扫描。结果显示注射放射性核素 $^{186}$Re 标记的纳米脂质体后，肿瘤、肝脏及脾脏等均有放射性聚集，并且 $^{186}$Re 标记的纳米脂质体显示较慢的血液清除率[5]。

此外，研究人员们制备了 $^{99}$Tc$^{m}$ 标记的脂质体纳米粒用于观察肺癌的淋巴转移途径，结果显示淋巴结摄取 $^{99}$Tc$^{m}$ 标记的脂质体纳米粒增加，在腋下、腹股沟淋巴结分布较多，利用放射性核素标记脂质体纳米粒可以更好的显示淋巴结和肺癌的转移方向。$^{64}$Cu-DOTA-anti-PSMA 的纳米脂质体也被成功制备并用于肿瘤诊断。结果显示 $^{64}$Cu 标记的纳米脂质体在肿瘤组织有更好的肿瘤靶向性，并且在肿瘤组织的摄取比单独的使用抗体的摄取高两倍。

目前，在各种临床前模型中，对放射性标记脂质体的研究已取得了较喜人的结果。但是，临床前研究多是用了异种移植的模型，这与自发形成的人类肿瘤在肿瘤微环境、血管生成、肿瘤生长和转移方面均差别较大，致使临床转化变得困难。在脂质体上修饰靶向肽是否能够改善其诊断准确性及特异性，目前也尚无定论。若不修饰靶向肽，则脂质体的肿瘤成像功能多是建立在 EPR 效应的基础上。而目前，尚未在临床中量化 EPR 效应。这可能需要进行更多的临床试验加以验证[7]。

### 14.3.2 树形高分子纳米材料

树形高分子纳米材料表面存在大量可修饰基团，它们高度支化的结构和独特的单分散性使这类化合物具有特殊的性质和功能，故其被广泛应用于药物递送、基因递送、体内成像等。

脂肪族聚合物类的树形高分子具有良好的生物相容性及体内可降解性，基于此，研究人员们开发了一种靶向肿瘤新生血管的树形高分子 PET 探针。他们合成了一系列络氨酸修饰的树形高分子，并标记放射性核素（$^{123}$I、$^{124}$I、$^{125}$I、

$^{131}$I、$^{75}$Br、$^{76}$Br 以及 $^{77}$Br）。为提高该分子探针的靶向性，研究人员将 RGD 肽共价连接到树枝状分子上。所合成的探针具有放射性核素和 PEG 链，及用于靶向血管生成中过表达的αvβ3 整合素肽的保护壳[8]。动物实验发现该纳米探针具有良好的肿瘤靶向性，可进一步用于临床转化。

此外，研究人员还运用聚二氨基丙基树状大分子（PNA）标记 $^{111}$In，用于对过度表达 IGF1 受体及 KRAS2 突变的胰腺癌进行 SPECT 成像。成像结果提示，树状高分子复合物在肿瘤部位高摄取。这项工作为以 PNA 基的制剂进行临床前成像研究提供了参考[9]。

### 14.3.3 氧化铁纳米颗粒

在磁性纳米材料中，氧化铁纳米粒子（Iron Oxide Nanoparticles，IONPs）最具有应用前景。其易于合成，具有超顺磁性、良好生物相容性、低毒性及在外加磁场作用于下进行定向移动、产生自旋并产热等特性，因此在蛋白质和核酸分离、细胞标识和纯化、药物递送和靶向释放，肿瘤热治疗、核磁共振成像等生物医学领域引起了广泛的关注。

在 PET 成像的应用方面，研究人员采取了如下策略：用聚多巴胺纳米颗粒包裹 IONPs 以提高其亲水性且更易于附着于人血清白蛋白（HSA）。所得的 HSA-IONPs 被进一步用于标记 Cy 5.5 和 $^{64}$Cu-Dota 衍生物荧光及 PET 成像。同时，在 U87MG 荷瘤小鼠体内，进行了 PET 成像和生物分布研究。PET 成像结果提示 1 h、4 h、18 h 肿瘤/肌肉比值分别为 4.55±0.42%ID/g、5.36±0.61%ID/g 和 8.28±0.90%ID/g。离体生物分布研究证实了肿瘤相对于其他器官（如脾、肾、心和肺）具有高放射性的浓聚。

为了提高 IONPs 的靶向性，研究人员还合成了整合素靶向的多模态 MRI/PET 探针。他们用聚天冬氨酸包裹 IONPs，并与 RGD 肽结合，RGD 肽能够与新生血管和肿瘤细胞中过度表达的整合素（αvβ3）受体结合。同时，作者还在体系中结合了 DOTA-$^{64}$Cu。随后用 U87MG 肿瘤小鼠行体内 PET 成像研究，结果显示，新合成的 IONPs 具有较好的靶向能力。注射 $^{64}$Cu-DOTA-IONPs-RGD 后 1～21 h，U87MG 肿瘤清晰可见，对比度高。具有靶向的 IONPs 显示出比非靶向 IONPs（＜5%ID/g）更高的肿瘤摄取率（10.1±2.1%ID/g）。

交联氧化铁纳米颗粒（Cross-linked iron oxide，CLIO）能够装载多种配体和成像组分。该纳米颗粒能够通过“点击化学”标记 $^{18}$F，并行 MRI、PET 和光学三模态成像。活体动态 PET 成像示，相对于其他器官，$^{18}$F-CLIO 能够在肿瘤部位大量聚集。PET 对 $^{18}$F-CLIO 的检测敏感性高于 MRI 200 倍，比荧光分子断层扫描（FMT）敏感 50 倍。

### 14.3.4 金纳米颗粒

金纳米颗粒（AuNPs）近年来在越来越多的领域里崭露头角并引起关注。首先，AuNPs 具有独特的光学性质，有较强的 X 射线吸收能力、表面等离子共振效应（Surface Plasmon Resonance，SPR）、强光电吸收能力，能够增强 X 射线成像效果，实现光热治疗、放射性增敏治疗等。其次，因其表面易于修饰，AuNPs 正广泛的被用于药物输送、诊断及治疗领域，通过靶向因子的修饰或者体内循环，到达靶部位。除此之外，相比于其他金属，金的细胞毒性低。因此，以金纳米颗粒为基础，构建多功能金纳米粒子平台，正成为学术研究的热点领域。

Kogan 团队首次用 $^{18}$F 标记 AuNPs 进行 PET 成像。该团队将多肽与金纳米颗粒连接在一起，随后将 $^{18}$F 共价连接到多肽上，从而构建 $^{18}$F 标记的金纳米颗粒。纯化后，通过 PET 成像分析新合成的放射性标记 AuNPs 的生物分布。生物分布研究显示，注射 2 h 后，肝、肾、脾、肺和膀胱存在高摄取，与先前报道一致[7]。

研究人员们还用 $^{64}$Cu 标记不同尺寸的 AuNPs，他们用双官能团 PEG（SH-PEG2000-NH2）先与 AuNPs 连接，随后将 AuNPs-PEG 与 $^{64}$Cu-DOTA 连接，形成 $^{64}$Cu 标记的 AuNPs。使用 $^{64}$Cu PET 成像研究了纳米颗粒大小对肿瘤小鼠生物分布和清除轮廓的影响。研究发现，纳米颗粒的大小影响了它们在动物体内的积聚情况。与粒径较大的纳米颗粒（55 nm）相比，粒径较小的纳米颗粒（30 nm）在肝脏和脾脏的摄取显著降低。纳米颗粒的大小也对金纳米笼内肿瘤的聚集起作用。30 nm AuNPs 的肿瘤摄取值为 7.9%ID/g，是同等量 55 nm AuNPs（2%ID/g）的 4 倍。这些结果表明 AuNPs 具有 PET 成像的潜力[10]。

## 14.4 展 望

目前，越来越多经改造的纳米颗粒被用于生物医学领域。本章主要探讨了用于放射性核素成像（PET/SPECT）的纳米颗粒。这些纳米颗粒能够将多种模式的成像手段结合起来（PET/SPECT/MR/CT/NIRF 等），提供从解剖成像，到分子功能成像的多模态影像，实现疾病的诊断，监控及预后评价，为未来疾病的诊断和治疗提供了新的平台和方式。

目前存在的主要问题有纳米颗粒的理化特性、放射性核素的稳定性、靶向结合能力等。因此，需要对现有纳米粒子对比剂进行改造，在保留其成像特性的基础上，对纳米粒子表面进行修饰和使其功能化，实现多模态成像，同时需要发展新兴的纳米粒子对比剂，用来提高成像的特异性和敏感性，这些都是当前纳米粒子对比剂和纳米探针的重要方向。虽然存在这些问题，但是随着科学技术的发展，相信这些问题能够得到解决，推动多模态的分子影像学的发展。

## 思考题

1. 纳米材料标记放射性核素对疾病的诊疗有何优势？
2. 最常见的纳米材料种类有哪些？
3. 这些纳米材料分别对应哪些标记方法?
4. 如何提高纳米材料在体内靶器官中的聚集？
5. 放射性核素标记纳米材料在临床应用中还有何局限？

## 参考文献


［1］Ducongé F，Pons T，Pestourie C，et al. Fluorine-18-Labeled Phospholipid Quantum Dot Micelles for in Vivo Multimodal Imaging from Whole Body to Cellular Scales［J］. Bioconjugate Chemistry，2008，19（9）：1921-1926.

［2］Morgan J R，Williams K E，Davies R L，et al. Localisation of experimental staphylococcal abscesses by $^{99m}$TC-technetium-labelled liposomes［J］. Journal of Medical Microbiology，1981，14（2）：213-217.

［3］Andreozzi E，Seo J W，Ferrara K，et al. Novel method to label solid lipid nanoparticles with $^{64}$Cu for positron emission tomography imaging［J］. Bioconjug Chem，2011，22（4）：808-818.

［4］Awasthi V D，Garcia D，Goins B A，et al. Circulation and biodistribution profiles of long-circulating PEG-liposomes of various sizes in rabbits［J］. International Journal of Pharmaceutics，2003，253（1-2）：121-132.

［5］Soundararajan A，Bao A，Phillips W T，et al.［$^{186}$Re］Liposomal doxorubicin

（Doxil）：in vitro stability，pharmacokinetics，imaging and biodistribution in a head and neck squamous cell carcinoma xenograft model［J］. Nuclear Medicine & Biology，2009，36（5）：515-524.

［6］焦庆嵩，杜明华. 放射性核素标记多功能纳米系统在恶性肿瘤诊治中的应用［J］. 东南大学学报（医学版），2017，36：1044-1048.

［7］Srivatsan A，Chen X. Recent advances in nanoparticle-based nuclear imaging of cancers［J］. Advances in Cancer Research，2014，124：83-129.

［8］Almutairi A，Rossin R，Shokeen M，et al. Biodegradable dendritic positron-emitting nanoprobes for the noninvasive imaging of angiogenesis［J］. Proceedings of the National Academy of Sciences，2009，106（3）：685-690.

［9］Amirkhanov N V，Zhang K，Aruva M R，et al. Imaging Human Pancreatic Cancer Xenografts by Targeting Mutant KRAS2 mRNA with［$^{111}$In］DOTAn-Poly（diamidopropanoyl）m-KRAS2 PNA-d（Cys-Ser-Lys-Cys）Nanoparticles［J］. Bioconjugate Chemistry，2010，21（4）：731.

［10］Welch M J，Hawker C J，Wooley K L. The Advantages of Nanoparticles for PET［J］. Journal of Nuclear Medicine，2009，50（11）：1743-1746.

